R kompakt

Daniel Wollschläger

R kompakt

Der schnelle Einstieg in die Datenanalyse

3. Auflage

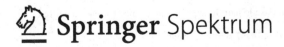 **Springer** Spektrum

Daniel Wollschläger
Universitätsmedizin der Johannes
Gutenberg-Universität Mainz
Mainz, Deutschland

ISBN 978-3-662-63074-7   ISBN 978-3-662-63075-4   (eBook)
https://doi.org/10.1007/978-3-662-63075-4

Die Deutsche Nationalbibliothek verzeichnet diese Publikation in der Deutschen Nationalbibliografie; detaillierte bibliografische Daten sind im Internet über http://dnb.d-nb.de abrufbar.

Planung/Lektorat: Iris Ruhmann
Springer Spektrum ist ein Imprint der eingetragenen Gesellschaft Springer-Verlag GmbH, DE und ist ein Teil von Springer Nature.
Die Anschrift der Gesellschaft ist: Heidelberger Platz 3, 14197 Berlin, Germany

Vorwort

Das vorliegende Buch liefert eine kompakte Einführung in die praktische Datenauswertung mit R. R ist eine freie Software-Umgebung zur umfassenden statistischen Analyse und grafischen Darstellung von Datensätzen, die befehlsorientiert arbeitet. Dieser Text soll einen ersten Überblick über die Arbeit mit R geben und beschränkt sich dafür auf wesentliche Grundfunktionen – für eine breitere und tiefere Darstellung vgl. Wollschläger (2020). Ziel ist es, einen schnellen Einstieg in die grafische und deskriptive Datenauswertung sowie in die Umsetzung ausgewählter inferenzstatistischer Methoden zu ermöglichen.

Der Text geht auf die zugrundeliegenden statistischen Verfahren inhaltlich nicht ein, sondern nimmt an, dass die Leser bereits ausreichend mit ihnen vertraut sind. Zu Beginn der Abschnitte finden sich dafür Hinweise auf Literatur, die die behandelten Tests näher erläutern.

Kap. 1 bis 4 dienen der Einführung in den Umgang mit R, in die zur Datenanalyse notwendigen Grundkonzepte sowie in die Syntax der Befehlssteuerung. Dabei erklärt Kap. 2 den Import und Export von Daten, Kap. 3 behandelt Methoden zur deskriptiven Datenauswertung, Kap. 4 befasst sich mit der Aufbereitung von Datensätzen. Das neue Kap. 5 stellt *Rmarkdown*-Dokumente vor. Vorbereitend auf die folgenden Abschnitte stellt Kap. 6 allgemeine Hilfsmittel für inferenzstatistische Verfahren bereit. Diese werden in Kap. 7 (lineare Regression), 8 (*t*-Tests und Varianzanalysen), 9 (nonparametrische Tests) und 10 (multivariate Methoden) behandelt. Das Buch schließt mit Kap. 11 zum Erstellen von Diagrammen und einem Ausblick auf den Einsatz von R als Programmiersprache in Kap. 12.

Die gewählte Reihenfolge der Themen ist bei der Lektüre keinesfalls zwingend einzuhalten. Da statistische Analysen in der Praxis meist gemeinsam mit der Datenorganisation und grafischen Illustration durchzuführen sind, empfiehlt es sich vielmehr, bereits zu Beginn auch Kap. 4 und 11 selektiv parallel zu lesen.

Änderungen in der dritten Auflage

Gegenüber der vorangehenden Auflage wurde das Buch überarbeitet, inhaltlich ergänzt und trägt der sich dynamisch verändernden Landschaft der Zusatzpakete Rechnung. Mittlerweile sind Zusatzpakete auch für Aufgaben beliebt, die sich mit Mitteln des Basisumfangs zwar lösen lassen, dies aber komplizierter oder weniger einheitlich ist. Insbesondere hat im Bereich der Aufbereitung von Datensätzen das mittlerweile stabile Paket `dplyr` ebenso stark an Bedeutung gewonnen wie das ausgereifte Paket `ggplot2` für Diagramme. In der Print-Ausgabe des Buches werden beide Themen deshalb jetzt mit diesen Paketen vorgestellt, während der Online-Appendix die Umsetzung mit dem Basisumfang von R beschreibt. Neu aufgenommen wurde ein Kapitel, das zeigt, wie sich R-Auswertungen in *Markdown*-Dokumente einbetten lassen, die beschreibenden Text, R-Befehle und die zugehörigen Ergebnisse dieser Befehle integrieren.

Das Buch bezieht sich in der vorliegenden dritten Auflage auf Version `4.1.0` von R. Korrekturen, Ergänzungen und Anregungen sind herzlich willkommen. Die verwendeten Daten, alle Befehle des Buches und den Online-Appendix erhalten Sie unter dieser Adresse: http://www.dwoll.de/r/

Mainz   Daniel Wollschläger
Januar 2021   contact@dwoll.de

Danksagung

Zahlreiche Korrekturen und Verbesserungsvorschläge wurden dankenswerterweise von Julian Etzel und Til Ole Bergmann beigesteuert. Die Entstehung des Buches wurde beständig durch die selbstlose Unterstützung von Heike, Martha und Nike Jores sowie Vincent van Houten begleitet. Iris Ruhmann, Agnes Herrmann, Clemens Heine und Beate Siek vom Springer Verlag möchte ich herzlich für die freundliche Kooperation und Begleitung der Veröffentlichung danken. Zuvorderst ist aber dem Entwickler-Team von R, dem CRAN-Team sowie den Autoren der zahlreichen Zusatzpakete Dank und Anerkennung dafür zu zollen, dass sie in freiwillig geleisteter Arbeit eine hervorragende Umgebung zur statistischen Datenauswertung geschaffen haben, deren mächtige Funktionalität hier nur zu einem Bruchteil vorgestellt werden kann.

Inhaltsverzeichnis

1.1 Vorstellung

R ist eine freie und kostenlose Software-Umgebung zur statistischen Datenanalyse (Ihaka und Gentleman 1996; R Core Team 2020a): R integriert eine Vielzahl von Möglichkeiten, um Daten organisieren, transformieren, auswerten und visualisieren zu können. Dabei bezeichnet R sowohl das Programm selbst als auch die Sprache, in der die Auswertungsbefehle geschrieben werden:[1] In R bestehen Auswertungen aus einer Abfolge von Befehlen in Textform, die unter Einhaltung einer bestimmten Syntax selbst einzugeben sind. Jeder Befehl stellt dabei einen eigenen Auswertungsschritt dar, wobei eine vollständige Datenanalyse aus vielen solchen Schritten aufgebaut ist.

Das folgende Beispiel soll eine kleine Auswertung in Form einer realistischen Sequenz aufeinander folgender Arbeitsschritte samt Ausgabe von R demonstrieren. An dieser Stelle ist es dabei nicht wichtig, schon zu verstehen, wie die einzelnen Befehle funktionieren. Die Analyse bezieht sich auf den Datensatz subW, dessen Variablen in Abschn. 6.3 beschrieben sind. Mit > beginnende Zeilen sind die Befehle, # leitet einen erklärenden Kommentar ein.

```
# Datensatz aus Online-Quelle einlesen
> subW <- readRDS(url("http://dwoll.de/r/rKompakt/dat_subW.rds"))
> head(subW, n=4)                          # die ersten 4 Zeilen von subW
   ID sex group  iq  hair DV.pre DV.post DV.fup
1  15   f     B 116 brown    4.6     6.7    5.8
2   5   f  ctrl 108 blond    4.9     6.0    3.8
3  34   m  ctrl 101 brown    5.1     4.2    5.1
4  36   f  ctrl 101 brown    5.2     5.3    4.5
```

---

[1] R ist eine eigenständige Implementierung der Sprache S (Becker, Chambers, und Wilks 1988). R ist *Open Source* Software, der zugrundeliegende Quelltext ist also frei erhältlich, zudem darf die Software frei genutzt, verbreitet und verändert werden. Genaueres erläutert der Befehl licence(). Eine kommerzielle Varianten von R ist etwa Microsoft R (Microsoft 2020).

© Springer-Verlag GmbH Deutschland, ein Teil von Springer Nature 2021
D. Wollschläger, *R kompakt*,
https://doi.org/10.1007/978-3-662-63075-4_1

Zunächst sollen nach Gruppen getrennte Boxplots des IQ dargestellt und dabei auch die Rohdaten selbst abgebildet werden (Abb. 1.1). Es folgt die Berechnung der nach Geschlecht und Gruppenzugehörigkeit stratifizierten Mittelwerte und Streuungen.

```
# nach Gruppen getrennte Boxplots und Rohdaten der Variable iq
> library(ggplot2)                         # für ggplot()
> ggplot(subW, aes(x=group, y=iq)) +
+      geom_boxplot(outlier.shape=NA) +
+      geom_point(position=position_jitter(w=0.1)) +
+      ggtitle("IQ-Verteilung pro Gruppe")


# Kennwerte pro Gruppe
> library(dplyr)                            # für group_by(), summarise()
> subW |>
+      group_by(sex, group) |>
+      summarise(iq.M=mean(iq),
+               iq.SD=sd(iq)) |>
+      ungroup()
# A tibble: 6 x 4
   sex    group  iq.M iq.SD
   <fct>  <fct> <dbl> <dbl>
1 f      A      121.   6.13
2 f      B      113.   7.66
3 f      ctrl   110   13.2
4 m      A      111.  10.9
5 m      B      103.  12.7
6 m      ctrl   107.  11.8
```

Schließlich soll eine lineare Regression der Werte von DV aus dem Messzeitpunkt *follow-up* auf die *pre*-Werte von DV durchgeführt und anhand eines Streudiagramms mit eingezeichneter Regressionsgerade visualisiert werden (Abb. 1.1).

```
> fit <- lm(DV.fup ~ DV.pre, data=subW)          # Regression anpassen
> summary(fit)                                    # Regressionsanalyse
Coefficients:
             Estimate Std. Error t value Pr(>|t|)
(Intercept)    2.8355     0.6297   4.503 3.02e-05 ***
DV.pre         0.5439     0.1253   4.340 5.35e-05 ***

Residual standard error: 0.8454 on 62 degrees of freedom
Multiple R-squared:  0.233,     Adjusted R-squared:  0.2206
F-statistic: 18.84 on 1 and 62 DF,  p-value: 5.353e-05


# Streudiagramm der Variablen DV.pre und DV.fup mit Regressionsgerade
> ggplot(subW, aes(x=DV.pre, y=DV.fup)) +
+      geom_point() +
+      geom_smooth(method=lm) +
+      ggtitle("Regression f'up auf prä")
```

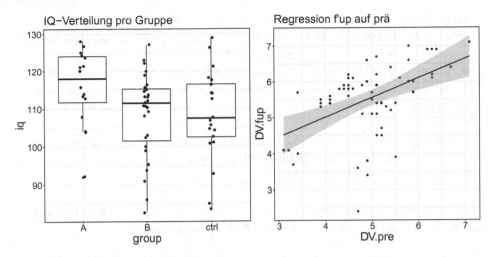

Abb. 1.1 Daten des Datensatzes `subW`: IQ pro Gruppe und Streudiagramm mit Regressionsgerade der Variable `DV.fup` auf `DV.pre`

1.1.1 Pro und Contra R

Während in Programmen, die über eine grafische Benutzeroberfläche gesteuert werden, die Auswahl von vorgegebenen Menüpunkten einen wesentlichen Teil der Arbeit ausmacht, ist es in R die aktive Produktion von Befehlsausdrücken. Diese Eigenschaft ist gleichzeitig ein wesentlicher Vorteil wie auch eine Herausforderung beim Einstieg in R. Zu den Vorteilen zählen:

- Einmal erstellte Befehlssequenzen für häufig wiederkehrende Arbeitsschritte lassen sich später immer wieder verwenden. Dies erhöht einerseits langfristig die Effizienz. Andererseits steigt die Zuverlässigkeit der Analysen, wenn bewährte Bausteine zum Einsatz kommen und damit Fehlerquellen ausgeschlossen werden.
- Die Möglichkeit zur Weitergabe von Befehlssequenzen (gemeinsam mit den zugehörigen Datensätzen) macht die Auswertung für andere transparent und überprüfbar. Auf diese Weise lassen sich Auswertungsergebnisse exakt selbst und durch andere reproduzieren, wodurch die Auswertungsobjektivität steigt.
- R-Auswertungen lassen sich in Dokumente einbetten, die beschreibenden Text, R-Befehle und die automatisch erzeugte Ausgabe dieser Befehle enthalten – als PDF-, Word- oder HTML-Dokument inkl. der Diagramme (Kap. 5). Auswertungen lassen sich sogar als interaktive Web-Anwendungen veröffentlichen (Chang, Cheng, Allaire, Xie, und McPherson 2020). R bietet damit eine umfassende Plattform für gut kommunizierbare und reproduzierbare statistische Analysen.

- Dank seines modularen Aufbaus bietet R die Möglichkeit, die Basisfunktionalität für spezielle Anwendungszwecke durch eigenständig entwickelte *Zusatzpakete* zu erweitern, von denen mehrere tausend frei verfügbar sind.
- R ist kostenlos und sowohl für Windows als auch für MacOS und Linux frei verfügbar. R kann dadurch ohne Einschränkungen in jedem Kontext – beruflich, privat, in der Ausbildung – und unabhängig von den finanziellen Möglichkeiten von allen verwendet werden.
- In den vergangenen Jahren hat sich eine sehr lebhafte und hilfsbereite Online-Community um R entwickelt, die in Email-Verteilern, Blogs, Online-Kursen und Video-Tutorials viel Unterstützung liefert (Abschn. 1.1.5).

R hält für Anwender aber auch Hürden bereit, insbesondere für Einsteiger, deren Erfahrungen sich auf Programme mit grafischer Benutzeroberfläche beschränken:

- Die einzelnen Befehle und ihre Syntax zu erlernen, erfordert die Bereitschaft zur Einübung. Es muss sich zunächst ein Grundverständnis für die Arbeitsabläufe sowie ein gewisser Wortschatz häufiger Befehlsbausteine bilden, ehe Daten umfassend ausgewertet werden können.
- Im Gegensatz zu Programmen mit grafischer Benutzeroberfläche müssen Befehle aktiv erinnert werden. Es stehen keine Gedächtnisstützen i. S. von Elementen einer grafischen Umgebung zur Verfügung, die interaktiv mögliche Vorgehensweisen anbieten und zu einem Wiedererkennen führen könnten. Dies betrifft sowohl die Auswahl von geeigneten Analysen wie auch die konkrete Anwendung bestimmter Verfahren. Die Analyseschritte in R müssen also vorher geplant werden.
- Anders als in kommerzieller Statistik-Software gibt es in R kein festgelegtes, standardisiertes Vorgehen für einen bestimmten Auswertungsschritt. Stattdessen führen meist mehrere Ansätze zum selben Ergebnis. Dies gilt insbesondere durch die Funktionalität von Zusatzpaketen, die sich untereinander, aber auch mit dem Basisumfang von R überschneiden. Deshalb machen auch Bücher oder Online-Tutorials oft uneinheitliche Empfehlungen. Diese Flexibilität und Vielfalt kann zu Beginn für Verwirrung und Unsicherheit sorgen, welcher Weg zum Ziel am besten gewählt werden sollte.
- Im Gegensatz zur natürlichen Sprache ist die Befehlssteuerung nicht fehlertolerant, Befehle müssen also exakt richtig eingegeben werden. Dies kann zu Beginn frustrierend und auch zeitraubend sein, weil schon vermeintlich unwesentliche Fehler verhindern, dass Befehle ausgeführt werden (Abschn. 1.2.10). Die Zahl der Syntaxfehler nimmt jedoch im Zuge der Beschäftigung mit R meist von allein deutlich ab – insbesondere bei Unterstützung durch moderne Entwicklungsumgebungen wie RStudio (Abschn. 1.1.4).

Startschwierigkeiten sind bei der Auseinandersetzung mit R also zu erwarten, sollten jedoch niemanden entmutigen: Auch wenn dies zu Beginn häufig Fehler nach sich zieht, ist vielmehr ein spielerisch-exploratives Kennenlernen wichtig, um ein besseres Verständnis der Grundprinzipien der Arbeit mit R zu entwickeln. Ein wichtiger Grundsatz ist dabei, sich zunächst inhaltlich zu überlegen, welche Teilschritte für eine konkrete Auswertung notwendig sind. Je konkreter die Teilschritte sind, desto einfacher lassen sich ihnen einzelne Befehlsbausteine zuordnen. Sind dann aus einfachen Auswertungen viele solcher Befehlsbausteine vertraut, lassen sie sich Schritt für Schritt zu komplexen Analysen zusammenstellen.

1.1.2 Typografische Konventionen

Zur besseren Lesbarkeit sollen zunächst einige typografische Konventionen vereinbart werden. Um zwischen den Befehlen und Ausgaben von R sowie der zugehörigen Beschreibung innerhalb dieses Textes unterscheiden zu können, werden Befehle und Ausgaben im Schrifttyp `Schreibmaschine` dargestellt. Eine Befehlszeile mit zugehöriger Ausgabe könnte also z. B. so aussehen:

```
> 1 + 1
[1] 2
```

Die erste Zeile bezeichnet dabei die Eingabe des Anwenders hinter dem *Prompt*-Symbol `>` . Die zweite Zeile ist die (in diesem Text bisweilen leicht gekürzte) Ausgabe von R. Fehlen Teile der Ausgabe im Text, ist dies mit `...` als Auslassungszeichen angedeutet. Platzhalter, wie z. B. ⟨`Dateiname`⟩, die für einen Typ von Objekten stehen (hier Dateien) und mit einem beliebigen konkreten Objekt dieses Typs gefüllt werden können, werden in stumpfwinklige Klammern ⟨⟩ gesetzt.

Internet-URLs, Tastenkombinationen sowie Dateien und Verzeichnisse werden im Schrifttyp `Schreibmaschine` dargestellt, wobei die Unterscheidung zu R-Befehlen aus dem Kontext hervorgeht.

1.1.3 R installieren

Zentrale Anlaufstelle für Nachrichten über die Entwicklung von R, für den Download des Programms selbst, für Zusatzpakete sowie für frei verfügbare Literatur ist die Homepage des R-Projekts: https://www.r-project.org/

Die folgenden Ausführungen beziehen sich auf die Installation des R-Basispakets unter Windows 10, vgl. dazu auch die offizielle Installationsanleitung (R Core Team 2020c) und die Windows-FAQ (Ripley und Murdoch 2020). Für die Installationsdatei des Programms folgt man auf der Projektseite dem Verweis `Download/ CRAN`, der auf eine Übersicht von CRAN-Servern verweist, von denen die Dateien erhältlich sind.[2]

---

[2]CRAN (Comprehensive R Archive Network) bezeichnet ein weltweites Netzwerk von *Mirror Servern* für R-Installationsdateien, Zusatzpakete und offizielle Dokumentation. Eine durchsuchbare und übersichtlichere Oberfläche mit weiteren Funktionen ist METACRAN: https://www.r-pkg.org/.

Nach der Wahl eines CRAN-Servers gelangt man über `Download and Install R / Download R for Windows: base` zum Verzeichnis mit der Installationsdatei `R-4.1.0-win.exe`, die auf dem eigenen Rechner zu speichern ist.[3]

Um R zu installieren, ist die Installationsdatei `R-⟨Version⟩-win.exe` auszuführen und den Aufforderungen des Setup-Assistenten zu folgen. Die Installation setzt voraus, dass man ausreichende Schreibrechte auf dem Computer besitzt, weshalb es u. U. notwendig ist, R als Administrator zu installieren. Wenn keine Änderungen am Installationsordner von R vorgenommen wurden, sollte R daraufhin im Verzeichnis `C:\Programme\R-⟨Version⟩\` installiert und eine zugehörige Verknüpfung im Startmenü vorhanden sein.

Unter MacOS verläuft die Installation analog, wobei den entsprechenden CRAN-Links zur Installationsdatei zu folgen ist. Für einige Funktionen muss X11-Unterstützung über die XQuartz-Software zusätzlich installiert werden.[4] R ist in allen gängigen Linux-Distributionen enthalten und kann dort am einfachsten direkt über den jeweils verwendeten Paketmanager installiert werden. Unter Ubuntu und darauf aufbauenden Distributionen heißt das Basispaket `r-base`, unter SUSE `R-base` und unter RedHat/Fedora `R`.

1.1.4 Grafische Benutzeroberflächen

Obwohl es für die Arbeit mit R nicht zwingend notwendig ist, empfiehlt es sich, eine grafische Umgebung zur Befehlseingabe zu installieren, die komfortabler als die in R mitgelieferte Oberfläche ist. Eine alternative grafische Umgebung setzt dabei voraus, dass R selbst bereits installiert wurde. Die auf R zugeschnittene Entwicklungsumgebung RStudio (RStudio Inc 2021) ist frei verfügbar, einfach zu installieren und läuft auf mehreren Betriebssystemen mit einer konsistenten Oberfläche. Ihr Arbeitsbereich gliedert sich in vier Regionen (Abb. 1.2):

- Links unten befindet sich die sog. *Konsole* zur interaktiven Arbeit mit R. Befehle können direkt auf der Konsole eingegeben werden, außerdem erscheint die Ausgabe von R hier (Abschn. 1.2.1).
- Links oben öffnet sich ein Editor, in dem über das Menü *File → New File → R Script* ein eigenes Befehlsskript erstellt oder über *File → Open File* ein bereits vorhandenes Befehlsskript geöffnet werden kann. Ein Skript ist dabei eine einfache Textdatei mit einer Sammlung von nacheinander abzuarbeitenden Befehlen (Abschn. 1.2.2). Die Befehle eines Skripts können im Editor markiert und mit dem Icon *Run* bzw. mit der Tastenkombination `Strg+Return` (unter MacOS `Cmd+Return`) an die Konsole gesendet werden.

---

[3]`R-4.1.0-win.exe` ist die im Frühjahr 2021 aktuelle Version von R für Windows. `4.1.0` ist die Versionsnummer. Bei neueren Versionen sind leichte, für den Benutzer jedoch üblicherweise nicht merkliche Abweichungen zur in diesem Manuskript beschriebenen Arbeitsweise von Funktionen möglich.

[4]https://www.xquartz.org/

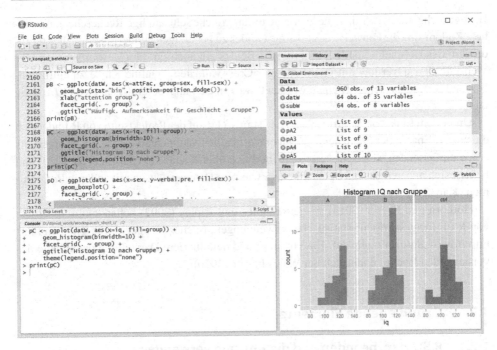

Abb. 1.2 Oberfläche der Entwicklungsumgebung RStudio

- Rechts oben befinden sich zwei Tabs. *Environment* zeigt alle derzeit verfügbaren Objekte an – etwa Datensätze oder einzelne Variablen, die sich für Auswertungen nutzen lassen (Abschn. 1.2.4). *History* speichert als Protokoll eine Liste der schon aufgerufenen Befehle.
- Rechts unten erlaubt es *Files,* die Ordner der Festplatte anzuzeigen und zu navigieren. Im *Plots* Tab öffnen sich die erstellten Diagramme, *Packages* informiert über die verfügbaren Zusatzpakete (Abschn. 1.2.8), und *Help* erlaubt den Zugriff auf das Hilfesystem (Abschn. 1.2.7).

RStudio lässt sich über den Menüeintrag *Tools* → *Global Options* stark an die eigenen Präferenzen anpassen.

1.1.5 Weiterführende Informationsquellen und Literatur

Häufige Fragen zu R sowie speziell zur Verwendung von R unter Windows werden in der FAQ (Frequently Asked Questions) beantwortet (Hornik 2020; Ripley und Murdoch 2020). Für individuelle Fragen existiert die Mailing-Liste R-help, deren Adresse auf der Projektseite unter R Project / Mailing Lists genannt wird. Bevor sie für eigene

Hilfegesuche genutzt wird, sollte aber eine umfangreiche selbständige Recherche vorausgehen. Zudem sind die Hinweise des Posting-Guides zu beherzigen, wobei ein einfaches reproduzierbares Beispiel besonders wichtig ist.[5] Beides gilt auch für die *Question-and-Answer* Webseite StackOverflow mit ihrem Ableger CrossValidated.[6] Online-Kurse zu einführenden und fortgeschrittenen Themen werden etwa von edX angeboten.[7] Der Twitter *Hashtag* lautet #rstats.

Unter dem Link Documentation / Manuals auf der Projektseite von R findet sich die vom R Entwickler-Team herausgegebene offizielle Dokumentation. Sie liefert einerseits einen umfassenden, aber sehr konzisen Überblick über R selbst (Venables et al. 2020) und befasst sich andererseits mit Spezialthemen wie dem Datenaustausch mit anderen Programmen (Kap. 2).

Hothorn und Everitt (2014) sowie Venables und Ripley (2002) behandeln den Einsatz von R für fortgeschrittene statistische Anwendungen, Bücher für spezifische Themen führt http://dwoll.de/r/rinfo.php auf. Eine breitere und detailliertere Darstellung der Inhalte des vorliegenden Buches findet sich bei Wollschläger (2020).

1.2   Grundlegende Elemente

1.2.1   R Starten, beenden und die Konsole verwenden

Nach der Installation lässt sich RStudio über die erstellte Verknüpfung im Startmenü starten (Abschn. 1.1.4). Im Bereich der Konsole werden im interaktiven Wechsel von eingegebenen Befehlen und der Ausgabe von R die Verarbeitungsschritte vorgenommen. Hier erscheint nach dem Start unter einigen Hinweisen zur installierten R-Version hinter dem *Prompt*-Zeichen > ein Cursor. Er signalisiert, dass Befehle vom Benutzer entgegengenommen und verarbeitet werden können. Ohne die Installation von RStudio liefert der Basisumfang von R im Wesentlichen nur diese Konsole und einen rudimentären Editor für R-Skripte.

Das Ergebnis einer Berechnung wird in der auf das Prompt-Zeichen folgenden Zeile ausgegeben, nachdem ein Befehl mit der Return-Taste beendet wurde. Dabei wird in eckigen Klammern oft zunächst die laufende Nummer des ersten in der jeweiligen Zeile angezeigten Objekts aufgeführt. Anschließend erscheint erneut ein Prompt-Zeichen, hinter dem neue Befehle eingegeben werden können.

---

[5] https://stackoverflow.com/q/5963269
[6] https://www.r-project.org/posting-guide.html
https://stackoverflow.com/tags/R
https://stats.stackexchange.com/tags/R
[7] https://www.edx.org/course/statistics-and-r

```
> 1 + 1
[1] 2


>
```

Pro Zeile wird im Normalfall ein Befehl eingegeben. Sollen mehrere Befehle in eine Zeile geschrieben werden, sind sie durch ein Semikolon ; zu trennen. Das Symbol # markiert den Beginn eines *Kommentars* und verhindert, dass der dahinter auftauchende Text in derselben Zeile als Befehl interpretiert wird.

War die Eingabe nicht korrekt, erscheint eine Fehlermeldung mit einer Beschreibung der Ursache. Befehle können auch Warnungen verursachen, die die Auswertung zwar nicht wie Fehler verhindern, aber immer daraufhin untersucht werden sollten, ob sie ein Symptom für falsche Berechnungen sind. Abschn. 1.2.10 erläutert typische Fehlerquellen.

Einzelne Befehlsbestandteile müssen meist nicht unbedingt durch Leerzeichen getrennt werden, allerdings erhöht dies die Übersichtlichkeit deutlich. Insbesondere das Zuweisungssymbol <- sollte stets von Leerzeichen umschlossen sein. Ein langer Befehl kann durch Drücken der Return-Taste in der nächsten Zeile fortgesetzt werden, solange er syntaktisch nicht vollständig ist – z. B. wenn eine geöffnete Klammer noch nicht geschlossen wurde. Es erscheint dann ein + zu Beginn der folgenden Zeile, um zu signalisieren, dass sie zur vorangehenden gehört. Falls dieses + ungewollt in der Konsole auftaucht, muss der Befehl entweder vervollständigt oder mit der ESC-Taste (Windows) bzw. der Strg+c Tastenkombination (Linux) abgebrochen werden.

```
> 2 * (4                    # Befehlsbeginn - unvollständig
+ -5)
[1] -2
```

Wird der Anfang eines Befehlsnamens in der Konsole oder im Editor eingegeben, bietet RStudio mit einer kurzen Zeitverzögerung automatisch mögliche Vervollständigungen des begonnenen Befehls an. In der Konsole des Basisumfangs von R ist dafür zweimal die Tabulator-Taste zu drücken. Es existieren noch weitere Kurzbefehle, über die das Menü unter *Help → Keyboard Shortcuts* informiert.

R wird entweder über den Befehl q() in der Konsole, über den Menüpunkt *File → Quit RStudio* oder durch Schließen des Programmfensters beendet. Zuvor erscheint die Frage, ob man den Workspace, also alle erstellten Daten, im aktuellen Arbeitsverzeichnis speichern möchte (Abschn. 1.2.3 und 1.2.4).

1.2.2 Befehlssequenzen im Editor bearbeiten

Für Datenanalysen, die über wenige Teilschritte hinausgehen, ist die interaktive Arbeitsweise auf der Konsole nicht sinnvoll, bei der sich eingegebene Befehle mit der von R erzeugten Ausgabe abwechseln. Stattdessen lässt sich die Auswertung automatisieren, indem alle Befehle zunächst zeilenweise in eine als *Skript* bezeichnete Textdatei geschrieben werden, die dann ihrerseits von R komplett oder in Teilen ausgeführt wird.

Um Befehlsskripte zu erstellen, bietet der Basisumfang von R unter Windows und MacOS einen einfachen Texteditor, der jedoch weit unkomfortabler als der von RStudio ist. Mit der Tastenkombination `Strg+Return` (MacOS: `Cmd+Return`) wird der Befehl in derjenigen Zeile des Editors ausgeführt, in der sich der Cursor gerade befindet. Um in einem Schritt mehrere Befehlszeilen auswerten zu lassen, markiert man diese und führt sie ebenfalls mit `Strg+Return` aus. Verursacht einer der auszuführenden Befehle eine Fehlermeldung, unterbricht dies die Verarbeitung, ggf. folgende Befehle werden dann also nicht ausgewertet. Einfache Warnungen werden dagegen gesammelt am Schluss aller Ausgaben genannt. Befehlsskripte lassen sich im Editor über *File → Save As* speichern und im Programmfenster über *File → Open File* laden.

In externen Dateien gespeicherte Skripte lassen sich in der Konsole mit `source("⟨Dateiname⟩")` einlesen, wobei R die enthaltenen Befehle ausführt. Befindet sich die Skriptdatei nicht im aktiven Arbeitsverzeichnis (Abschn. 1.2.3), muss der vollständige Pfad zum Skript zusätzlich zu seinem Namen mit angegeben werden, z. B. `source("c:/work/r/skript.R")`.[8] Wird dabei das Argument `echo=TRUE` gesetzt, erscheinen die im Skript enthaltenen Befehle mit auf der Konsole, andernfalls nur die Ausgabe von R.

1.2.3 Einstellungen vornehmen

R wird immer in einem *Arbeitsverzeichnis* ausgeführt, das durch `getwd()` ausgegeben wird. In der Voreinstellung handelt es sich um das Heimverzeichnis des Benutzers, das man mit `path.expand("~")` erfährt. Alle während einer Sitzung gespeicherten Dateien werden, sofern nicht explizit anders angegeben, in diesem Verzeichnis abgelegt. Wenn Informationen aus Dateien geladen werden sollen, greift R ebenfalls auf dieses Verzeichnis zu, sofern kein anderes ausdrücklich genannt wird. Um das Arbeitsverzeichnis zu ändern, existieren folgende Möglichkeiten:

- Im Menü des Programmfensters von RStudio kann *Session → Set Working Directory* gewählt und anschließend ein neues Arbeitsverzeichnis angegeben werden. Dieser Schritt ist dann nach jedem Start von RStudio zu wiederholen.
- In der Konsole lässt sich das aktuelle Arbeitsverzeichnis mit `setwd("⟨Pfad⟩")` ändern, unter Windows also z. B. mit `setwd("c:/work/r/")`. Obwohl unter Windows üblicherweise der Backslash \ in Pfadangaben als Verzeichnistrenner dient, sollte

---

[8] Wird das einzulesende Skript nicht gefunden, ist zunächst mit `dir()` zu prüfen, ob das von R durchsuchte Verzeichnis (ohne explizite Angabe eines Pfades ist es das mit `getwd()` angezeigte Arbeitsverzeichnis) auch tatsächlich das Skript enthält.

er in R nicht verwendet werden. Stattdessen ist bei allen Pfadangaben wie im Beispiel bevorzugt der Forward Slash / zu benutzen.

R wird mit einer Reihe von Voreinstellungen gestartet, die sich über selbst editierbare Textdateien steuern lassen, über die ?Startup Auskunft gibt (R Core Team 2020c). Befehlsübergreifende Voreinstellungen können mit getOption() angezeigt und mit options() verändert werden.

```
getOption("⟨Option⟩")      # gibt aktuellen Wert für ⟨Option⟩ aus
options(⟨Option⟩=⟨Wert⟩)   # setzt ⟨Option⟩ auf ⟨Wert⟩
```

Mit options(width=⟨Anzahl⟩) kann z. B. festgelegt werden, mit wie vielen Zeichen pro Zeile die Ausgabe von R erfolgt. options() liefert dabei auf der Konsole unsichtbar den Wert zurück, den die Einstellung vor ihrer Änderung hatte. Wird dieser Wert in einem Objekt gespeichert, kann die Einstellung später wieder auf ihren ursprünglichen Wert zurückgesetzt werden.

```
> getOption("width")      # aktuellen Wert für Option anzeigen
[1] 116

> op <- options(width=70) # Option ändern, alten Wert in op speichern
> options(op)             # Option auf alten Wert zurücksetzen
```

1.2.4 Umgang mit dem Workspace

R speichert während einer Sitzung automatisch alle erstellten Daten in einem *Workspace* genannten Speicher und hält sie dort für die Dauer der Sitzung verfügbar. Der Workspace ist eine *Umgebung* mit dem Namen .GlobalEnv. Aus ihr können Daten nachträglich in externen Dateien abgespeichert und bei einer neuen Sitzung wieder genutzt werden.

Auf bereits eingegebene Befehle kann während einer Sitzung erneut zugegriffen werden: Über die Pfeiltasten nach oben und unten lassen sich verwendete Befehle auf der Konsole wieder aufrufen. Diese Funktion wird als *History* bezeichnet. Eine Übersicht der letzten Befehle liefert history(), in RStudio finden sich die Befehle im Tab *History*. Welche Objekte der Workspace aktuell speichert, lässt sich mit ls() feststellen, während RStudio dafür den *Environment* Tab besitzt.

```
> ls()                   # nenne alle gespeicherten Objekte
[1] "addAge" "age" "ageNew" "chars"
```

Es gibt mehrere, in ihren Konsequenzen unterschiedliche Wege, Befehle und Daten der aktuellen Sitzung zu sichern. Eine Kopie des aktuellen Workspace sowie der History wird etwa gespeichert, indem man die beim Beenden von R erscheinende diesbezügliche Frage bejaht. Als Folge wird – falls vorhanden – der sich in diesem Verzeichnis befindende, bereits während einer früheren Sitzung gespeicherte Workspace automatisch überschrieben. R legt bei diesem Vorgehen zwei Dateien an: eine, die lediglich die erzeugten Daten der Sitzung enthält (Datei `.RData`) und eine mit der History (Datei `.Rhistory`). Der so gespeicherte Workspace wird beim nächsten Start von R automatisch geladen.

Da es im Sinne der Reproduzierbarkeit der Auswertungsumgebung sinnvoller ist, immer mit einem leeren Workspace zu starten und Objekte dann explizit zu erstellen, sollte die Frage nach einer Sicherung der Sitzung verneint werden. In RStudio verhindern dies entsprechende Einstellungen im Menü *Tools* → *Global Options...* → *R General* → *Workspace* dauerhaft.

Der Workspace kann in RStudio im *Environment* Tab über das Disketten-Icon unter einem frei wählbaren Namen gespeichert werden, um früher angelegte Dateien nicht zu überschreiben. Über das Ordner-Icon im *Environment* Tab lässt sich eine Workspace-Datei wieder laden. Eine so angelegte Datei ⟨Dateiname⟩`.RData` enthält nur die erstellten Objekte der Sitzung, die History wird dabei also nicht automatisch gespeichert. Um die History unter einem bestimmten Dateinamen abzuspeichern, wählt man im *History* Tab das Disketten-Icon. Zum Laden der History dient im selben Tab das Ordner-Icon.

Beim Laden eines Workspace während einer laufenden Sitzung ist zu beachten, dass die in dieser Sitzung definierten Objekte von jenen Objekten aus dem geladenen Workspace überschrieben werden, die dieselbe Bezeichnung tragen. Die History der aktuellen Sitzung wird hingegen nicht durch eine geladene History überschrieben, sondern ergänzt.

1.2.5 Einfache Arithmetik

In R sind die grundlegenden arithmetischen Operatoren, Funktionen und Konstanten implementiert, über die auch ein Taschenrechner verfügt. Eine Übersicht liefern die mit `?Syntax` und `?Arithmetic` aufzurufenden Hilfe-Seiten. Punktrechnung geht dabei vor Strichrechnung, das Dezimaltrennzeichen ist unabhängig von den Ländereinstellungen des Betriebssystems immer der Punkt. Nicht ganzzahlige Werte werden in der Voreinstellung mit sieben relevanten Stellen ausgegeben, was mit `options(digits=`⟨Anzahl⟩`)` veränderbar ist.

Alternativ können Zahlen auch in wissenschaftlicher, also verkürzter Exponentialschreibweise ausgegeben werden.[9] Dabei ist z. B. der Wert `2e-03` als $2 \cdot 10^{-3} = \frac{2}{10^3} = 0{,}002$ zu lesen. Auch die Eingabe von Zahlen ist in diesem Format möglich.

Die in Tab. 1.1 aufgeführten Funktionen, Operatoren und Konstanten sind frei kombinierbar und können auch ineinander verschachtelt werden. Um die Reihenfolge der Auswertung eindeutig zu halten, sollten in Zweifelsfällen Klammern gesetzt werden.[10]

```
> 12^2 + 1.5*10
[1] 159

> sin(pi/2) + sqrt(abs(-4))
[1] 3
```

---

[9]Sofern diese Formatierung nicht mit `options(scipen=999)` ganz unterbunden wird.

[10]Die Ausführungsreihenfolge richtet sich nach der Assoziativität der Operatoren, vgl. `?Syntax`.

Tab. 1.1 Arithmetische Funktionen, Operatoren und Konstanten

Operator / Funktion / Konstante	Bedeutung
`+,- *,/`	Addition, Subtraktion, Multiplikation, Division
`^`	Potenzieren
`abs()`	Betrag
`sqrt()`	Quadratwurzel
`round(⟨Zahl⟩, digits=⟨Anzahl⟩)`	Runden (mit Dezimalstellen)[a]
`log(),log10()`	Natürlicher Logarithmus/zu Basis 10
`exp(),exp(1)`	Exponentialfunktion, Eulersche Zahl e
`sin(),cos(),tan(),asin(),acos(), atan(),atan2()`	Trigonometrische Funktionen sowie ihre Umkehrfunktionen (Argument im Bogenmaß)
`factorial()`	Fakultät ⟨Zahl⟩!
`pi`	Kreiszahl π
`Inf,-Inf`	∞, $-\infty$ (Infinity)
`NA`	Fehlender Wert (*Not Available*)
`NULL`	Leere Menge

[a]R rundet in der Voreinstellung nicht nach dem Prinzip des kaufmännischen Rundens, sondern *unverzerrt* (Bronstein & Semendjajew 2012).

1.2.6   Funktionen mit Argumenten aufrufen

Beim Aufruf von Funktionen in R sind die Werte, die der Funktion als Berechnungsgrundlage dienen, in runde Klammern einzuschließen: ⟨Funktionsname⟩(⟨Argumentliste⟩). Die Argumentliste besteht aus Zuweisungen an Argumente in der Form ⟨Argumentname⟩=⟨Wert⟩, die der Funktion die notwendigen Eingangsinformationen liefern. Es können je nach Funktion ein oder mehrere durch Komma getrennte Argumente angegeben werden, die ihrerseits obligatorisch oder nur optional sein können.[11] Auch wenn eine Funktion keine Argumente besitzt, müssen die runden Klammern vorhanden sein, z. B. `q()`.

Argumente sind benannt und machen so häufig ihre Bedeutung für die Arbeitsweise der Funktion deutlich. Um z. B. eine Zahl zu runden, muss der Funktion `round(⟨Zahl⟩, digits=0)` mindestens ein zu rundender Wert übergeben werden, z. B. `round(1.27)`. Weiterhin besteht die Möglichkeit, über das zusätzliche Argument `digits` die gewünschte Anzahl an Nachkommastellen zu bestimmen: `round(pi, digits=2)` rundet die Zahl π auf zwei Dezimalstellen. Das Argument `digits` ist

---

[11]In diesem Text werden nur die wichtigsten Argumente der behandelten Funktionen vorgestellt, eine Übersicht liefert jeweils `args(⟨Funktionsname⟩)` sowie die zugehörige Hilfe-Seite `?⟨Funktionsname⟩`.

optional, wird es nicht angegeben, kommt der auf 0 voreingestellte Wert zur Rundung auf ganze Zahlen zum Tragen.

Fehlt der Name eines Arguments, so erfolgt die Zuordnung eines im Funktionsaufruf angegebenen Wertes über seine Position in der Argumentliste: Bei `round(pi, 3)` wird die 3 als Wert für das Argument `digits` interpretiert, weil sie an zweiter Stelle steht. Allgemein empfiehlt es sich, nur den Namen des ersten Arguments wegzulassen und die übrigen Argumentnamen zu nennen, insbesondere, wenn viele Argumente an die Funktion übergeben werden können.

1.2.7 Hilfe-Funktionen

R hat ein integriertes Hilfesystem mit verschiedenen Schnittstellen: `help.start()` ruft eine HTML-Oberfläche im *Help* Tab von RStudio oder im Webbrowser auf, von der aus dann spezifische Hilfe-Seiten erreichbar sind. Auf diese Seiten kann direkt mit `help(⟨Befehlsname⟩)` zugegriffen werden, in Kurzform auch mit `?⟨Befehlsname⟩`. Operatoren müssen bei beiden Versionen in Anführungszeichen gesetzt werden, etwa `?"/"`. Weitere Hinweise zum Hilfesystem liefert `help()` ohne weitere Argumente.

Die Inhalte der Hilfe sind meist knapp und eher technisch geschrieben, zudem setzen sie häufig Vorkenntnisse voraus. Dennoch stellen sie eine wertvolle und reichhaltige Ressource dar, deren Wert sich mit steigender Vertrautheit mit R stärker erschließt. Im Abschnitt `Usage` der Hilfe-Seiten werden verschiedene Anwendungsmöglichkeiten der Funktion beschrieben. Dazu zählen auch unterschiedliche Varianten im Fall von generischen Funktionen, deren Arbeitsweise von der Klasse der übergebenen Argumente abhängt (Abschn. 12.2.3). Unter `Arguments` wird erläutert, welche notwendigen sowie optionalen Argumente die Funktion besitzt und welcher Wert für ein optionales Argument voreingestellt ist. Der Abschnitt `Value` erklärt, welche Werte die Funktion als Ergebnis zurückliefert. Weiterhin wird die Benutzung der Funktion im Abschnitt `Examples` mit Beispielen erläutert. Um diese Beispiele auch samt ihrer Ergebnisse vorgeführt zu bekommen, kann `example(⟨Befehlsnahme⟩)` verwendet werden.

Wenn der genaue Name einer gesuchten Funktion unbekannt ist, können die Hilfe-Seiten mit `help.search("⟨Stichwort⟩")` nach Stichworten gesucht werden. Das Ergebnis führt jene Funktionsnamen auf, in deren Hilfe-Seiten ⟨Stichwort⟩ vorhanden ist. Mit `apropos("⟨Stichwort⟩")` werden Funktionen ausgegeben, die ⟨Stichwort⟩ in ihrem Funktionsnamen tragen. Für weiterführende Recherchemöglichkeiten s. Abschn. 1.1.5.

1.2.8 Zusatzpakete verwenden

Der Basisumfang von R lässt sich über unabhängig entwickelte *Zusatzpakete* erweitern, die inhaltlich spezialisierte Funktionen zur Datenanalyse mit vorgefertigten Datensätzen und eigener Dokumentation bündeln. Die thematisch geordnete und redaktionell gepflegte Übersicht *Task Views* auf CRAN führt dazu viele besonders hilfreiche der insgesamt mehreren tausend verfügbaren Pakete an (Zeileis 2005).

Zusatzpakete installieren

Während einige Pakete bereits in einer Standardinstallation enthalten sind, aber aus Effizienzgründen erst im Bedarfsfall geladen werden müssen, sind die meisten Zusatzpakete zunächst manuell zu installieren. Auf Rechnern mit Online-Zugriff lassen sich Zusatzpakete direkt über das RStudio Menü mit *Tools → Install Packages* und anschließender Wahl eines CRAN-Mirror-Servers installieren. Gleichermaßen kann in der Konsole mit `install.packages()` die Installation eines Pakets angefordert werden.

```
install.packages(pkgs="⟨Paketname⟩")
```

Der Paketname ist in Anführungszeichen eingeschlossen für das Argument `pkgs` zu nennen. Durch Angabe eines Vektors von Paketnamen (Abschn. 3.1.1) lassen sich auch mehrere Pakete gleichzeitig installieren: `install.packages (c("⟨Paket1⟩", "⟨Paket2⟩", ...))`. Für die Installation von auf GitHub gehosteten Paketen eignet sich `install_github()` aus dem Paket `remotes` (Hester et al. 2020).

R installiert die Zusatzpakete entweder im R-Installationsverzeichnis, oder aber im Heimverzeichnis des Benutzers. Den Pfad zu diesen Verzeichnissen zeigt `.libPaths()` an.[12] Alle installierten Pakete lassen sich simultan über das RStudio Menü mit *Tools → Check for Package Updates* aktualisieren, sofern eine neue Version auf den CRAN-Servern vorhanden ist. Diesem Vorgehen entspricht auf der Konsole `update.packages()`.

Zusatzpakete laden

Damit die Funktionen und Datensätze eines installierten Zusatzpakets auch zur Verfügung stehen, muss es bei jeder neuen R-Sitzung manuell mit `library(⟨Paketname⟩` geladen werden.[13] Im RStudio *Packages* Tab sind alle installierten Zusatzpakete aufgelistet und können durch Anklicken des entsprechenden Pakets geladen werden. Alternativ lassen sich die installierten Zusatzpakete auf der Konsole mit `installed.packages()` auflisten.

---

[12]Bei der Installation einer neuen R-Version müssen zuvor manuell hinzugefügte Pakete erneut installiert werden, wenn es sich um einen großen Versionssprung handelt, z. B. Version 4.0 zu 4.1.

[13]Wird versucht, ein nicht installiertes Paket zu laden, erzeugt `library()` einen Fehler. Mit dem Argument `logical.return=TRUE` wird in einem solchen Fall neben dem Rückgabewert `FALSE` nur eine Warnung ausgegeben werden.

Die Ausgabe von `sessionInfo()` zeigt u. a., welche Pakete geladen sind. Ein geladenes Paket kann mit `detach(package:⟨Paketname⟩, unload=TRUE)` auch wieder entfernt werden.

Besitzen verschiedene geladene Pakete Funktionen desselben Namens, maskieren die aus später geladenen Paketen jene aus früher geladenen (Abschn. 1.3.1) – `library()` zeigt dies mit einer Warnmeldung an. Um explizit auf eine so maskierte Funktion zuzugreifen, ist dem Funktionsnamen der Paketname mit zwei Doppelpunkten voranzustellen, etwa `base::mean()`. Will man Maskierungen verhindern, um nicht versehentlich mit der falschen Funktion zu arbeiten, kann man die globale Option `options(conflicts.policy="strict")` setzen (Abschn. 1.2.3). Bei Maskierung bricht `library()` dann mit einer Fehlermeldung ab.

Kurzinformationen zu einem ladbaren Paket liefert `help(package="⟨Paketname⟩")`, etwa die darin enthaltenen Funktionen. Viele Pakete bringen zusätzlich ausführlichere Dokumentation im PDF- oder HTML-Format mit, die `vignette(package="⟨Paketname⟩")` auflistet und mit `vignette("⟨Thema⟩", package="⟨Paketname⟩")` aufgerufen werden kann. Alle verfügbaren Themen können durch `vignette()` ohne Angabe von Argumenten angezeigt werden.

1.2.9 Hinweise zum Arbeiten mit Zusatzpaketen

Zusatzpakete sind eine wichtige Stärke von R. Ihr dynamisches Wachstum macht R sehr vielfältig und schnell im Umsetzen neuer statistischer Methoden oder anderer, für die Datenanalyse wichtiger Techniken. Sich in der Datenauswertung auf Zusatzpakete zu verlassen, birgt aber Risiken: Während auf GitHub gehostete Entwicklerversionen keinerlei verpflichtenden Qualitäts- oder Sicherheitskontrolle unterliegen, durchlaufen über CRAN verteilte Pakete viele Tests, die einen technischen Mindeststandard garantieren. Trotzdem ist die Qualität der Pakete sehr heterogen. Die Dynamik der Zusatzpakete ist gleichzeitig ein Nachteil: Während der Basisumfang von R so ausgereift ist, dass darauf aufbauende Auswertungen wahrscheinlich noch lange ohne Änderungen mit neuen R Versionen nutzbar bleiben, ist dies bei auf Paketen basierenden Lösungen nicht im selben Maße sicher. Ihre Syntax und Funktionalität kann häufig versionsabhängig wechseln, was ihre Verwendung weniger zukunftssicher und reproduzierbar macht.

1.2.10 Empfehlungen und typische Fehlerquellen

Übersichtlichkeit und Nachvollziehbarkeit einer Abfolge von Befehlen helfen dabei, ihre Korrektheit prüfen und Bausteine der Datenanalyse später wiederverwenden zu können. Befehlssequenzen sollten daher so geschrieben werden, dass sie ein einfaches Verständnis der Vorgänge gewährleisten – etwa durch folgende Maßnahmen:

- Leerzeichen zwischen Befehlsteilen verwenden, insbesondere zwischen Operatoren und Objektnamen.
- Objekte inhaltlich aussagekräftig benennen und dabei ein einheitliches Schema verwenden, z. B. groupMean (*CamelCase*) oder group_means (*snake case*).
- Komplexe Berechnungen in einzelne Schritte aufteilen, deren Zwischenergebnisse separat geprüft werden können.
- Mit dem # Zeichen Kommentare einfügen. Kommentare erläutern Befehle und erklären Analysen. Sie dienen anderen Personen dazu, die Bedeutung der Befehle und das Ziel von Auswertungsschritten schnell zu erfassen. Aber auch für den Autor selbst sind Kommentare hilfreich, wenn Befehle längere Zeit nach Erstellen geprüft oder für eine andere Analyse angepasst werden sollen.

Bei falsch eingegebenen Befehlen bricht R die Auswertung ab und liefert eine Fehlermeldung, die meist einen Rückschluss auf die Ursache erlaubt. Typische Fehlerquellen bei der Arbeit mit R sind die folgenden:

- Das Dezimaltrennzeichen ist immer der Punkt (2.17), nicht das Komma.
- Groß- und Kleinschreibung sind relevant, dies gilt für Objekte, Funktionsnamen und deren Argumente. Leider sind Funktionen und Argumente in R in dieser Hinsicht sehr inkonsistent benannt, eine Übersicht erhält man mit args(⟨Funktionsname⟩) oder über die Hilfe ?⟨Funktionsname⟩.
- Allgemein sollte bei Fehlern geprüft werden, ob Funktionsnamen und Argumente richtig geschrieben sind.
- Mehrere Argumente von Funktionen sind durch ein Komma voneinander zu trennen.
- Zeichenketten müssen fast immer in Anführungszeichen stehen.
- Alle öffnenden Klammern müssen auch geschlossen werden, dabei ist besonders auf die richtige Position der schließenden Klammer und auf den richtigen Typ (eckig oder rund) zu achten.
- Kann R einen richtig geschriebenen Funktionsnamen nicht finden, stammt die Funktion vermutlich aus einem Zusatzpaket, das zunächst mit library() geladen werden muss (Abschn. 1.2.8).

Die Entwicklungsumgebung RStudio warnt bereits bei der Eingabe von Befehlen vor bestimmten Syntaxfehlern, indem sie Probleme farblich hervorhebt und entsprechende Zeilen markiert (Abschn. 1.1.4). Auch hilft sie durch automatische Vervollständigung von Befehlen, Schreibfehler zu vermeiden.

1.3   Datenstrukturen: Klassen, Objekte, Datentypen

Die Datenstrukturen, die in R Informationen repräsentieren, sind im Wesentlichen eindimensionale Vektoren (`vector`), zweidimensionale Matrizen (`matrix`), Listen (`list`), Datensätze (`data.frame`) und Funktionen (`function`). Die gesammelten Eigenschaften jeweils einer Datenstruktur werden als *Klasse* bezeichnet und in den Abschn. 3.1, 3.7, 3.8 und 12.2 näher erläutert.

Daten werden in R in benannten Objekten zusammengefasst, die während einer Sitzung im Workspace gespeichert sind. Jedes Objekt ist eine konkrete Verkörperung einer Klasse, die Art und Struktur der im Objekt gespeicherten Daten festlegt. Die Klasse eines Objekts kann mit `class(⟨Objekt⟩)` erfragt werden. Als Klasse von Vektoren gilt der Datentyp der in ihm gespeicherten Werte, z. B. `numeric` für Dezimalzahlen (Abschn. 1.3.5).

Ein Objekt kann zudem *Attribute* aufweisen, die im Sinne von Metadaten zusätzliche Informationen über die in einem Objekt enthaltenen Daten speichern. Sie können mit `attributes(⟨Objekt⟩)` und `attr(⟨Objekt⟩,which="⟨Attribut⟩")` abgefragt sowie über `attr()` auch geändert werden. Meist versieht R von sich aus Objekte mit Attributen, so kann etwa die Klasse eines Objekts im Attribut `class` gespeichert sein.

```
> attributes(euro)        # Vektor aus Basisumfang von R
$names
[1] "ATS" "BEF" "DEM" "ESP" "FIM" "FRF" "IEP" "ITL" "LUF" "NLG" "PTE"


> attr(euro, which="names")
[1] "ATS" "BEF" "DEM" "ESP" "FIM" "FRF" "IEP" "ITL" "LUF" "NLG" "PTE"
```

Über die interne Struktur eines Objekts, also seine Zusammensetzung aus Werten samt ihrer Datentypen, gibt `str(⟨Objekt⟩)` Auskunft.

1.3.1   Objekte benennen

Objekte tragen i. d. R. einen Namen beliebiger Länge, über den sie in Befehlen identifiziert werden. Objektnamen sollten mit einem Buchstaben beginnen, können aber ab der zweiten Stelle neben Buchstaben auch Ziffern, Punkte und Unterstriche enthalten. Von der Verwendung anderer Sonderzeichen wie auch von Umlauten ist abzuraten, selbst wenn dies bisweilen möglich ist. Groß- und Kleinschreibung werden bei Objektnamen und Befehlen unterschieden, so ist das Objekt `asdf` ein anderes als `Asdf`. Objekte dürfen nicht den Namen spezieller Schlüsselwörter wie `if` tragen, die in der Hilfe-Seite `?Reserved` aufgeführt sind.

Ebenso sollten keine Objekte mit Namen versehen werden, die gleichzeitig Funktionen in R bezeichnen, selbst wenn dies möglich ist. Kommt es dennoch zu einer *Maskierung* von bereits durch R vergebenen Namen durch selbst angelegte Objekte, ist dies i. d. R. unproblematisch. Ob Namenskonflikte, also mehrfach vergebene Objektnamen, vorliegen, kann

mit `conflicts(detail=TRUE)` geprüft werden. Die Funktion `exists("⟨Name⟩")`
gibt an, ob ⟨Name⟩ schon verwendet wird.

1.3.2 Zuweisungen an Objekte

Um Ergebnisse von Berechnungen zu speichern und wiederverwenden zu können, müssen
diese einem benannten Objekt zugewiesen werden. Objekte können dabei einzelne Zahlen
aufnehmen, aber auch Text oder andere komplexe Inhalte haben. Zuweisungen, z. B. an ein
Objekt `x1`, können auf verschiedene Arten geschehen:

```
> x1 <- 4.5
> x1 = 4.5
```

Zur Vermeidung von Mehrdeutigkeiten bei komplizierteren Eingaben sollte die erste
Methode mit `<-` bevorzugt werden. Das vielleicht vertrautere `=` sollte der Zuweisung von
Funktionsargumenten vorbehalten bleiben (Abschn. 1.2.6), um Verwechslungen mit der Prüfung auf Gleichheit zweier Objekte durch `==` vorzubeugen und die Richtung der Zuweisung
eindeutig zu halten.

Objekte können in Befehlen genauso verwendet werden, wie die Daten, die in ihnen
gespeichert sind, d. h. Objektnamen stehen in Berechnungen für die im Objekt gespeicherten
Werte.

```
> x1 * 2
[1] 9

> x2 <- 10
> x1^x1 - x2
[1] 859.874
```

1.3.3 Objekte ausgeben

Bei Zuweisungen zu Objekten gibt R den neuen Wert nicht aus, der letztlich im Zielobjekt
gespeichert wurde. Um sich den Inhalt eines Objekts anzeigen zu lassen, gibt es folgende
Möglichkeiten:

```
> print(x1)         # print(⟨Objektname⟩) Funktion
> x1                # Objektnamen nennen - ruft implizit print() auf
> (x1 <- 4.5)       # Befehl in runde Klammern setzen - zeigt nur
                    # die durch den Befehl veränderten Werte an
```

Um mit Zwischenergebnissen weiterzurechnen, sollten diese nicht auf der Konsole ausgegeben, dort abgelesen und später von Hand als fester Wert in einer Rechnung eingesetzt
werden. Dies würde zum einen dazu führen, dass die Genauigkeit beim Rechnen mit Dezimalzahlen unnötig auf die Anzahl ausgegebener Dezimalstellen begrenzt wird. Zum anderen

verhindert ein solches Vorgehen, dass die erstellten Befehle auf neue Situationen übertragbar sind, in denen sich nicht exakt dasselbe Zwischenergebnis einstellt. Stattdessen sollten Zwischenergebnisse immer einem eigenen Objekt zugewiesen werden, das dann in späteren Rechnungen auftauchen kann.

1.3.4   Objekte anzeigen lassen und entfernen

Um sich einen Überblick über alle im Workspace vorhandenen Objekte zu verschaffen, dient `ls()` oder der *Environment* Tab von RStudio. Objekte, deren Name mit einem Punkt beginnt, sind dabei versteckt – sie werden erst mit `ls(all=TRUE)` angezeigt.

```
> ls()
[1] "x1" "x2" "x3"
```

Vorhandene Objekte können mit `rm(⟨Objekt⟩)` gelöscht werden. Sollen alle bestehenden Objekte entfernt werden, kann dies mit `rm(list=ls(all=TRUE))` oder im *Environment* Tab von RStudio mit dem Besen-Icon geschehen.

```
> age <- 22
> rm(age)
> age
Fehler: Objekt "age" nicht gefunden
```

1.3.5   Datentypen

Der Datentyp eines Objekts bezieht sich auf die Art der in ihm gespeicherten Informationen und lässt sich mit `mode(⟨Objekt⟩)` ausgeben. Neben den in Tab. 1.2 aufgeführten Datentypen existieren noch weitere, über die `?mode` Auskunft gibt.

Tab. 1.2 Datentypen

Beschreibung	Beispiel	Datentyp
Leere Menge	NULL	NULL
Logische Werte	TRUE, FALSE	logical
Ganze und reelle Zahlen	3.14	numeric
Buchstaben und Zeichenfolgen (immer in Anführungszeichen einzugeben)[a]	"Hello"	character

[a] Dies können einfache (`'⟨Zeichen⟩'`) oder doppelte (`"⟨Zeichen⟩"`) Anführungszeichen sein. Innerhalb einfacher Anführungszeichen können auch Zeichenketten stehen, die ihrerseits doppelte Anführungszeichen beinhalten (`'a"b'`), während diese innerhalb doppelter Anführungszeichen als *Escape-Sequenz* mit vorangestelltem Backslash zu schreiben sind (`"a\"b"`, vgl. `?Quotes`).

```
> charVar <- "asdf"
> mode(charVar)
[1] "character"
```

Der Datentyp der in einem Objekt gespeicherten Werte lässt sich in einen anderen konvertieren. Die Funktionen zur Umwandlung des Datentyps sind nach dem Muster as.⟨Datentyp⟩(⟨Objekt⟩) benannt. Um etwa eine Zahl in den zugehörigen Text umzuwandeln, ist as.character(⟨Zahl⟩) zu benutzen.

```
> as.character(1.23)
[1] "1.23"


> as.logical(2)
[1] TRUE
```

Bei der Umwandlung von Datentypen besteht eine Hierarchie entsprechend der in Tab. 1.2 aufgeführten Reihenfolge. Weiter unten stehende Datentypen können Werte aller darüber stehenden Datentypen ohne Informationsverlust repräsentieren, nicht jedoch umgekehrt: Jeder logische Wert lässt sich z. B. als ganze Zahl ausdrücken (TRUE entspricht der 1, FALSE der 0). Umgekehrt jedoch würden viele unterschiedliche Zahlen nur als gleicher logischer Wert repräsentiert werden können (alle Zahlen ungleich 0 als TRUE, die 0 als FALSE). Während sich alle Zahlen mit as.character(⟨Zahl⟩) in die zugehörige Zeichenkette umwandeln lassen, ist dies umgekehrt nicht allgemein möglich. as.numeric("⟨Text⟩") ergibt nur für Zeichenketten der Form "⟨Zahl⟩" den entsprechenden numerischen Wert, andernfalls NA als Konstante, die für einen fehlenden Wert steht (Abschn. 3.11).

1.3.6   Logische Werte, Operatoren und Verknüpfungen

Das Ergebnis eines logischen Vergleichs mit den in Tab. 1.3 genannten Operatoren sind Wahrheitswerte, also WAHR (TRUE) oder FALSCH (FALSE). Wahrheitswerte lassen sich auch in numerischen Rechnungen nutzen, TRUE entspricht der 1, FALSE der 0.

```
> TRUE == TRUE      > TRUE == FALSE      > !TRUE          > !FALSE
[1] TRUE            [1] FALSE            [1] FALSE        [1] TRUE


> TRUE != TRUE      > TRUE != FALSE      > isTRUE(TRUE)   > isTRUE(FALSE)
[1] FALSE           [1] TRUE            [1] TRUE         [1] FALSE


> TRUE & TRUE       > TRUE & FALSE       > FALSE & FALSE  > FALSE & TRUE
[1] TRUE            [1] FALSE            [1] FALSE        [1] FALSE


> TRUE | TRUE       > TRUE | FALSE       > FALSE | FALSE  > FALSE | TRUE
[1] TRUE            [1] TRUE            [1] FALSE        [1] TRUE
```

Tab. 1.3 Logische Operatoren, Funktionen und Konstanten

Operator / Funktion / Konstante	Beschreibung
! =, ==	Vergleich: ungleich, gleich
>, >=, <, <=	Vergleich: größer, größer-gleich, kleiner, kleiner-gleich
!	Logisches NICHT (Negation)
&	Verknüpfung: logisches UND
|	Verknüpfung: logisches ODER (einschließend)
TRUE, FALSE (T, F)	Logische Wahrheitswerte: WAHR, FALSCH (abgekürzt)
isTRUE(⟨Objekt⟩)	Gibt an, ob zusammengesetztes ⟨Objekt⟩ dem Wert TRUE entspricht

```
> 4 < 8           > 7 < 3           > 4 > 4           > 4 >= 4
[1] TRUE          [1] FALSE         [1] FALSE         [1] TRUE
```

Die Funktion all.equal() bestätigt die Gleichheit zweier Objekte auch dann, wenn sie sich minimal unterscheiden. Ihre Verwendung ist dann zu empfehlen, wenn entschieden werden soll, ob zwei Dezimalzahlen denselben Wert haben.

```
all.equal(target=⟨Objekt 1⟩, current=⟨Objekt 2⟩,
        check.attributes=TRUE, tolerance=⟨relative Abweichung⟩)
```

Für target und current sind die zu vergleichenden Objekte zu nennen. In der auf TRUE gesetzten Voreinstellung für check.attributes berücksichtigt die Prüfung auf Gleichheit auch die Attribute eines Objekts, zu denen insbesondere die Namen einzelner Werte zählen (Abschn. 1.3, 3.1.4). Die Objekte target und current gelten auch dann als gleich, wenn ihre Werte nur ungefähr, d. h. mit einer durch tolerance festgelegten Genauigkeit übereinstimmen.

Aufgrund der Art, in der Computer Gleitkommazahlen intern speichern und verrechnen, sind kleine Abweichungen in Rechenergebnissen schon bei harmlos wirkenden Ausdrücken möglich. So ergibt der Vergleich 0.1 + 0.2 == 0.3 fälschlicherweise FALSE und 1 %\% 0.1 ist 9 statt 10. Dies sind keine R-spezifischen Probleme, sie können nicht allgemein verhindert werden (Goldberg 1991).

```
> all.equal(0.123450001, 0.123450000)
[1] TRUE
```

```
> 0.123400001 == 0.123400000
[1] FALSE
```

all.equal() liefert im Fall der Ungleichheit nicht FALSE zurück, sondern ein Maß der relativen Abweichung. Wird ein einzelner Wahrheitswert als Ergebnis benötigt, muss `all.equal()` deshalb mit der Funktion `isTRUE(⟨Objekt⟩)` verschachtelt werden, die komplexere Objekte darauf prüft, ob sie dem Wert TRUE entsprechen.

```
> all.equal(0.12345001, 0.12345000)
[1] "Mean relative difference: 8.100445e-08"

> isTRUE(all.equal(0.12345001, 0.12345000))
[1] FALSE
```

Daten importieren und exportieren

2

Empirische Daten liegen meist in Form von Datensätzen vor, die aus mehreren Variablen bestehen. Diese Variablen können etwa Stufen eines Gruppierungsfaktors, Zeichenketten oder numerische Werte beinhalten, wobei alle Variablen Daten derselben Beobachtungsobjekte speichern. Während Abschn. 3.8 sowie Kap. 4 Datensätze und ihre Aufbereitung eingehend vorstellen, sollen bereits in diesem Kapitel verschiedene Wege vorgestellt werden, auf denen Daten in R verfügbar gemacht werden können. Dabei empfiehlt es sich, nie mit den Originaldaten selbst zu arbeiten. Stattdessen sollten Kopien eines Referenz-Datensatzes verwendet werden, um diesen gegen unbeabsichtigte Veränderungen zu schützen.

Es ist zwar möglich, Werte für einzelne Variablen auf der Konsole einzugeben und zu Datensätzen zusammenzufügen, in der Praxis kommt dies jedoch selten vor. Stattdessen werden Datensätze meist aus Online-Quellen oder aus Dateien eingelesen, die mit anderen Programmen erstellt wurden. Der Datenaustausch mit anderen Programmen wird vertieft im Manual „R Data Import/Export" (R Core Team 2020b) behandelt.

2.1 Daten im Textformat lesen und schreiben

Für den Import in R sollten Daten in einfachen Textdateien so organisiert sein, dass sich die Variablen in den Spalten und die Werte jeweils eines Beobachtungsobjekts in einer Zeile befinden. Für alle Variablen sollten gleich viele Beobachtungen vorliegen, so dass sich insgesamt eine rechteckige Datenmatrix ergibt. Bei fehlenden Werten ist es am günstigsten, sie konsistent mit einem expliziten Code zu kennzeichnen, der selbst kein möglicher Wert ist. Weiter ist darauf zu achten, dass Variablennamen den R-Konventionen entsprechen und beispielsweise kein #, %, ' oder Leerzeichen enthalten (Abschn. 1.3.1).

© Springer-Verlag GmbH Deutschland, ein Teil von Springer Nature 2021
D. Wollschläger, *R kompakt,*
https://doi.org/10.1007/978-3-662-63075-4_2

Tab. 2.1 Wichtige Argumente von `read.table()`

Argument	Bedeutung
`file`	(ggf. Pfad und) Name der einzulesenden Quelle bzw. des zu schreibenden Ziels (meist eine Datei), in Anführungszeichen gesetzt[a]
`header`	Wenn in der einzulesenden Quelle in der ersten Zeile Spaltennamen vorhanden sind, muss `header=TRUE` gesetzt werden (Voreinstellung: `FALSE`)
`sep`	Trennzeichen zwischen zwei Spalten in `file`. Voreinstellung ist jeglicher zusammenhängender *Whitespace* (Leerzeichen oder Tabulatoren), unabhängig davon, wie viele davon aufeinander folgen. Andere häufig verwendete Werte sind ein Komma (`","`) oder ein Tabulatorzeichen (`"\t"`)[b]
`dec`	Das in der Datei verwendete Dezimaltrennzeichen, Voreinstellung: der Punkt `"."`
`na.strings`	Vektor mit den zur Codierung fehlender Werte verwendeten Zeichenketten. Voreinstellung: `"NA"`
`stringsAsFactors`	Variablen mit Zeichenketten als Werten automatisch in Gruppierungsfaktoren konvertieren. Voreinstellung: `FALSE` (Abschn. 3.8.1)

[a] Werden die einzulesenden Daten von R nicht gefunden, ist zunächst mit `dir()` zu prüfen, ob das von R durchsuchte Verzeichnis (ohne explizite Angabe eines Pfades ist es das mit `getwd()` angezeigte Arbeitsverzeichnis) auch jenes ist, das die Datei enthält.
[b] Sobald für das Argument `sep` ein selbst gewählter Wert wie `"\t"` vergeben wird, ändert sich die Bedeutung dieses Zeichens: Tauchen in der Datei dann etwa zwei Tabulatoren hintereinander auf, interpretiert R dies als eine leere Zelle der Datenmatrix, also als fehlenden Wert. Ebenso gelten zwei nur durch ein Leerzeichen getrennte Werte nicht mehr als zwei Zellen, sondern als eine.

Mit `read.table()` werden in Textform vorliegende Daten geladen und als Datensatz ausgegeben,[1] für wichtige Argumente vgl. Tab. 2.1. RStudio stellt im *Environment* Tab mit *Import Dataset* eine grafische Oberfläche für `read.table()` bereit.

Für das Argument `file` können nicht nur lokal gespeicherte Dateien angegeben werden: Die Funktion liest mit `file="clipboard"` auch Werte aus der Zwischenablage,[2] die aus einem anderen Programm etwa mit `Strg+c` dorthin kopiert wurden. Online verfügbare Dateien können mit `file=url("⟨URL⟩")` direkt von einem Webserver geladen werden. Anders als in Webbrowsern muss dabei der Protokollteil der Adresse (etwa `http://` oder `https://`) explizit genannt werden, also z. B. `file=url("http://www.server.de/datei.txt")`.

---

[1] Für Daten in Textform aus sehr großen Dateien arbeiten `fread()` und `fwrite()` aus dem Paket `data.table` (Dowle und Srinivasan 2020) weit schneller.
[2] Unter MacOS ist `file=pipe("pbpaste")` zu verwenden.

Zum Speichern von Objekten in Textdateien dient write.table().

```
write.table(x=⟨Objekt⟩, file="⟨Dateiname⟩", sep=" ", dec=".",
            row.names=TRUE, col.names=TRUE, quote=TRUE)
```

Die Funktion akzeptiert als Argumente u.a. file, sep und dec mit derselben Bedeutung wie bei read.table(). Statt in eine Datei kann write.table() mit file= "clipboard" eine begrenzte Menge von Daten auch in die Zwischenablage schreiben (Fußnote 2), woraufhin sie in anderen Programmen mit Strg+v eingefügt werden können. Über die Argumente row.names und col.names wird festgelegt, ob Zeilen- und Spaltennamen mit in die Datei geschrieben werden sollen (Voreinstellung für beide: TRUE). Zeichenketten werden in der Ausgabe in Anführungszeichen gesetzt, sofern nicht das Argument quote=FALSE gesetzt wird.

Wenn z.B. der mit data.frame() erstellte Datensatz myDf (Abschn. 3.8) im aktuellen Arbeitsverzeichnis in Textform abgespeichert und später wieder eingelesen werden soll, so lauten die Befehle:

```
> myDf <- data.frame(IV=factor(rep(c("A", "B"), 5)), DV=rnorm(10))
> write.table(myDf, file="data.txt")          # Datensatz speichern
> myDf <- read.table("data.txt", header=TRUE,  # Datensatz einlesen
+                 stringsAsFactors=TRUE)

> str(myDf)                # Information zu Variablen im Datensatz myDf
'data.frame': 10 obs. of 2 variables:
$ IV: Factor w/ 2 levels "A","B": 1 2 1 2 1 2 1 2 1 2
$ DV: num 0.425 -1.224 -0.572 -0.738 -1.753 ...
```

2.2 R-Objekte speichern und laden

Eine andere Möglichkeit zur Verwaltung von Objekten in externen Dateien bieten die Funktionen save(⟨Daten⟩,file="⟨Dateiname⟩") zum Speichern und load("⟨Dateiname⟩") zum Öffnen. Unter ⟨Daten⟩ können dabei verschiedene Objekte durch Komma getrennt angegeben werden. Alternativ lässt sich das Argument list verwenden, das einen Vektor mit den Namen der zu speichernden Objekte akzeptiert. So würde list=ls() alle sichtbaren Objekte des Workspace speichern.

Die Daten werden in einem R-spezifischen, aber plattformunabhängigen Format gespeichert, bei dem Namen und Klassen der übergebenen Objekte erhalten bleiben. Deshalb ist es nicht notwendig, das Ergebnis von load() einem Objekt zuzuweisen; die gespeicherten Objekte werden unter ihrem Namen wiederhergestellt. Dies kann auch eine unerwünschte Eigenschaft sein, denn schon bestehende Objekte im Workspace können so unbeabsichtigt überschrieben werden. Sicherer ist stattdessen die Funktion saveRDS (⟨Daten⟩,file="⟨Dateiname⟩") zum Speichern bzw. readRDS("⟨Dateiname⟩") zum Einlesen einzelner Objekte. Das Ergebnis von readRDS() muss explizit einem Objekt zugewiesen werden.

```
> saveRDS(myDf, file="myDf.rds")  # speichere myDf (Arbeitsverzeichnis)
> myDf <- readRDS("myDf.rds")     # lies myDf wieder ein
```

Ähnlich wie `save()` Objekte in einem binären Format speichert, schreibt `dump("⟨Objekt⟩", file="⟨Dateiname⟩")` die Inhalte von Objekten in eine Textdatei, die sich auch durch gewöhnliche Texteditoren bearbeiten lässt. Auf diese Weise erzeugte Dateien lassen sich mit `source("⟨Dateiname⟩")` einlesen.

```
> dump("myDf", file="dumpMyDf.txt")  # Datensatz speichern
> source("dumpMyDf.txt")             # Datensatz einlesen
```

2.3   Daten mit anderen Programmen austauschen

Wenn Daten mit anderen Programmen ausgetauscht werden sollen – etwa weil die Daten nicht in R eingegeben wurden, so ist der Datentransfer oft in Form von reinen Textdateien möglich. Diese Methode ist auch recht sicher, da sich die Daten jederzeit mit einem Texteditor untersuchen lassen und der korrekte Transfer in allen Stufen kontrolliert werden kann. In diesem Fall kommen in R meist `read.table()` und `write.table()` zum Einsatz.

   Beim Im- und Export von Daten in Dateiformaten kommerzieller Programme besteht dagegen oft die Schwierigkeit, dass die Formate nicht öffentlich dokumentiert und auch versionsabhängigen Änderungen unterworfen sind. Beim Austausch von Daten über proprietäre Formate sollten daher bevorzugt einfach strukturierte Datensätze verwendet werden.[3]

2.3.1   Programme zur Tabellenkalkulation

Programme zur Tabellenkalkulation (etwa Microsoft Excel oder OpenOffice Calc) sind für die Dateneingabe komfortabler zu benutzen und bieten mehr Funktionen als der in R mitgelieferte Dateneditor. Der Transfer von Daten zwischen Excel oder Calc und R ist am einfachsten, wenn die Daten aus der Tabellenkalkulation in eine Textdatei exportiert werden, wobei als Spalten-Trennzeichen der Tabulator verwendet wird. Dezimaltrennzeichen ist in Programmen zur Tabellenkalkulation für Deutschland meist das Komma. Um eine mit diesen Einstellungen exportierte Datei mit Spaltennamen in der ersten Zeile in R zu laden, wäre ein geeigneter Aufruf von `read.table()`:

```
> myDf <- read.table("⟨Dateiname⟩", header=TRUE, sep="\t", dec=",")
```

Excel und Calc verwenden in der Voreinstellung den Tabulator als Spaltentrennzeichen, ein Austausch kleinerer Datenmengen ohne Umweg über eine externe Datei ist also auch wie folgt möglich: Zunächst wird in der Tabellenkalkulation der gewünschte Datenbereich inkl.

---

[3]Das Programm Stat/Transfer (Circle Systems 2019) ist eine kommerzielle Lösung, um Daten zwischen R, Tabellenkalkulationen, SPSS, SAS, Stata und einigen anderen Formaten auszutauschen.

der Variablennamen in der ersten Zeile markiert und mit `Strg+c` in die Zwischenablage kopiert. In R unter Windows können die Daten dann so eingelesen werden (Fußnote 2):

```
> myDf <- read.table(file="clipboard", header=TRUE, sep="\t", dec=",")
```

Um einen Datensatz aus R heraus wieder einem anderen Programm verfügbar zu machen, wird er in demselben Format gespeichert – entweder in einer Datei oder bei kleinen Datensätzen in der Zwischenablage. Im anderen Programm können die Daten aus der Zwischenablage dann mit `Strg+v` eingefügt werden.

```
> write.table(x=⟨Datensatz⟩, file="clipboard", sep="\t", dec=",",
+            row.names=FALSE)
```

Um Excel-Dateien in R zu verwenden, eignen sich die Pakete `readxl` (Wickham und Bryan 2019) und `openxlsx` (Schauberger und Walker 2020). Dabei verfügt `openxlsx` über den größeren Funktionsumfang, insbesondere zum Speichern von Excel-Dateien. Generell empfiehlt es sich, aus Excel zu importierende Daten dort so anzuordnen, dass sie in der ersten Zeile und Spalte des ersten Tabellenblattes beginnen, wobei die Spaltennamen in der ersten Zeile stehen.

Excel konvertiert automatisch alle Zeichenketten in Datumsangaben, wenn sie ein als Datum interpretierbares Muster aufweisen, etwa die Gen-Namen `SEPT2` oder `MARCH1`. Eine Zeichenkette wie `2310009E13` wird automatisch als Dezimalzahl in verkürzter Exponentialschreibweise interpretiert. Bei Daten aus Programmen zur Tabellenkalkulation ist es deshalb wichtig, die Datenqualität eingehend zu prüfen.

2.3.2   SPSS, Stata und SAS

SPSS verfügt mit dem *Integration Plug-in for R* über eine nachträglich installierbare Erweiterung, mit der R-Befehle direkt in SPSS verwendet werden können. Auf diese Weise lassen sich dort nicht nur in R erstellte Datensätze nutzen, sondern auch ganze Auswertungsschritte bis hin zur Erstellung von Diagrammen in R-Syntax durchführen. Genauso erlaubt es die Erweiterung, SPSS-Datensätze im R-Format zu exportieren.

SPSS-Datensätze können in R mit Funktionen gelesen und geschrieben werden, die das Paket   `haven` (Wickham und Miller 2020) bereitstellt.[4] So liest die `read_sav("⟨Dateiname⟩")` Funktion ⟨Dateiname⟩`.sav` Dateien.

```
> library(haven)          # für read_sav(), write_sav(), as_factor()
> myDf_sav <- read_sav("myDf.sav")    # lade SPSS Datei
> head(myDf_sav, n=4)
# A tibble: 4 x 2
        IV      DV
  <dbl+lbl>   <dbl>
```

---

[4]Eine Alternative, auch für Dateien aus SAS und Stata, ist das im Basisumfang von R enthaltene Paket `foreign`.

```
1     1 [A]   1.13
2     2 [B]   1.68
3     1 [A]  -1.18
4     2 [B]  -0.815
```

Obwohl das Ergebnis von read_sav() zunächst wie ein Datensatz aussieht, weist es als Objekt der Klasse tbl_df (*tibble*) neben vielen Gemeinsamkeiten auch subtile Unterschiede auf (Abschn. 4.1). Eine Besonderheit ist der Umgang mit *Labels*. In SPSS können Variablen ein separates, dort als *Beschriftung* bezeichnetes *Label* besitzen. Dies ist eine ausführlichere Bezeichnung einer Variable, als es der Variablenname zulassen würde. Beim Import bleiben Variablen-Labels als Zeichenkette im Attribut "label" der Variable im Datensatz erhalten.

Zusätzlich können in SPSS auch einzelne Werte einer Variable mit Labels versehen sein (*Werte*), wobei dies nicht notwendigerweise nur für Faktoren möglich ist. Auch müssen nicht alle vorkommenden Werte ein Label besitzen. Da das Konzept von Werte-Labels in SPSS nicht vollständig deckungsgleich mit den Stufen von Faktoren in R ist, speichert read_sav() Variablen mit Werte-Labels zunächst in einer Zwischenstufe als Objekte der Klasse haven_labelled. Dies sind numerische Variablen mit einem Attribut labels, das über einen benannten Vektor die Zuordnung von Werten und Labels codiert. Objekte dieser Klasse lassen sich in einem anschließenden Schritt explizit mit as_factor() in Faktoren konvertieren, wobei die Labels zu Faktorstufen werden.

```
> str(myDf_sav)
Classes 'tbl_df', 'tbl' and 'data.frame':    10 obs. of  2 variables:
 $ IV: 'haven_labelled' num  1 2 1 2 1 2 1 2 1 2
  ..- attr(*, "label")= chr "Gruppierungsfaktor"
  ..- attr(*, "format.spss")= chr "F8.0"
  ..- attr(*, "labels")= Named num  1 2
  .. ..- attr(*, "names")= chr  "A" "B"
 $ DV: num  1.13 1.681 -1.178 -0.815 -0.443 ...
  ..- attr(*, "label")= chr "Messwerte"
  ..- attr(*, "format.spss")= chr "F8.2"


# konvertiere Variable IV in normalen Faktor
> myDf_org <- transform(myDf, IV=as_factor(IV))
> str(myDf_org)
'data.frame':    10 obs. of  2 variables:
 $ IV: Factor w/ 2 levels "A","B": 1 2 1 2 1 2 1 2 1 2
  ..- attr(*, "label")= chr "Gruppierungsfaktor"
 $ DV: num  1.13 1.681 -1.178 -0.815 -0.443 ...
  ..- attr(*, "label")= chr "Messwerte"
```

write_sav(⟨Datensatz⟩, path="⟨Dateiname⟩") aus dem Paket haven speichert in R bearbeitete Datensätze im SPSS-Format als Dateien mit der Endung .sav. Dabei wird das Messniveau einer Variable in SPSS automatisch entsprechend der Klasse des R-Vektors gewählt. Die Funktion wandelt auch das Attribut label einer Variable im R-Datensatz in die *Bezeichnung* in SPSS um. Wenn eine Variable die Klasse `haven_labelled` besitzt, wird eine im Attribut `labels` definierte Zuordnung von Bezeichnungen zu Werten automatisch in SPSS *Werte* übernommen.

```
> myDf <- data.frame(IV=factor(sample(c("A","B"), 10, replace=TRUE)),
+       DV=rnorm(10), intVar=sample(1:3, 10, replace=TRUE))

# setze Variablen-Label
> attr(myDf$IV, "label") <- "Gruppierungsfaktor"

# setze Werte-Labels
> class(myDf$intVar) <- "haven_labelled"
> attr(myDf$intVar, "labels") <- c("Val1"=1, "Val2"=2, "Val3"=3)

# speichere als SPSS Datensatz
> write_sav(myDf, "myDf.sav")
```

Auch für Stata und SAS gibt es die Möglichkeit, Daten mit R auszutauschen, wofür ebenfalls Funktionen aus dem Paket `haven` dienen. Dabei erfolgt die Konvertierung von Variablen-Labels und Werte-Labels analog zum Import von SPSS-Dateien. `read_dta()` liest Dateien in Statas `dta` Format, `write_dta()` schreibt sie. Der Austausch mit SAS geschieht analog über `read_sas()` und `write_sas()` für Dateien im Format `sas7bdat`.

2.3.3 Datenbanken

In R lassen sich Daten aus Datenbanken vieler verschiedener Formate direkt lesen und schreiben.[5] Dies bietet sich etwa bei extrem großen Datensätzen an, die zuviel Arbeitsspeicher belegen würden, wenn man sie als Ganzes in R öffnen wollte (Abschn. 12.2.5). Zunächst muss dafür eine Verbindung zur Datenbank hergestellt werden. Daraufhin lassen sich SQL-Kommandos wie `SELECT` in der üblichen Syntax anwenden, um Daten zwischen der Datenbank und R auszutauschen. Das sonst notwendige Semikolon am Ende eines SQL-Befehls ist dabei optional.

Für Verbindungen zu einer Datenbank definiert das Paket `DBI` (R Special Interest Group on Databases, Wickham und Müller 2021) eine einheitliche Schnittstelle. Diese wird dann für unterschiedliche Datenbanktypen in weiteren Zusatzpaketen implementiert, entweder als *Client* für das plattformunabhängige ODBC Protokoll (*Open DataBase Connectivity*) mit dem Paket `odbc` (Hester und Wickham 2020) oder in einzelnen Paketen, die spezifisch etwa für MySQL- oder PostgreSQL-Datenbanken sind.

Als Beispiel für eine Datenbank-Verbindung über die DBI-Schnittstelle soll mit dem Paket `RSQLite` (Müller, Wickham, James, und Falcon 2021) zunächst eine SQLite-Datenbank neu erstellt werden, um darin einen R-Datensatz als *table* abzuspeichern. SQLite-

---

[5]Für eine detaillierte Beschreibung der Verwendung von Datenbanken vgl. Spector (2008). Die Verwendung von Datenbanken in RStudio ist unter https://db.rstudio.com/ dokumentiert.

Datenbanken zeichnen sich dadurch aus, dass die Datenbank eine Datei ist und kein separater Datenbank-Server lokal oder im Netzwerk laufen muss.

Nachdem mit `dbDriver("⟨DB-Typ⟩")` ein für SQLite passendes Treiber-Objekt erzeugt wurde, kann die Verbindung zur Datenbank mit `dbConnect(⟨DB-Treiber⟩,` `"⟨DB-Name⟩")` hergestellt werden. Existiert die zum übergebenen Datenbank-Namen gehörende Datei noch nicht, wird sie automatisch neu angelegt.

```
> library(RSQLite)                      # für db⟨Funktion⟩()
> drv <- dbDriver("SQLite")             # SQLite-Treiber erzeugen
> con <- dbConnect(drv, "myDf.db")      # erstelle neue DB: Datei myDf.db
```

`dbWriteTable(⟨DB-Verbindung⟩,` `name="⟨table-Name⟩",` `value=` `⟨Datensatz⟩)` speichert den übergebenen R-Datensatz in der verbundenen Datenbank unter dem angegebenen table-Namen. `dbListTables(⟨DB-Verbindung⟩)` gibt einen Vektor mit allen table-Namen der Datenbank zurück. `dbListFields` `(⟨DB-Verbindung⟩,` `"⟨table-Name⟩")` nennt die Spalten-Namen des gewünschten Datenbank-tables.

```
# Daten simulieren
> IQ     <- rnorm(2*50, mean=100, sd=15)
> rating <- sample(LETTERS[1:3], 2*50, replace=TRUE)
> sex    <- factor(rep(c("f", "m"), times=50))
> myDf   <- data.frame(sex, IQ, rating)

# Datensatz myDf in table MyDataFrame der Datenbank speichern
> dbWriteTable(con, name="MyDataFrame", value=myDf, row.names=FALSE)
[1] TRUE

> dbListTables(con)                     # alle tables der Datenbank
[1] "MyDataFrame"

> dbListFields(con, "MyDataFrame")      # alle Spalten des table
[1] "sex"  "IQ"  "rating"
```

`dbReadTable(⟨DB-Verbindung⟩,` `"⟨table-Name⟩")` gibt das gewünschte Datenbank-table vollständig als R-Datensatz aus. `dbGetQuery(⟨DB-Verbindung⟩,` `"⟨SQL-Befehl⟩")` übermittelt einen SQL-Befehl und liefert das Ergebnis vollständig zurück.

```
> out <- dbReadTable(con, "MyDataFrame") # table ganz speichern
> head(out, n=4)                         # Kontrolle
  sex       IQ rating
1   f  92.51217      A
2   m  89.28590      C
3   f 104.96750      A
4   m 102.98000      C
```

```
# SQL-Kommando: berechne Kennwerte pro Gruppe (Mittelwert, Summe IQ)
> dbGetQuery(con, "SELECT sex, AVG(IQ) AS mIQ,
+                        SUM(IQ) AS sIQ
+                        FROM MyDataFrame GROUP BY sex")
  sex      mIQ       sIQ
1   f 101.23562 5061.781
2   m  99.34861 4967.430
```

dbRemoveTable(⟨DB-Verbindung⟩, "⟨table-Name⟩") löscht ein table in der verbundenen Datenbank, dbDisconnect(⟨DB-Verbindung⟩) beendet eine Datenbank-Verbindung. Der Rückgabewert beider Funktionen zeigt an, ob der jeweilige Befehl erfolgreich ausgeführt wurde.

```
> dbRemoveTable(con, "MyDataFrame")        # table löschen
[1] TRUE
```

```
> dbDisconnect(con)                        # DB-Verbindung trennen
[1] TRUE
```

Elementare Datenverarbeitung

3

Die folgenden Abschnitte sollen gleichzeitig die grundlegenden Datenstrukturen in R sowie Möglichkeiten zur deskriptiven Datenauswertung erläutern. Die Reihenfolge der Themen ist dabei so gewählt, dass die abwechselnd vorgestellten Datenstrukturen und darauf aufbauenden deskriptiven Methoden Schritt für Schritt an Komplexität gewinnen.

3.1 Vektoren

R verarbeitet Daten in Form von *Vektoren*. Ein Vektor ist dabei lediglich die Datenstruktur für eine sequentiell geordnete Menge der Werte einer einzelnen Variable und nicht mit dem mathematischen Konzept eines Vektors zu verwechseln. Ein vollständiger Datensatz enthält mehrere solcher Vektoren (Abschn. 3.8).

3.1.1 Vektoren erzeugen

Vektoren werden durch Funktionen erzeugt, die den Namen eines Datentyps tragen und als Argument die Anzahl der zu speichernden Elemente erwarten, also etwa numeric(⟨Anzahl⟩). Die Elemente des Vektors werden hierbei auf eine Voreinstellung gesetzt, die vom Datentyp abhängt.

```
> numeric(4)
[1] 0 0 0 0
```

Als Alternative lassen sich Vektoren auch mit der Funktion c(⟨Wert1⟩, ⟨Wert2⟩, ...) erstellen. Ein das Alter von sechs Personen speichernder Vektor könnte damit so erstellt werden:

```
> (age <- c(18, 20, 30, 24, 23, 21))
```

© Springer-Verlag GmbH Deutschland, ein Teil von Springer Nature 2021
D. Wollschläger, *R kompakt*,
https://doi.org/10.1007/978-3-662-63075-4_3

```
[1] 18 20 30 24 23 21
```

Dabei werden die Werte in der angegebenen Reihenfolge gespeichert und intern mit fort-laufenden Indizes für ihre Position im Vektor versehen. Sollen bereits bestehende Vektoren zusammengefügt werden, ist ebenfalls c() zu nutzen, wobei statt eines einzelnen Wertes der Name eines bereits vorhandenen Vektors angegeben wird.

```
> addAge   <- c(27, 21, 19)          # zusätzliche Werte
> (ageNew <- c(age, addAge))         # zusammengefügter Vektor
[1] 18 30 30 25 23 21 27 21 19
```

Mit der Funktion length(⟨Vektor⟩) wird die Länge eines Vektors, d. h. die Anzahl der in ihm gespeicherten Elemente, erfragt.

```
> length(age)
[1] 6
```

Auch Zeichenketten können Elemente eines Vektors sein.

```
> (chars <- c("lorem", "ipsum", "dolor"))
[1] "lorem" "ipsum" "dolor"
```

Zwei aus Zeichen bestehende Vektoren sind in R bereits vordefiniert, LETTERS und letters, die jeweils alle Buchstaben A–Z bzw. a–z in alphabetischer Reihenfolge als Elemente besitzen.

```
> LETTERS                            # Alphabet in Großbuchstaben
[1]  "A" "B" "C" "D" "E" "F" "G" "H" "I" "J" "K" "L" "M"
[14] "N" "O" "P" "Q" "R" "S" "T" "U" "V" "W" "X" "Y" "Z"

> letters                            # Alphabet in Kleinbuchstaben
[1]  "a" "b" "c" "d" "e" "f" "g" "h" "i" "j" "k" "l" "m"
[14] "n" "o" "p" "q" "r" "s" "t" "u" "v" "w" "x" "y" "z"
```

3.1.2 Elemente auswählen und verändern

Um ein einzelnes Element eines Vektors abzurufen, wird seine Position im Vektor (sein Index) in eckigen Klammern, dem [⟨Index⟩] Operator, hinter dem Objektnamen ange-geben. Indizes beginnen bei 1 für die erste Position und enden bei der Länge des Vektors. Werden größere Indizes verwendet, erfolgt als Ausgabe das für einen fehlenden Wert ste-hende NA (Abschn. 3.11). Für Hilfe zu diesem Thema vgl. ?Extract.

```
> age[4]                             # 4. Element von age
[1] 24
```

```
> (ageLast <- age[length(age)])      # letztes Element von age
[1] 21

> age[length(age) + 1]               # fehlendes Element
[1] NA
```

Mehrere Elemente eines Vektors lassen sich gleichzeitig abrufen, indem ihre Indizes in Form eines Indexvektors in die eckigen Klammern eingeschlossen werden. Dazu kann man zunächst einen eigenen Vektor erstellen, dessen Name dann in die eckigen Klammern geschrieben wird. Ebenfalls kann der Befehl zum Erzeugen eines Vektors direkt in die eckigen Klammern verschachtelt werden. Der Indexvektor kann auch länger als der indizierte Vektor sein, wenn einzelne Elemente mehrfach ausgegeben werden sollen. Das Weglassen eines Index mit ⟨Vektor⟩[] führt dazu, dass alle Elemente des Vektors ausgegeben werden.

```
> idx <- c(1, 2, 4)                  # Indexvektor
> age[idx]
[1] 18 20 24

> age[c(3, 5, 6)]                    # verschachtelter Indexvektor
[1] 30 23 21

> age[c(1, 1, 2, 2, 3, 3, 4, 4, 5, 5, 6, 6)]
[1] 18 18 20 20 30 30 24 24 23 23 21 21
```

Wenn alle Elemente bis auf ein einzelnes abgerufen werden sollen, ist der Index des nicht erwünschten Elements mit negativem Vorzeichen in die eckigen Klammern zu schreiben.[1] Sollen mehrere Elemente nicht ausgegeben werden, verläuft der Aufruf mit negativem Vorzeichen analog zum Aufruf gewünschter Elemente.

```
> age[-3]             # alle Elemente bis auf das 3.
[1] 18 20 24 23 21

> age[-idx]           # alle Elemente bis auf die Indizes im Vektor idx
[1] 30 23 21
```

Die in einem Vektor gespeicherten Werte können nachträglich verändert werden. Dazu muss der Position des zu ändernden Wertes der neue Wert zugewiesen werden.

```
> age[4] <- 27        # ändere 4. Element
> age
[1] 18 20 30 27 23 21
```

Das Verändern von mehreren Elementen gleichzeitig geschieht analog. Dazu lassen sich die Möglichkeiten zur Auswahl mehrerer Elementen nutzen und diesen in einem Arbeitsschritt

---

[1] Als Indizes dürfen in diesem Fall keine fehlenden Werte (NA) oder Indizes mit positivem Vorzeichen vorkommen, ebenso darf der Indexvektor nicht leer sein.

neue Werte zuweisen. Dabei müssen die zugewiesenen Werte ebenfalls in einem Vektor stehen.

```
> age[idx] <- c(17, 30, 25)
> age
[1] 17 30 30 25 23 21
```

Um Vektoren zu verlängern, also mit neuen Elementen zu ergänzen, kann zum einen der [⟨Index⟩] Operator benutzt werden, wobei als Index nicht belegte Positionen angegeben werden. Zum anderen kann auch hier c(⟨Wert1⟩, ⟨Wert2⟩, ...) Verwendung finden.

```
> charVec1 <- c("Z", "Y", "X")
> charVec1[c(4, 5, 6)] <- c("W", "V", "U")      # füge Werte hinzu
> charVec1
[1] "Z" "Y" "X" "W" "V" "U"


> (charVec2 <- c(charVec1, "T", "S", "R"))      # kombiniere Vektoren
[1] "Z" "Y" "X" "W" "V" "U" "T" "S" "R"
```

Elemente eines Vektors lassen sich nicht im eigentlichen Sinne löschen. Denselben Effekt kann man erzielen, indem ein bestehender Vektor mit einer Auswahl seiner eigenen Elemente überschrieben wird.

```
> vec <- c(10, 20, 30, 40, 50)
> vec <- vec[c(-4, -5)]                  # lasse 4. und 5. Element aus
> vec
[1] 10 20 30
```

3.1.3 Datentypen in Vektoren

Vektoren können Werte unterschiedlicher Datentypen speichern, etwa numeric, wenn sie Zahlen beinhalten, oder character im Fall von Zeichenketten. Letztere müssen dabei immer in Anführungszeichen stehen. Jeder Vektor kann aber nur einen Datentyp besitzen, alle seine Elemente haben also denselben Datentyp. Fügt man einem numerischen Vektor eine Zeichenkette hinzu, so werden seine numerischen Elemente automatisch in Zeichenketten umgewandelt,[2] was man an den hinzugekommenen Anführungszeichen erkennt.

```
> charVec4 <- "word"                 # Zeichenkette
> numVec   <- c(10, 20, 30)          # numerischer Vektor
> (combVec <- c(charVec4, numVec))   # Kombination -> Umwandlung
[1] "word" "10" "20" "30"
```

---

[2]Allgemein gesprochen werden alle Elemente in den umfassendsten Datentyp umgewandelt, der notwendig ist, um alle Werte ohne Informationsverlust zu speichern (Abschn. 1.3.5).

3.1.4 Elemente benennen

Es ist möglich, die Elemente eines Vektors bei seiner Erstellung zu benennen. Die Elemente können dann nicht nur über ihren Index, sondern auch über ihren in Anführungszeichen gesetzten Namen angesprochen werden. In der Ausgabe auf der Konsole wird der Name eines Elements in der über ihm stehenden Zeile mit aufgeführt.

```
> (namedVec1 <- c(elem1="first", elem2="second")) # benenne Elemente
elem1     elem2
"first"   "second"


> namedVec1["elem1"]
elem1
"first"
```

Auch im Nachhinein lassen sich Elemente benennen, bzw. vorhandene Benennungen ändern – beides geschieht mit names(⟨Vektor⟩). Dagegen entfernt unname(⟨Vektor⟩) die Namen eines Vektors.

```
> (namedVec2 <- c(val1=10, val2=-12, val3=33))    # benenne Elemente
val1  val2  val3
  10   -12    33


> names(namedVec2)                                # vorhandene Namen
[1] "val1" "val2" "val3"


> names(namedVec2) <- c("A", "B", "C")            # verändere Namen
> namedVec2
  A    B    C
 10  -12   33
```

3.2 Logische Operatoren

Verarbeitungsschritte mit logischen Vergleichen und Werten treten häufig bei der Auswahl von Teilmengen von Daten sowie bei der Recodierung von Datenwerten auf. Dies liegt vor allem an der Möglichkeit, bestimmte Werte aus Vektoren und anderen Datenstrukturen mit logischen Indexvektoren auszuwählen.

3.2.1 Logischer Vergleich von Vektoren

Vektoren werden oft mit Hilfe logischer Operatoren mit einem bestimmten Wert, oder auch mit anderen Vektoren verglichen um zu prüfen, ob die Elemente gewisse Bedingungen erfüllen. Als Ergebnis der Prüfung wird ein logischer Vektor mit Wahrheitswerten ausgegeben, der die Resultate der elementweisen Anwendung des Operators beinhaltet.

Als Beispiel seien im Vektor age wieder die Daten von sechs Personen gespeichert. Zunächst sollen jene Personen identifiziert werden, die jünger als 24 Jahre sind. Dazu wird der < Operator verwendet, der als Ergebnis einen Vektor mit Wahrheitswerten liefert, der für jedes Element separat angibt, ob die Bedingung < 24 zutrifft. Andere Vergleichsoperatoren, wie gleich (==), ungleich (!=), etc. funktionieren analog.

```
> age <- c(17, 30, 30, 24, 23, 21)
> age < 24
[1] TRUE FALSE FALSE FALSE TRUE TRUE
```

Wenn zwei Vektoren miteinander logisch verglichen werden, wird der Operator immer auf ein zueinander gehörendes Wertepaar angewendet, also auf Werte, die sich an derselben Position in ihrem jeweiligen Vektor befinden.

```
> x <- c(2, 4, 8)
> y <- c(3, 4, 5)
> x == y
[1] FALSE TRUE FALSE

> x < y
[1] TRUE FALSE FALSE
```

Auch die Prüfung jedes Elements auf mehrere Kriterien ist möglich. Wenn zwei Kriterien gleichzeitig erfüllt sein sollen, wird & als Symbol für das logische UND verwendet. Wenn nur eines von zwei Kriterien erfüllt sein muss, ist das Symbol | für das logische, d.h. einschließende, ODER zu verwenden. Um sicherzustellen, dass R die zusammengehörenden Ausdrücke auch als Einheit erkennt, ist die Verwendung runder Klammern zu empfehlen.

```
> (age <= 20) | (age >= 30)    # Werte im Bereich bis 20 ODER ab 30?
[1] TRUE TRUE TRUE FALSE FALSE FALSE

> (age > 20) & (age < 30)      # Werte im Bereich zwischen 20 und 30?
[1] FALSE FALSE FALSE TRUE TRUE TRUE
```

UND und ODER dürfen bei zusammengesetzten Prüfungen nicht weggelassen werden: Während man mathematisch eine Bedingung etwa als $0 \leq x \leq 10$ formulieren würde, müsste sie in R in Form von mit UND verbundenen Einzelprüfungen geschrieben werden, also wie oben als (0 <= x) & (x <= 10).

Sollen Werte nur auf ungefähre Übereinstimmung geprüft werden, kann dies mit all.equal() geschehen (Abschn. 1.3.6). Dabei ist im Fall von zu vergleichenden Vektoren zu beachten, dass die Funktion keinen Vektor der Ergebnisse der elementweisen Einzelvergleiche ausgibt. Stattdessen liefert sie nur einen einzelnen Wert zurück, entweder TRUE

im Fall der paarweisen Übereinstimmung aller Elemente oder das mittlere Abweichungs-
maß im Fall der Ungleichheit. Um auch in letzterem Fall einen Wahrheitswert als Ausgabe
zu erhalten, sollte isTRUE() verwendet werden.

```
> x <- c(4, 5, 6)
> y <- c(4, 5, 6)
> z <- c(1, 2, 3)
> all.equal(x, y)
[1] TRUE

> all.equal(y, z)
[1] "Mean relative difference: 0.6"

> isTRUE(all.equal(y, z))
[1] FALSE
```

Um zu zählen, auf wie viele Elemente eines Vektors ein Kriterium zutrifft, wird die Funktion
sum(⟨Vektor⟩) auf das Ergebnis eines logischen Vergleichs angewendet (Abschn. 3.6.1).

```
> res <- age < 24
> sum(res)
[1] 3
```

3.2.2 Logische Indexvektoren

Vektoren von Wahrheitswerten können wie numerische Indexvektoren zur Indizierung anderer Vektoren benutzt werden. Diese Art zu indizieren kann z. B. zur Auswahl von Teilmengen
von Werten genutzt werden, die durch bestimmte Merkmale definiert sind. Hat ein Element
des logischen Indexvektors den Wert TRUE, so wird das sich an dieser Position befindliche
Element des indizierten Vektors ausgegeben. Hat der logische Indexvektor an einer Stelle
den Wert FALSE, wird das zugehörige Element des indizierten Vektors ausgelassen.

```
> age[c(TRUE, FALSE, TRUE, TRUE, FALSE, TRUE)]  # Elemente 1,3,4,6
[1] 17 30 24 21
```

Wie numerische können auch logische Indizes zunächst in einem Vektor gespeichert werden,
mit dem die Indizierung dann später geschieht. Statt einen separaten logischen Indexvektor
z. B. als Ergebnis einer Überprüfung von Bedingungen zu erstellen, kann der Schritt aber
auch übersprungen und der logische Ausdruck direkt innerhalb des [⟨Index⟩] Operators
benutzt werden.

```
# Werte im Bereich bis 20 ODER ab 30?
> (idx <- (age <= 20) | (age >= 30))
[1] TRUE TRUE TRUE FALSE FALSE FALSE
```

```
> age[idx]                             # benutze Indexvektor
[1] 17 30 30
```

```
> age[(age <= 20) | (age >= 30)]     # indiziere direkt mit log. Vergl.
[1] 17 30 30
```

Logische Indexvektoren bergen den Nachteil, dass sie zu Problemen führen können, wenn der zu prüfende Vektor fehlende Werte enthält (Abschn. 3.11). Überall dort, wo dieser NA ist, wird i. d. R. auch das Ergebnis eines logischen Vergleichs NA sein, d. h. der resultierende logische Indexvektor enthält seinerseits fehlende Werte.

```
> vecNA    <- c(-3, 2, 0, NA, -7, 5)   # Vektor mit fehlendem Wert
> (logIdx <- vecNA > 0)                # prüfe auf Werte größer 0
[1] FALSE TRUE FALSE NA FALSE TRUE
```

Enthält ein Indexvektor einen fehlenden Wert, erzeugt er beim Indizieren eines anderen Vektors an dieser Stelle ebenfalls ein NA in der Ausgabe. Dies führt dazu, dass sich der Indexvektor nicht mehr dazu eignet, ausschließlich die Werte auszugeben, die eine bestimmte Bedingung erfüllen. Die Funktion na.omit(), kann das Ergebnis um fehlende Werte bereinigen.

```
> vecNA[logIdx]                        # Auswahl mit logIdx erzeugt NA
[1] 2 NA 5
```

```
> na.omit(vecNA[logIdx])               # Auswahl ohne NAs
[1] 2 5
```

Logische Indizes in numerische Indizes wandelt die Funktion which(⟨Vektor⟩) um. Sie gibt die Indizes der TRUE Werte zurück.

```
> (numIdx <- which(logIdx))            # numer. Indizes der TRUE Werte
[1] 2 6
```

```
> vecNA[numIdx]                        # Auswahl ohne NAs
[1] 2 5
```

3.3   Systematische und zufällige Wertefolgen erzeugen

Ein häufig auftretender Arbeitsschritt in R ist die Erstellung von Zahlenfolgen nach vorgegebenen Regeln, wie etwa sequentielle Abfolgen von Zahlen oder Wiederholungen bestimmter Wertemuster. Aber auch Zufallszahlen und zufällige Reihenfolgen sind ein nützliches Hilfsmittel der Datenauswertung, etwa bei der Simulation realistischer Datensätze.[3] Auch bei

---

[3]Mit Zufallszahlen sind hier immer *Pseudozufallszahlen* gemeint. Diese kommen nicht im eigentlichen Sinn zufällig zustande, sind aber von tatsächlich zufälligen Zahlenfolgen im Ergebnis fast nicht zu unterscheiden. Pseudozufallszahlen hängen deterministisch vom Zustand des die Zahlen produzie-

der zufälligen Auswahl von Teilstichproben eines Datensatzes oder beim Erstellen zufälliger Reihenfolgen zur Zuordnung von Personen auf experimentelle Bedingungen kommen Zufallszahlen zum Einsatz.

3.3.1   Numerische Sequenzen erstellen

Zahlenfolgen mit Einerschritten, etwa für eine fortlaufende Nummerierung, können mit Hilfe des Operators ⟨Startwert⟩:⟨Endwert⟩ erzeugt werden – in aufsteigender wie auch in absteigender Reihenfolge.

```
> 20:26
[1] 20 21 22 23 24 25 26
```

```
> 26:20
[1] 26 25 24 23 22 21 20
```

Bei Zahlenfolgen im negativen Bereich sollten Klammern Verwendung finden, um sicher die gemeinte Sequenz zu produzieren.

```
> -4:2           # negatives Vorzeichen bezieht sich nur auf die 4
[1] -4 -3 -2 -1 0 1 2
```

```
> -(4:2)          # negatives Vorzeichen bezieht sich auf Sequenz 4:2
[1] -4 -3 -2
```

Zahlenfolgen mit beliebiger Schrittweite lassen sich mit seq() erzeugen.

```
seq(from=⟨Zahl⟩, to=⟨Zahl⟩, by=⟨Schrittweite⟩, length.out=⟨Länge⟩)
```

Dabei können Start- (from) und Endpunkt (to) des durch die Sequenz abzudeckenden Intervalls ebenso gewählt werden wie die gewünschte Schrittweite (by) bzw. stattdessen die gewünschte Anzahl der Elemente der Zahlenfolge (length.out). Die Sequenz endet vor to, wenn die Schrittweite kein ganzzahliges Vielfaches der Differenz von Start- und Endwert ist.

```
> seq(from=2, to=12, by=2)
[1] 2 4 6 8 10 12
```

```
> seq(from=2, to=11, by=2)           # Endpunkt wird nicht erreicht
[1] 2 4 6 8 10
```

```
> seq(from=0, to=-1, length.out=5)
[1] 0.00 -0.25 -0.50 -0.75 -1.00
```

---

renden Generators ab. Wird sein Zustand über set.seed(⟨Zahl⟩) festgelegt, kommt bei gleicher ⟨Zahl⟩ bei späteren Aufrufen von Zufallsfunktionen immer dieselbe Folge von Werten zustande.

`seq_along(⟨Vektor⟩)` bietet die Möglichkeit eine bei 1 beginnende Sequenz in Einerschritten zu erstellen, die genauso lang ist wie ein bereits vorhandener Vektor. Dies ist die bevorzugte Art, für einen vorhandenen Vektor den passenden Vektor seiner Indizes zu erstellen. Vermieden werden sollte dagegen die Sequenz `1:length(⟨Vektor⟩)`, deren Verhalten bei Vektoren der Länge 0 nicht sinnvoll ist. Eine ebenfalls geeignete Alternative ist `seq_len(⟨Länge⟩)`.

```
> age <- c(18, 20, 30, 24, 23, 21)
> seq_along(age)
[1] 1 2 3 4 5 6

> seq_len(length(age))
[1] 1 2 3 4 5 6
```

3.3.2 Wertefolgen wiederholen

Die Funktion `rep()` wiederholt die Elemente eines Vektors.

`rep(x=⟨Vektor⟩, times=⟨Anzahl⟩, each=⟨Anzahl⟩)`

Für x ist ein Vektor einzutragen, der auf zwei verschiedene Arten wiederholt werden kann. Mit dem Argument `times` wird er als Ganzes so oft aneinander gehängt wie angegeben.

```
> rep(1:3, times=5)                    # wiederhole 5 mal 1, 2, 3
[1] 1 2 3 1 2 3 1 2 3 1 2 3 1 2 3
```

Wird für das Argument `times` ein Vektor angegeben, so muss dieser dieselbe Länge wie x besitzen – hier wird ein kürzerer Vektor durch R nicht selbsttätig zyklisch wiederholt (Abschn. 3.4.4). Jedes Element des Vektors `times` gibt an, wie häufig das an gleicher Position stehende Element von x wiederholt werden soll, ehe das nächste Element von x wiederholt und angehängt wird.

```
> rep(c("A", "B", "C"), times=c(2, 3, 4))
[1] "A" "A" "B" "B" "B" "C" "C" "C" "C"
```

Wird das Argument `each` verwendet, wird jedes Element von x einzeln mit der gewünschten Häufigkeit wiederholt, bevor das nächste Element von x einzeln wiederholt und angehängt wird.

```
> rep(age, each=2)
[1] 18 18 20 20 30 30 24 24 23 23 21 21
```

3.3.3 Zufällig aus einer Urne ziehen

Die Funktion `sample()` erstellt einen aus zufälligen Werten bestehenden Vektor, indem sie das Ziehen aus einer Urne simuliert.

```
sample(x=⟨Vektor⟩, size=⟨Anzahl⟩, replace=FALSE)
```

Für x ist ein Vektor zu nennen, der die Elemente der Urne festlegt, aus der gezogen wird. Dies sind die Werte, aus denen sich die Zufallsfolge zusammensetzen soll. Es können Vektoren vom Datentyp numeric (etwa 1:50), character (c("Kopf", "Zahl")) oder auch logical (c(TRUE, FALSE)) verwendet werden. Unter size ist die gewünschte Anzahl der zu ziehenden Elemente einzutragen. Mit dem Argument replace wird die Art des Ziehens festgelegt: Auf FALSE gesetzt (Voreinstellung) wird ohne, andernfalls (TRUE) mit Zurücklegen gezogen.

```
> sample(1:6, size=20, replace=TRUE)
[1] 4 1 2 5 6 5 3 6 6 5 1 6 1 5 1 4 5 4 4 2

> sample(c("rot", "grün", "blau"), size=8, replace=TRUE)
[1] "grün" "blau" "grün" "rot" "rot" "blau" "grün" "blau"
```

3.3.4 Zufallszahlen aus bestimmten Verteilungen erzeugen

Abgesehen vom zufälligen Ziehen aus einer vorgegebenen Menge endlich vieler Werte lassen sich auch Zufallszahlen mit bestimmten Eigenschaften generieren. Dazu können mit Funktionen, deren Name nach dem Muster r⟨Funktionsfamilie⟩ aufgebaut ist, Realisierungen von Zufallsvariablen mit verschiedenen Verteilungen erstellt werden (Abschn. 6.2). Diese Möglichkeit ist insbesondere für die Simulation empirischer Daten nützlich.

```
 runif(n=⟨Anzahl⟩, min=0, max=1)              # Gleichverteilung
rbinom(n=⟨Anzahl⟩, size, prob)               # Binomialverteilung
 rnorm(n=⟨Anzahl⟩, mean=0, sd=1)             # Normalverteilung
rchisq(n=⟨Anzahl⟩, df,        ncp=0)        # chi^2-Verteilung
    rt(n=⟨Anzahl⟩, df,        ncp=0)        # t-Verteilung
    rf(n=⟨Anzahl⟩, df1, df2, ncp=0)         # F-Verteilung
```

Als erstes Argument n ist immer die gewünschte Anzahl an Zufallszahlen anzugeben. Bei runif() definiert min die untere und max die obere Grenze des Zahlenbereichs, aus dem gezogen wird. Beide Argumente akzeptieren auch Vektoren der Länge n, die für jede einzelne Zufallszahl den zulässigen Wertebereich angeben.

Bei rbinom() entsteht jede der n Zufallszahlen als Anzahl der Treffer in einer simulierten Serie von gleichen Bernoulli-Experimenten, die ihrerseits durch die Argumente size und prob charakterisiert ist. size gibt an, wie häufig ein einzelnes Bernoulli-Experiment wiederholt werden soll, prob legt die Trefferwahrscheinlichkeit in jedem dieser Experimente fest. Sowohl size als auch prob können Vektoren der Länge n sein, die dann die Bernoulli-Experimente charakterisieren, deren Simulation zu jeweils einer Zufallszahl führt.

Bei rnorm() sind der Erwartungswert mean und die theoretische Streuung sd der normalverteilten Variable anzugeben, die simuliert werden soll. Auch diese Argumente können Vektoren der Länge n sein und für jede Zufallszahl andere Parameter vorgeben.

Sind Verteilungen über Freiheitsgrade und Nonzentralitätsparameter charakterisiert, werden diese mit den Argumenten df respektive ncp ggf. in Form von Vektoren übergeben.

```
> runif(5, min=1, max=6)                           # Gleichverteilung
[1] 4.411716 3.893652 2.412720 5.676668 2.446302

> rbinom(20, size=5, prob=0.3)                     # Binomialverteilung
[1] 2 0 3 0 2 2 1 0 1 0 2 1 1 4 2 2 1 1 3 3

> rnorm(6, mean=100, sd=15)                        # Normalverteilung
[1] 101.13170 102.25592 88.31622 101.22469 93.12013 100.52888
```

3.4   Daten transformieren

Häufig sind für spätere Auswertungen neue Variablen auf Basis der erhobenen Daten zu bilden. Im Rahmen solcher Datentransformationen können etwa Werte sortiert, umskaliert, ersetzt, ausgewählt, oder verschiedene Variablen zu einer neuen verrechnet werden. Genauso ist es möglich, kontinuierliche Variablen in Kategorien einzuteilen, oder in Rangwerte umzuwandeln.

3.4.1   Werte sortieren

Um die Reihenfolge eines Vektors umzukehren, kann rev(⟨Vektor⟩) benutzt werden.

```
> vec <- c(10, 11, 12, 13, 14, 15, 16, 17, 18, 19, 20)
> rev(vec)
[1] 20 19 18 17 16 15 14 13 12 11 10
```

Die Elemente eines Vektors lassen sich auch entsprechend ihrer Reihenfolge sortieren, die wiederum vom Datentyp des Vektors abhängt: Bei numerischen Vektoren bestimmt die Größe der gespeicherten Zahlen, bei Vektoren aus Zeichenketten die alphabetische Reihenfolge der Elemente die Ausgabe. Zum Sortieren stehen die Funktionen sort() und order() zur Verfügung.

```
sort(⟨Vektor⟩,  decreasing=FALSE)
order(⟨Vektor⟩, decreasing=FALSE)
```

sort() gibt den sortierten Vektor direkt aus. Dagegen ist das Ergebnis von order() ein Indexvektor, der die Indizes des zu ordnenden Vektors in der Reihenfolge seiner Elemente enthält. Im Gegensatz zu sort() gibt order() also nicht schon die sortierten Datenwerte, sondern nur die zugehörigen Indizes aus, die anschließend zum Indizieren des Vektors verwendet werden können. Daher ist bei Vektoren ohne fehlende Werte sort(⟨Vektor⟩) äquivalent zu ⟨Vektor⟩[order(⟨Vektor⟩)]. Der Vorteil von order() tritt beim

Umgang mit Matrizen und Datensätzen zutage (Abschn. 3.7.4). Die Sortierreihenfolge wird über das Argument `decreasing` kontrolliert. In der Voreinstellung `FALSE` wird aufsteigend sortiert. Mit `decreasing=TRUE` ist die Reihenfolge absteigend.

```
> vec <- c(10, 12, 1, 12, 7, 16, 6, 19, 10, 19)
> sort(vec)                             # sortierte Daten
[1]  1  6  7 10 10 12 12 16 19 19

> (idxDec <- order(vec, decreasing=TRUE))  # Indizes sortierte Daten
[1]  8 10  6  2  4  1  9  5  7  3

> vec[idxDec]                           # sortierte Daten
[1] 19 19 16 12 12 10 10  7  6  1
```

Wenn Vektoren vom Datentyp `character` sortiert werden, so geschieht dies in alphabetischer Reihenfolge. Auch als Zeichenkette gespeicherte Zahlen werden hierbei alphabetisch sortiert, d. h. die Zeichenkette `"10"` käme wegen der führenden 1 vor `"4"`.

```
> sort(c("D", "E", "10", "A", "F", "E", "D", "4", "E", "A"))
[1] "10" "4"  "A"  "A"  "D"  "D"  "E"  "E"  "E"  "F"
```

3.4.2 Werte in zufällige Reihenfolge bringen

Zufällige Reihenfolgen können mit Kombinationen von `rep()` und `sample()` erstellt werden und entsprechen der zufälligen Permutation einer Menge. Sie sind z. B. bei der randomisierten Zuteilung von Personen zu Gruppen oder beim Ziehen einer Zufallsstichprobe aus einer Datenmenge nützlich.

```
# randomisiere Reihenfolge von 5 Farben
> myColors <- c("red", "green", "blue", "yellow", "black")
> (randCols <- sample(myColors, length(myColors), replace=FALSE))
[1] "yellow" "green" "red" "blue" "black"

# teile 12 Personen auf 3 unterschiedlich große Gruppen auf
> P  <- 3                              # Anzahl Gruppen
> Nj <- c(4, 3, 5)                     # Gruppengrößen
> IV <- rep(1:P, Nj)                   # Gruppenzugehörigkeiten
> (IVrand <- sample(IV, length(IV), replace=FALSE))   # Permutation
[1] 2 1 1 3 3 1 3 1 2 2 3 3
```

3.4.3 Teilmengen von Daten auswählen

Soll aus einer vorhandenen Datenmenge eine Teilstichprobe gezogen werden, hängt das Vorgehen von der genau intendierten Art der Ziehung ab.

Eine rein zufällige Unterauswahl eines bestimmten Umfangs ohne weitere Nebenbedingungen kann mit sample() erstellt werden. Dazu betrachtet man den Datenvektor als Urne, aus der ohne Zurücklegen die gewünschte Anzahl von Beobachtungen gezogen wird.

```
> vec <- rep(c("rot", "grün", "blau"), 10)
> sample(vec, 5, replace=FALSE)
[1] "blau" "grün" "blau" "grün" "rot"
```

Ein anderes Ziel könnte darin bestehen, z. B. jedes zehnte Element einer Datenreihe auszugeben. Hier bietet sich seq() an, um die passenden Indizes zu erzeugen

```
> selIdx1 <- seq(1, length(vec), by=10)        # Indizes 1, 11, 21
> vec[selIdx1]
[1] "rot"  "grün" "blau"
```

Soll nicht genau, sondern nur im Mittel jedes zehnte Element ausgegeben werden, eignet sich rbinom() zum Erstellen eines geeigneten Indexvektors. Dazu kann der Vektor der Trefferanzahlen aus einer Serie von jeweils nur einmal durchgeführten Bernoulli-Experimenten mit Trefferwahrscheinlichkeit $\frac{1}{10}$ in einen logischen Indexvektor umgewandelt werden:

```
> selIdx2 <- rbinom(length(vec), size=1, prob=0.1) == 1
> vec[selIdx2]
[1] "blau" "grün" "blau" "grün" "grün"
```

Soll ein Element eines Vektors nur dann ausgewählt werden, wenn es in einer anderen Menge vorkommt, kann is.element(el=⟨Vektor⟩, set=⟨Menge⟩) genutzt werden. Unter el ist der Vektor mit den zu prüfenden Elementen einzutragen und unter set die durch einen Vektor definierte Menge. Als Ergebnis wird ein logischer Vektor ausgegeben, der für jedes Element von el angibt, ob es in set enthalten ist. Die Kurzform in Operator-Schreibweise lautet ⟨Vektor⟩ %in% ⟨Menge⟩.

```
> is.element(c(29, 23, 30, 17, 30, 10), c(30, 23))
[1] FALSE TRUE TRUE FALSE TRUE FALSE

## nur Elemente von x, die in c("A", "B", "C", "D", "E") sind
> x <- c("A", "Z", "B")
> x[x %in% c("A", "B", "C", "D", "E")]
[1] "A" "B"

## nur Elemente von x, die nicht in c("A", "B", "C", "D", "E") sind
> x[!(x %in% c("A", "B", "C", "D", "E"))]
[1] "Z"
```

Die Funktion unique(⟨Vektor⟩) nennt alle voneinander verschiedenen Werte eines Vektors, mehrfach vorkommende Werte werden also nur einmal aufgeführt.

```
> unique(c(1, 1, 1, 3, 3, 4, 4))
[1] 1  3  4
```

unique() eignet sich in Kombination mit length() zum Zählen der tatsächlich vorkommenden unterschiedlichen Werte einer Variable.

```
> length(unique(c("A", "B", "C", "C", "B", "B", "A", "C", "C", "A")))
[1] 3
```

3.4.4 Daten umrechnen

Auf Vektoren lassen sich alle elementaren Rechenoperationen anwenden, die in Abschn. 1.2.5 für einfache Zahlen aufgeführt wurden. Vektoren können also in den meisten Rechnungen wie Einzelwerte verwendet werden, wodurch sich Variablen leicht umskalieren lassen. Die Berechnungen einer Funktion werden dafür elementweise durchgeführt: Die Funktion wird zunächst auf das erste Element des Vektors angewendet, dann auf das zweite, usw., bis zum letzten Element. Das Ergebnis ist ein Vektor, der als Elemente die Einzelergebnisse besitzt.

```
> age <- c(18, 20, 30, 24, 23, 21)
> age/10                 # teile alle Elemente durch 10
[1] 1.8 2.0 3.0 2.4 2.3 2.1

> (age/2) + 5            # teile alle Elemente durch 2 und addiere 5
[1] 14.0 15.0 20.0 17.0 16.5 15.5
```

Auch in Situationen, in denen mehrere Vektoren in einer Rechnung auftauchen, können diese wie Einzelwerte verwendet werden. Die Vektoren werden dann elementweise entsprechend der gewählten Rechenoperation miteinander verrechnet. Dabei wird das erste Element des ersten Vektors mit dem ersten Element des zweiten Vektors z. B. multipliziert, ebenso das zweite Element des ersten Vektors mit dem zweiten Element des zweiten Vektors, usw.

```
> vec1 <- c(3, 4, 5, 6)
> vec2 <- c(-2, 2, -2, 2)
> vec1*vec2                      # elementweises Produkt
[1] -6 8 -10 12
```

Zyklische Verlängerung von Vektoren (Recycling)

Die Verrechnung mehrerer Vektoren scheint aufgrund der elementweisen Zuordnung zunächst vorauszusetzen, dass die Vektoren dieselbe Länge haben. Tatsächlich ist dies nicht unbedingt notwendig, weil R in den meisten Fällen diesen Zustand ggf. selbsttätig herstellt. Dabei wird der kürzere Vektor intern von R zyklisch wiederholt (also sich selbst angefügt, sog. *Recycling*), bis er mindestens die Länge des längeren Vektors besitzt. Eine Warnung wird in einem solchen Fall nur dann ausgegeben, wenn die Länge des längeren Vektors kein ganzzahliges Vielfaches der Länge des kürzeren Vektors ist.

```
> vec1 <- c(2, 4, 6, 8, 10, 12, 14, 16, 18, 20, 22, 24)
> vec2 <- c(2, 4, 6, 8, 10)

> c(length(age), length(vec1), length(vec2))
[1] 6  12  5

> vec1*age
[1] 36 80 180 192 230 252 252 320 540 480 506 504

> vec2*age
[1] 36 80 180 192 230 42

Warning message: Länge längeres Objekt ist kein Vielfaches der
Länge des kürzeren Objektes in: vec2 * age
```

z-Transformation

Durch eine *z*-Transformation wird eine quantitative Variable so normiert, dass sie den Mittelwert 0 und die Standardabweichung 1 besitzt. Die Funktion scale(x=⟨Vektor⟩, center=TRUE, scale=TRUE) berechnet die *z*-Werte mit Hilfe der korrigierten Streuung, gibt sie jedoch nicht in Form eines Vektors, sondern als Matrix mit einer Spalte aus.[4] Weiterhin werden Mittelwert und korrigierte Streuung von x in Form von Attributen mit angegeben. Standardisierung und Zentrierung können unabhängig voneinander ausgewählt werden: Für die zentrierten, nicht aber standardisierten Werte von x ist etwa scale=FALSE zu setzen und center=TRUE zu belassen.

```
> (zAge <- scale(age))
             [,1]
[1,] -1.1166106
[2,] -0.6380632
[3,]  1.7546739
[4,]  0.3190316
[5,]  0.0797579
[6,] -0.3987895

attr(,"scaled:center")
[1] 22.66667

attr(,"scaled:scale")
[1] 4.179314
```

Um die ausgegebene Matrix wieder in einen Vektor zu verwandeln, muss sie wie in Abschn. 3.7.1 dargestellt mit as.vector(⟨Matrix⟩) konvertiert werden.

---

[4]Für x kann auch eine Matrix übergeben werden, deren jeweils *z*-transformierte Spalten dann die Spalten der ausgegebenen Matrix ausmachen (Abschn. 3.7).

```
> as.vector(zAge)
[1] -1.1166106 -0.6380632 1.7546739 0.3190316 0.0797579 -0.3987895
```

Durch Umkehrung des Prinzips der z-Transformation lassen sich empirische Datenreihen so skalieren, dass sie einen beliebigen Mittelwert M_{neu} und eine beliebige Streuung s_{neu} besitzen. Dies geschieht für eine z-transformierte Variable Z mit $s_{neu} \cdot Z + M_{neu}$.

```
> newSd    <- 15                              # neue Streuung
> newMean <- 100                              # neuer Mittelwert
> (newAge <- as.vector(zAge)*newSd + newMean) # transform. Variable
[1] 83.25084 90.42905 126.32011 104.78547 101.19637 94.01816
```

Rangtransformation

Die Funktion `rank(⟨Vektor⟩)` gibt für jedes Element eines Vektors seinen Rangplatz an, der sich an der Position des Wertes im sortierten Vektor orientiert und damit der Ausgabe von `order()` ähnelt. Anders als bei `order()` erhalten identische Werte in der Voreinstellung jedoch denselben Rang. Das Verhalten, mit dem bei solchen *Bindungen* Ränge ermittelt werden, kontrolliert das Argument `ties.method` – Voreinstellung sind mittlere Ränge.

```
> rank(c(3, 1, 2, 3))                         # Wert 3: mittlere Ränge
[1] 3.5 1.0 2.0 3.5
```

3.4.5 Neue aus bestehenden Variablen bilden

Das elementweise Verrechnen mehrerer Vektoren kann, analog zur z-Transformation, allgemein zur flexiblen Neubildung von Variablen aus bereits bestehenden Daten genutzt werden. Ein Beispiel sei die Berechnung des Body-Mass-Index einer Person, für den ihr Körpergewicht in kg durch das Quadrat ihrer Körpergröße in m geteilt wird.

```
> height <- c(1.78, 1.91, 1.89, 1.83, 1.64)
> weight <- c(65, 89, 91, 75, 73)
> (bmi   <- weight / height^2)
[1] 20.51509 24.39626 25.47521 22.39541 27.14158
```

In einem zweiten Beispiel soll die Summenvariable aus drei dichotomen Items („trifft zu": TRUE, „trifft nicht zu": FALSE) eines an 8 Personen erhobenen Fragebogens gebildet werden. Dies ist die Variable, die jeder Person den Summenscore aus ihren Antworten zuordnet, also angibt, wie viele Items von der Person als zutreffend angekreuzt wurden. Logische Werte verhalten sich bei numerischen Rechnungen wie 1 (TRUE) bzw. 0 (FALSE).

```
> quest1  <- c(FALSE, FALSE, FALSE, TRUE,  FALSE, TRUE,  FALSE, TRUE)
> quest2  <- c(TRUE,  FALSE, FALSE, FALSE, TRUE,  TRUE,  TRUE,  FALSE)
> quest3  <- c(TRUE,  TRUE,  TRUE,  TRUE,  FALSE, TRUE,  FALSE, FALSE)
> (sumVar <- quest1 + quest2 + quest3)
[1] 2 1 1 2 1 3 1 1
```

3.4.6 Werte ersetzen oder recodieren

Mitunter werden Variablen zunächst auf eine bestimmte Art codiert, die sich später für manche Auswertungen als nicht zweckmäßig erweist und deswegen geändert werden soll. Dann müssen bestimmte Werte gesucht und ersetzt werden, was sich auf verschiedenen Wegen erreichen lässt. Dabei sollte die Variable mit recodierten Werten stets als neues Objekt erstellt werden, statt die Werte des alten Objekts zu überschreiben.

Logische Indexvektoren bieten eine von mehreren Methoden, um systematisch bestimmte Werte durch andere zu ersetzen. In einem Vektor seien dazu die Lieblingsfarben von sieben englischsprachigen Personen erhoben worden. Später soll die Variable auf deutsche Farbnamen recodiert werden.

```
> myColors <- c("red", "purple", "blue", "blue", "red")
> farben    <- character(length(myColors))   # neuen Vektor erstellen
> farben[myColors == "red"]     <- "rot"
> farben[myColors == "purple"] <- "violett"
> farben[myColors == "blue"]    <- "blau"
> farben
[1] "rot" "violett" "blau" "blau" "rot"
```

recode() aus dem Paket dplyr (Wickham et al. 2021) ermöglicht es auf bequemere Weise, gleichzeitig viele Werte nach einem Muster zu ändern, ohne dabei selbst logische Indexvektoren bilden zu müssen.

```
recode(⟨Vektor⟩, ⟨Wert1alt⟩=⟨Wert1neu⟩, ⟨Wert2alt⟩=⟨Wert2neu⟩, ...)
```

Der Vektor mit zu ändernden Werten ist als erstes Argument anzugeben. Die Recodierung erfolgt anhand von beliebig vielen durch Komma getrennten Wertepaaren ⟨alt⟩=⟨neu⟩. Neue Zeichenketten-Werte müssen dabei in Anführungszeichen stehen, alte nur dann, wenn sie Leerzeichen oder Sonderzeichen enthalten. Mehreren alten Werten kann derselbe neue Wert zugewiesen werden. Nicht aufgeführte alte Werte bleiben unverändert. Alle nicht explizit genannten ursprünglichen Werte lassen sich mit dem Argument .default auf denselben neuen Standardwert setzen.

```
> library(dplyr)                              # für recode()
> recode(myColors, red="rot", blue="blau", purple="violett")
[1] "rot"   "violett" "blau"  "blau"  "orange" "rot"   "orange"

# Einteilung der Farben in Basisfarben und andere
> recode(myColors, red="basic", blue="basic", .default="complex")
[1] "basic" "complex" "basic" "basic" "complex" "basic" "complex"
```

Gilt es, Werte entsprechend einer dichotomen Entscheidung durch andere zu ersetzen, kann dies mit ifelse() geschehen.

```
ifelse(test=⟨logischer Ausdruck⟩, yes=⟨Wert⟩, no=⟨Wert⟩)
```

Für das Argument test muss ein Ausdruck angegeben werden, der sich zu einem logischen
Wert auswerten lässt, der also WAHR (TRUE) oder FALSCH (FALSE) ist. Ist test WAHR,
wird der unter yes eingetragene Wert zurückgegeben, andernfalls der unter no genannte.
Ist test ein Vektor, wird jedes seiner Elemente daraufhin geprüft, ob es TRUE oder FALSE
ist und ein Vektor mit den passenden, unter yes und no genannten Werten als Elementen
zurückgegeben. Die Ausgabe hat also immer dieselbe Länge wie die von test.

Die Argumente yes und no können selbst Vektoren derselben Länge wie test sein
– ist dann etwa das dritte Element von test gleich TRUE, wird als drittes Element des
Ergebnisses das dritte Element von yes zurückgegeben, andernfalls das dritte Element von
no. Indem für yes ebenfalls der in test zu prüfende Vektor eingesetzt wird, können so
bestimmte Werte eines Vektors ausgetauscht, andere dagegen unverändert gelassen werden.
Dies erlaubt es etwa, alle Werte größer einem Cutoff-Wert auf denselben Maximalwert zu
setzen und die übrigen Werte beizubehalten.

```
> orgVec <- c(5,9,11,8,9,3,1,13,9,12,5,12,6,3,17,5,8,7)
> cutoff <- 10
> (reVec <- ifelse(orgVec <= cutoff, orgVec, cutoff))
[1] 5 9 10 8 9 3 1 10 9 10 5 10 6 3 10 5 8 7
```

3.4.7 Kontinuierliche Variablen in Kategorien einteilen

Als Spezialfall des Recodierens können neue Variablen dadurch entstehen, dass der Werte-
bereich von ursprünglich kontinuierlichen Variablen in Klassen eingeteilt wird. Auf diese
Weise lässt sich eine quantitative in eine kategoriale Variable umwandeln. Hier soll der
IQ-Wert mehrerer Personen zu einer Klasseneinteilung genutzt werden.

```
> IQ     <- c(112, 103, 87, 86, 90, 101, 90, 89, 122, 103)
> IQcls <- numeric(length(IQ))              # neuen Vektor erstellen
> IQcls[IQ <= 100]                    <- 1  # Intervall bis inkl. 100
> IQcls[(IQ > 100) & (IQ <= 115)] <- 2      # Intervall (100, 115]
> IQcls[IQ > 115]                     <- 3  # Intervall größer 115
> IQcls
[1] 2 2 1 1 1 2 1 1 3 2
```

Alternativ kann aus dem Paket dplyr die Funktion case_when() zum Einsatz kommen,
die Abschn. 4.4 vorstellt.

```
> library(dplyr)                                     # für case_when()
> case_when((IQ <= 100)                   ~ 1,
+           (IQ > 100) & (IQ <= 115) ~ 2,
+           (IQ > 115)                ~ 3)
[1] 2 2 1 1 1 2 1 1 3 2
```

`ifelse()` eignet sich für den Spezialfall, den Wertebereich in zwei Gruppen einzuteilen.

```
> ifelse(IQ >= 100, "hi", "lo")                      # Dichotomisierung
[1] "hi" "hi" "lo" "lo" "lo" "hi" "lo" "lo" "hi" "hi"
```

Besonders leicht lassen sich quantitative Variablen zudem mit `cut()` diskretisieren (Abschn. 3.5.6). Hierdurch werden sie zu Faktoren, die der folgende Abschnitt behandelt.

3.5 Gruppierungsfaktoren

Die Klasse `factor` bildet Eigenschaften kategorialer Variablen ab. Sie eignet sich insbesondere für Gruppierungsfaktoren im versuchsplanerischen Sinn. Ein Objekt dieser Klasse nimmt die jeweilige Gruppenzugehörigkeit von Beobachtungsobjekten auf und enthält Informationen darüber, welche Stufen die Variable prinzipiell umfasst. Für den Gebrauch in inferenzstatistischen Analysefunktionen ist es wichtig, dass Gruppierungsvariablen auch tatsächlich die Klasse `factor` besitzen. Insbesondere bei numerisch codierter Gruppenzugehörigkeit besteht sonst die Gefahr der Verwechslung mit echten quantitativen Variablen, was etwa bei linearen Modellen (z. B. lineare Regression oder Varianzanalyse) für falsche Ergebnisse sorgt.

3.5.1 Ungeordnete Faktoren

Als Beispiel für eine Gruppenzugehörigkeit soll das qualitative Merkmal Geschlecht dienen, dessen Ausprägungen in einer Stichprobe zunächst als `character` Werte eingegeben und in einem Vektor gespeichert werden.

```
> sex <- c("m", "f", "f", "m", "m", "m", "f", "f")
```

`factor()` macht den aus Zeichen bestehenden Vektor zu einem Gruppierungsfaktor mit zwei Ausprägungen.

```
factor(x=⟨Vektor⟩, levels=⟨Stufen⟩, labels=levels, exclude=NA)
```

Unter `x` ist der umzuwandelnde Vektor einzutragen. Welche Stufen `x` prinzipiell annehmen kann, bestimmt das Argument `levels`. In der Voreinstellung werden die Faktorstufen automatisch anhand der in `x` tatsächlich vorkommenden Werte mit `sort(unique(x))` bestimmt. Fehlende Werte werden nicht als eigene Faktorstufe gewertet, es sei denn es wird das Argument `exclude=NULL` gesetzt. An `exclude` übergebene Werte werden nämlich nicht als Stufe berücksichtigt, wenn der Faktor erstellt wird.

```
> (sexFac <- factor(sex))
[1] m f f m m m f f
Levels: f m
```

Da die in x gespeicherten empirischen Ausprägungen nicht notwendigerweise auch alle theoretisch möglichen Kategorien umfassen müssen, kann an levels auch ein Vektor mit allen möglichen Stufen übergeben werden.

```
# 2 und 5 kommen nicht vor, sollen aber mögliche Ausprägungen sein
> factor(c(1, 1, 3, 3, 4, 4), levels=1:5)
[1] 1 1 3 3 4 4
Levels: 1 2 3 4 5
```

Die Stufenbezeichnungen stimmen in der Voreinstellung mit levels überein, sie können aber auch durch einen für das Argument labels übergebenen Vektor umbenannt werden. Dies könnte etwa sinnvoll sein, wenn die Faktorstufen in einem Vektor numerisch codiert sind, im Faktor aber inhaltlich aussagekräftigere Namen erhalten sollen.

```
> (sexNum <- rbinom(10, size=1, prob=0.5))          # 0=Mann, 1=Frau
[1] 0 1 1 0 1 0 0 0 1 1

> factor(sexNum, levels=0:1, labels=c("man", "woman"))
[1] man woman woman man woman man man man woman woman
Levels: man woman
```

Die Anzahl der Stufen eines Faktors wird mit nlevels(⟨Faktor⟩) ausgegeben; wie häufig jede Stufe vorkommt, erfährt man durch summary(⟨Faktor⟩).

```
> nlevels(sexFac)
[1] 2

> summary(sexFac)
female   male
     4      4
```

Die im Faktor gespeicherten Werte werden intern auf zwei Arten repräsentiert – zum einen mit den Namen der Faktorstufen in einem character Vektor im Attribut levels, zum anderen mit einem zugehörigen Vektor fortlaufender natürlicher Zahlen für die interne Codierung der Stufen. Dies wird in der Ausgabe der internen Struktur eines Faktors mit str(⟨Faktor⟩) deutlich. Die Namen der Faktorstufen werden mit levels(⟨Faktor⟩) ausgegeben, die interne numerische Repräsentation mit unclass(⟨Faktor⟩).

```
> levels(sexFac)
[1] "female" "male"

> str(sexFac)
Factor w/ 2 levels "female","male": 2 1 1 2 2 2 1 1

> unclass(sexFac)
[1] 2 1 1 2 2 2 1 1

attr(,"levels")
[1] "female" "male"
```

Bei der Umwandlung eines Faktors mit `as.character(⟨Faktor⟩)` erhält der Ergebnisvektor des Datentyps `character` als Elemente die Namen der entsprechenden Faktorstufen. Sind die Namen aus Zahlen gebildet und sollen letztlich in numerische Werte umgewandelt werden, so ist dies durch einen zusätzlichen Schritt mit `as.numeric(as.character(⟨Faktor⟩))` möglich.

```
> as.character(sexFac)
[1] "male" "female" "female" "male" "male" "male" "female" "female"
```

Faktoren lassen sich wie Vektoren mit `c()` aneinanderhängen, wobei die Vereinigungsmenge der jeweiligen Stufen gebildet wird.

3.5.2 Faktorstufen nachträglich ändern

Nachträgliche Änderungen an bestehenden Faktoren lassen sich mit dem Basisumfang von R oder mit Funktionen des Pakets `forcats` (Wickham 2020) vornehmen, deren Namen dem Muster `fct_⟨Verb⟩()` folgen. Das Ergebnis dieser Funktionen ist immer ein Faktor mit den geänderten Eigenschaften. Im Folgenden werden beide Möglichkeiten gezeigt.

Wenn die Stufenbezeichnungen eines Faktors im Nachhinein geändert werden sollen, so kann dem von `levels(⟨Faktor⟩)` ausgegebenen Vektor ein Vektor mit passend vielen neuen Namen zugewiesen werden. Alternativ ist dies mit `fct_recode()` möglich.

```
> levels(sexFac) <- c("female", "male")      # vorherige Stufen: f, m
> sexFac
[1] male female female male male male female female
Levels: female male

> library(forcats)                           # für fct_recode()
> fct_recode(sexFac, "F"="female", "M"="male")
[1] M F F M M M F F
Levels: F M
```

Einem bestehenden Faktor können nicht beliebige Werte als Element hinzugefügt werden, sondern lediglich bereits vorhandene Faktorstufen. Bei Versuchen, einem Faktorelement einen anderen Wert zuzuweisen, wird das Element auf `NA` gesetzt und eine Warnung ausgegeben. Die Menge möglicher Faktorstufen kann jedoch über `levels()` erweitert werden, ohne dass es bereits zugehörige Beobachtungen gäbe. Alternativ ist dies mit `fct_expand()` möglich.

```
> (status <- factor(c("hi", "lo", "hi")))
[1] hi lo hi
Levels: hi lo

> levels(status) <- c(levels(status), "mid")  # neue Stufe "mid"
> status[4] <- "mid"                           # neue Beobachtung mid
> status
[1] hi lo hi mid
Levels: hi lo mid

> fct_expand(status, "new_level")          # Faktor mit neuer Stufe
[1] hi  lo  hi  mid
Levels: hi lo mid new_level
```

Stufen eines bestehenden Faktors lassen sich nicht ohne weiteres löschen. Die erste Möglichkeit, um einen gegebenen Faktor in einen Faktor mit weniger möglichen Stufen umzuwandeln, besteht im Zusammenfassen mehrerer ursprünglicher Stufen zu einer gemeinsamen neuen Stufe. Hierzu muss dem von levels() ausgegebenen Objekt eine Liste zugewiesen werden, die nach dem Muster list(⟨neueStufe⟩=c("⟨alteStufe1⟩", "⟨alteStufe2⟩", ...)) aufgebaut ist (Abschn. 3.9). Alternativ ist dies mit fct_collapse() möglich.

```
# kombiniere Stufen "mid" + "lo" zu "notHi", "hi" bleibt unverändert
> hiNotHi <- status                        # Kopie des Faktors
> levels(hiNotHi) <- list(hi="hi", notHi=c("mid", "lo"))
> hiNotHi
[1] hi notHi hi notHi
Levels: hi notHi

> fct_collapse(status, notHi=c("mid", "lo"))
[1] hi    notHi hi    notHi
Levels: hi notHi
```

Sollen dagegen Beobachtungen samt ihrer Stufen gelöscht werden, muss eine Teilmenge der Elemente des Faktors ausgegeben werden, die nicht alle Faktorstufen enthält. Zunächst umfasst diese Teilmenge jedoch nach wie vor alle ursprünglichen Stufen, wie in der Ausgabe unter Levels: deutlich wird. Sollen nur die in der gewählten Teilmenge tatsächlich auftretenden Ausprägungen auch mögliche Stufen sein, kann dies mit droplevels() erreicht werden. Alternativ ist dies mit fct_drop() – selektiv auch für einzelne Level – möglich.

```
> status[1:2]
[1] hi lo
Levels: hi lo mid

> (newStatus <- droplevels(status[1:2]))
[1] hi lo
Levels: hi lo

> fct_drop(status[1:2], "mid")
[1] hi lo
```

3.5.3 Geordnete Faktoren

Besteht eine Reihenfolge in den Stufen eines Gruppierungsfaktors i. S. einer ordinalen Variable, so lässt sich dieser Umstand mit der Funktion ordered(⟨Vektor⟩, levels) abbilden, die einen geordneten Gruppierungsfaktor erstellt. Dabei muss die inhaltliche Reihenfolge im Argument levels explizit angegeben werden, weil R sonst die Reihenfolge selbst bestimmt und ggf. die alphabetische heranzieht. Für die Elemente geordneter Faktoren sind die üblichen Ordnungsrelationen $<, \leq, >, \geq$ definiert.

```
> (ordStat <- ordered(status, levels=c("lo", "mid", "hi")))
[1] hi lo hi mid
Levels: lo < mid < hi

> ordStat[1] > ordStat[2]                          # hi > lo?
[1] TRUE
```

3.5.4 Reihenfolge von Faktorstufen

Beim Sortieren von Faktoren wie auch in manchen statistischen Analysefunktionen ist die Reihenfolge der Faktorstufen bedeutsam. Werden die Faktorstufen beim Erstellen eines Faktors explizit mit levels angegeben, bestimmt die Reihenfolge dieser Elemente die Reihenfolge der Stufen. Ohne Verwendung von levels ergibt sich die Reihenfolge aus den sortierten Elementen des Vektors, der zum Erstellen des Faktors verwendet wird.

```
> vec <- c(3, 4, 3, 2, 1, 4, 1, 1)

# ohne levels -> Reihenfolge aus sort. Elementen des Vektors
> factor(vec)
[1] 3 4 3 2 1 4 1 1
Levels: 1 2 3 4

# nur levels angegeben -> levels bestimmt Reihenfolge der Stufen
```

```
> factor(vec, levels=c(4, 3, 2, 1))
[1] 3 4 3 2 1 4 1 1
Levels: 4 3 2 1
```

Um die Reihenfolge der Stufen nachträglich zu ändern, kann ein Faktor in einen geordneten Faktor unter Verwendung des `levels` Arguments umgewandelt werden (s. o.). Als weitere Möglichkeit wird mit `relevel(⟨Faktor⟩, ref="⟨Referenzstufe⟩")` die für `ref` übergebene Faktorstufe zur ersten Stufe des Faktors. Alternativ ist es mit `fct_relevel(⟨Faktor⟩, "⟨Stufe⟩", after=⟨Position⟩)` möglich, die Position von Faktorstufen beliebig zu kontrollieren.

Beim Sortieren von Faktoren wird die Reihenfolge der Elemente durch die Reihenfolge der Faktorstufen bestimmt, die nicht mit der numerischen oder alphabetischen Reihenfolge der Stufenbezeichnungen übereinstimmen muss.

3.5.5 Faktoren nach Muster erstellen

Zur Einteilung von Beobachtungsobjekten in Gruppen nach festem Muster lassen sich Faktoren alternativ zur manuellen Anwendung von `rep()` und `factor()` automatisiert mit `gl()` erzeugen.

```
gl(n=⟨Stufen⟩, k=⟨Zellbesetzung⟩, labels=1:n, ordered=FALSE)
```

Hierbei gibt n die Anzahl der Faktorstufen an. Mit k wird festgelegt, wie häufig jede Faktorstufe realisiert werden soll, wie viele Beobachtungen also jede Bedingung umfasst. Für `labels` kann ein Vektor mit so vielen Gruppenbezeichnungen angegeben werden, wie Stufen vorhanden sind. In der Voreinstellung werden die Gruppen nummeriert. Um einen geordneten Faktor zu erstellen, ist `ordered=TRUE` zu setzen.

```
> (fac1 <- factor(rep(c("A", "B"), c(5, 5))))          # manuell
[1] A A A A A B B B B B
Levels: A B
```

```
> (fac2 <- gl(2, k=5, labels=c("less", "more"), ordered=TRUE))
[1] less less less less less more more more more more
Levels: less < more
```

Bei mehreren vollständig gekreuzten Faktoren kann `expand.grid()` verwendet werden, um alle Stufenkombinationen zu erstellen. Dabei ist die angestrebte Gruppenbesetzung pro Zelle nur bei einem der hier im Aufruf durch `gl()` erstellten Faktoren anzugeben, beim anderen ist sie auf 1 zu setzen. Das Ergebnis ist ein Datensatz (Abschn. 3.8).

```
> expand.grid(IV1=gl(2, 2, labels=c("a", "b")), IV2=gl(2, 1))
   IV1  IV2
1    a    1
2    a    1
```

```
3    b    1
4    b    1
5    a    2
6    a    2
7    b    2
8    b    2
```

3.5.6 Quantitative in kategoriale Variablen umwandeln

Aus den in einem Vektor gespeicherten Werten einer quantitativen Variable lässt sich mit
cut() ein Gruppierungsfaktor erstellen – die quantitative Variable wird so in eine kategoriale umgewandelt (Abschn. 3.4.7). Dazu ist zunächst der Wertebereich des Vektors in
disjunkte Intervalle einzuteilen. Die einzelnen Zahlen werden dann entsprechend ihrer Zugehörigkeit zu diesen Intervallen Kategorien zugeordnet und erhalten als Wert die zugehörige
Faktorstufe.

```
cut(x=⟨Vektor⟩, breaks=⟨Intervalle⟩, labels=⟨Bezeichnungen⟩,
    ordered=FALSE)
```

Die Intervalle legt das Argument breaks fest. Hier ist entweder die Anzahl der (dann gleich
breiten) Intervalle anzugeben, oder die Intervallgrenzen selbst als Vektor. Die Intervalle
werden in der Form (a, b] gebildet, sind also nach unten offen und nach oben geschlossen.
Anders gesagt ist die untere Grenze nicht Teil des Intervalls, die obere schon. Die Unter- und
Obergrenze des insgesamt möglichen Wertebereichs müssen bei der Angabe von breaks
berücksichtigt werden, ggf. sind dies -Inf und Inf für negativ und positiv unendliche
Werte.

Wenn die Faktorstufen andere Namen als die zugehörigen Intervallgrenzen tragen sollen, können sie über das Argument labels explizit angegeben werden. Dabei ist darauf
zu achten, dass die Reihenfolge der neuen Benennungen der Reihenfolge der gebildeten
Intervalle entspricht. Soll es sich im Ergebnis um einen geordneten Faktor handeln, ist
ordered=TRUE zu setzen.

```
# teile IQ-Werte in drei Klassen ein
> IQ    <- rnorm(100, mean=100, sd=15)
> IQfac <- cut(IQ, breaks=c(0, 85, 115, Inf),
+              labels=c("lo", "mid", "hi"))

> IQfac[1:5]
[1] hi lo mid mid mid lo
Levels: lo mid hi
```

Um annähernd gleich große Gruppen zu erhalten, können für die Intervallgrenzen bestimmte
Quantile der Daten gewählt werden, etwa der Median für den Median-Split (Abschn. 3.6.3).

```
> medSplit <- cut(IQ, breaks=c(-Inf, median(IQ), Inf))
> summary(medSplit)            # Kontrolle: Häufigkeiten der Kategorien
medSplit
(-Inf,97.6]   (97.6,Inf]
         50           50
```

Anstelle von cut() kann auch CutQ() aus dem Paket DescTools (Signorell 2020) verwendet werden, um eine Variable in Intervalle mit etwa gleichen Häufigkeiten zu unterteilen.

3.6   Deskriptive Kennwerte numerischer Daten

Die deskriptive Beschreibung von Variablen ist ein wichtiger Teil der Analyse empirischer Daten, die gemeinsam mit der grafischen Darstellung (Kap. 11) hilft, deren Struktur besser zu verstehen. Die hier umgesetzten statistischen Konzepte und Techniken finden sich in vielen Lehrbüchern der Statistik (Eid et al. 2017).

Mit summary(⟨Vektor⟩) können die wichtigsten deskriptiven Kennwerte einer Datenreihe abgerufen werden – also Minimum, erstes Quartil, Median, Mittelwert, drittes Quartil und Maximum. Die Ausgabe ist ein Vektor mit benannten Elementen.[5]

```
> age <- c(17, 30, 30, 25, 23, 21)
> summary(age)
  Min.  1st Qu.  Median   Mean  3rd Qu.   Max.
 17.00    21.50   24.00  24.33    28.75  30.00
```

3.6.1   Summen, Differenzen und Produkte

Mit sum(⟨Vektor⟩) wird die Summe aller Elemente eines Vektors berechnet. Die kumulierte Summe erhält man mit cumsum(⟨Vektor⟩).

```
> sum(age)
[1] 146
```

```
> cumsum(age)
[1] 17 47 77 102 125 146
```

Um die Differenzen aufeinander folgender Elemente eines Vektors (also eines Wertes zu seinem Vorgänger) zu berechnen, kann diff(⟨Vektor⟩) verwendet werden.

```
> diff(age)
[1] 13 0 -5 -2 -2
```

---

[5]Vergleiche auch Desc() aus dem Paket DescTools.

Das Produkt aller Elemente eines Vektors wird mit `prod(⟨Vektor⟩)` berechnet, das kumulierte Produkt mit `cumprod(⟨Vektor⟩)`. `factorial(⟨Zahl⟩)` ermittelt die Fakultät $n!$ einer Zahl n.

```
> prod(age)
[1] 184747500
```

```
> cumprod(age)
[1] 17 510 15300 382500 8797500 184747500
```

```
> factorial(5)
[1] 120
```

3.6.2   Extremwerte

Mit `min(⟨Vektor⟩)` und `max(⟨Vektor⟩)` können die Extremwerte eines Vektors erfragt werden. `range(⟨Vektor⟩)` gibt den größten und kleinsten Wert zusammengefasst als Vektor aus.

```
> max(age)                      # Maximum
[1] 30
```

```
> range(c(17, 30, 30, 25, 23, 21))
[1] 17 30
```

Den Index des größten bzw. kleinsten Wertes liefern die Funktionen `which.max` `(⟨Vektor⟩)` bzw. `which.min(⟨Vektor⟩)`. Die letztgenannte Funktion lässt sich etwa nutzen, um herauszufinden, welches Element eines Vektors am nächsten an einem vorgegebenen Wert liegt.

```
> which.min(age)                # Position des Minimums
[1] 1
```

```
> vec <- c(-5, -8, -2, 10, 9) # Vektor
> val <- 0                      # Referenzwert
> which.min(abs(vec-val))       # welches Element am nächsten an 0?
[1] 3
```

Um die Spannweite (*Range*) von Werten eines Vektors, also die Differenz von kleinstem und größtem Wert zu ermitteln, ist `diff()` nützlich.

```
> diff(range(c(17, 30, 30, 25, 23, 21)))
[1] 13
```

3.6.3 Mittelwert, Median und Modalwert

Mit `mean(x=⟨Vektor⟩)` wird das arithmetische Mittel eines Vektors berechnet.[6]

```
> age <- c(17, 30, 30, 25, 23, 21)
> mean(age)
[1] 24.33333
```

Die Funktion `median(x=⟨Vektor⟩)` gibt den Median, also das 50 %-Quantil einer empirischen Verteilung aus. Im Fall einer geraden Anzahl von Elementen in x wird zwischen den beiden mittleren Werten von `sort(⟨Vektor⟩)` gemittelt, andernfalls das mittlere Element von `sort(⟨Vektor⟩)` ausgegeben.

```
> sort(age)
[1] 17 21 23 25 30 30

> median(age)
[1] 24
```

Für die Berechnung des Modalwertes, also des in einem Vektor am häufigsten vorkommenden Wertes, stellt der Basisumfang von R keine separate Funktion bereit. Es kann aber auf die Funktion `Mode(⟨Vektor⟩)` aus dem Paket `DescTools` ausgewichen werden.

```
> vec <- c(11, 22, 22, 33, 33, 33, 33)    # häufigster Wert: 33
> library(DescTools)                       # für Mode()
> Mode(vec)
[1] 33
attr(,"freq")
[1] 4
```

3.6.4 Prozentrang, Quartile und Quantile

Angewendet auf Vektoren mit logischen Werten lassen sich mit `sum()` Elemente zählen, die eine bestimmte Bedingung erfüllen. So kann der Prozentrang eines Wertes als prozentualer Anteil derjenigen Werte ermittelt werden, die nicht größer als er sind. Diese Rechnung führt `PercentRank(⟨Vektor⟩)` aus dem Paket `DescTools` durch.

```
> age <- c(17, 30, 30, 25, 23, 21)
> 100 * (sum(age <= 25) / length(age))    # Prozentrang von 25
[1] 66.66667

> library(DescTools)                       # für PercentRank()
```

---

[6]Hier ist zu beachten, dass x tatsächlich ein etwa mit `c(...)` gebildeter Vektor ist: Der Aufruf `mean(1, 7, 3)` gibt nämlich anders als `mean(c(1, 7, 3))` nicht den Mittelwert der Daten 1, 7, 3 aus. Stattdessen ist die Ausgabe gleich dem ersten übergebenen Argument.

```
> PercentRank(age)                              # alle Prozentränge
[1] 0.1666667 0.8333333 0.8333333 0.6666667 0.5000000 0.3333333
```

Mit `quantile(x=⟨Vektor⟩, probs=seq(0, 1, 0.25))` werden in der Voreinstellung die Quartile eines Vektors bestimmt. Das Ergebnis ist ein Vektor mit benannten
Elementen.

```
> (quant <- quantile(age))
   0%    25%    50%    75%   100%
17.00  21.50  24.00  28.75  30.00


> quant[c("25%", "50%")]                         # 1. und 3. Quartil
 25%   50%
21.5  24.0
```

Über das Argument `probs=⟨Vektor⟩` können statt der Quartile auch andere Anteile eingegeben werden, deren Wertegrenzen gewünscht sind. Zur Berechnung der Werte, die einen
bestimmten Anteil der Daten abschneiden, wird ggf. zwischen den in x tatsächlich vorkommenden Werten interpoliert.

```
> vec <- sample(seq(0, 1, by=0.01), 1000, replace=TRUE)
> quantile(vec, probs=c(0, 0.2, 0.4, 0.6, 0.8, 1))
   0%    20%    40%    60%    80%   100%
0.000  0.190  0.400  0.604  0.832  1.000
```

3.6.5 Varianz, Streuung, Schiefe und Wölbung

Mit `var(x=⟨Vektor⟩)` wird die korrigierte Varianz $s^2 = \frac{1}{n-1} \sum_i (x_i - M)^2$ einer Variable X der Länge n mit Mittelwert M ermittelt. Die Umrechnungsformel zur Berechnung der
unkorrigierten Varianz $S^2 = \frac{1}{n} \sum_i (x_i - M)^2$ aus der korrigierten lautet $S^2 = \frac{n-1}{n} s^2$.[7]

```
> age <- c(17, 30, 30, 25, 23, 21)              # Daten
> N   <- length(age)                             # Anzahl Beobachtungen
> var(age)                                        # korrigierte Varianz
[1] 26.26667


> ((N-1) / N) * var(age)                          # unkorrigierte Varianz
[1] 21.88889
```

Die korrigierte Streuung s kann durch Ziehen der Wurzel aus der korrigierten Varianz oder
mit `sd(⟨Vektor⟩)` berechnet werden. Die Umrechnungsformel zur Berechnung der unkor-
rigierten Streuung $S = \sqrt{\frac{1}{n} \sum_i (x_i - M)^2}$ aus der korrigierten lautet $S = \sqrt{\frac{n-1}{n}} s$.

---

[7]Als Alternative ließe sich `cov.wt()` verwenden (Abschn. 3.7.6).

```
> sd(age)                               # korrigierte Streuung
[1] 5.125102

> sqrt((N-1) / N) * sd(age)             # unkorrigierte Streuung
[1] 4.678556
```

Schiefe und Wölbung (Kurtosis) als höhere zentrale Momente empirischer Verteilungen lassen sich mit den Funktionen `Skew()` und `Kurt()` aus dem Paket `DescTools` ermitteln.

3.6.6 Kovarianz und Korrelation

Mit `cov(x=⟨Vektor1⟩, y=⟨Vektor2⟩)` wird die korrigierte Kovarianz zweier Variablen X und Y derselben Länge n berechnet. Die unkorrigierte Kovarianz muss nach der bereits für die Varianz genannten Umrechnungsformel ermittelt werden (Fußnote 7).

```
> x <- c(17, 30, 30, 25, 23, 21)        # Daten Variable 1
> y <- c(1, 12, 8, 10, 5, 3)            # Daten Variable 2
> cov(x, y)                             # korrigierte Kovarianz
[1] 19.2

> N <- length(x)                        # Anzahl Beobachtungen
> ((N-1) / N) * cov(x, y)       # unkorrig. Kovarianz aus korrigierter
[1] 16
```

Neben der voreingestellten Berechnungsmethode für die Kovarianz nach Pearson kann auch die Rang-Kovarianz nach Spearman oder Kendall berechnet werden (Abschn. 9.2.1).

Analog zur Kovarianz ermittelt `cor(x=⟨Vektor1⟩, y=⟨Vektor2⟩)` die herkömmliche Produkt-Moment-Korrelation nach Pearson.

```
> cor(x, y)                     # Korrelation
[1] 0.8854667
```

Für die Rangkorrelation vgl. Abschn. 9.2.1. Abschn. 7.2.2 behandelt die multiple Korrelation i. S. der Wurzel aus dem Determinationskoeffizienten R^2 in der multiplen linearen Regression. Das Paket Paket `correlation` (Makowski et al. 2020) ermöglicht viele weitere Korrelationsrechnungen, insbesondere für die Partialkorrelation, die auch Abschn. 7.8 thematisiert.

3.6.7 Kennwerte getrennt nach Gruppen berechnen

Oft sind die Werte einer in verschiedenen Bedingungen erhobenen Variable in einem Vektor x gespeichert, wobei sich die zu jedem Wert gehörende Beobachtungsbedingung aus einem Faktor oder der Kombination mehrerer Faktoren ergibt. Jeder Faktor besitzt dabei dieselbe Länge wie x und codiert die Zugehörigkeit der Beobachtungen in x zu den Stufen einer Gruppierungsvariable. Dabei müssen nicht für jede Bedingung auch gleich viele Beobachtungen vorliegen. Mit `tapply()` können Kennwerte von x jeweils getrennt für jede Bedingung bzw. Kombination von Bedingungen berechnet werden. Abschnitt 4.10 stellt vor, wie Datensätze aggregiert werden können.

```
tapply(X=⟨Vektor⟩, INDEX=⟨Liste mit Faktoren⟩, FUN=⟨Funktion⟩, ...)
```

Als Argumente werden neben dem zuerst zu nennenden Datenvektor die Faktoren übergeben. Diese werden dazu in einer Liste zusammengefasst, deren Komponenten die einzelnen Faktoren sind (Abschn. 3.9). Mit dem Argument `FUN` wird schließlich die pro Gruppe auf die Daten anzuwendende Funktion angegeben.

Im Beispiel sei ein IQ-Test mit Personen durchgeführt worden, die aus einer Treatment- (T), Wartelisten- (WL) oder Kontrollgruppe (CG) stammen. Weiterhin sei das Geschlecht als Faktor berücksichtigt worden.

```
> Njk    <- 2                          # Zellbesetzung
> P      <- 2                          # Anzahl Stufen Geschlecht
> Q      <- 3                          # Anzahl Stufen Treatment
> sex    <- factor(rep(c("f", "m"), times=Q*Njk))
> group  <- factor(rep(c("T", "WL", "CG"), each=P*Njk))
> IQ     <- round(rnorm(Njk*P*Q, mean=100, sd=15))
> (tapRes <- tapply(IQ, group, FUN=mean))    # Mittelwert pro Gruppe
    CG      T     WL
 94.25  99.75 101.75

# Mittelwert pro Bedingungskombination Gruppe x Geschlecht
> tapply(IQ, list(sex, group), FUN=mean)
     CG      T     WL
f  98.0   91.0  101.5 m  90.5  108.5  102.0
```

3.7   Matrizen

Wenn für jedes Beobachtungsobjekt Daten von mehreren Variablen vorliegen, können sie mit `matrix()` gemeinsam als Spalten einer Matrix gespeichert werden.

```
matrix(data=⟨Vektor⟩, nrow=⟨Anzahl⟩, ncol=⟨Anzahl⟩, byrow=FALSE)
```

Unter `data` ist der Vektor einzutragen, der alle Werte der zu bildenden Matrix enthält. Mit `nrow` wird die Anzahl der Zeilen dieser Matrix festgelegt, mit `ncol` die der Spalten. Die Länge des Vektors muss gleich dem Produkt von `nrow` und `ncol` sein, der Zahl der Zellen. Mit dem auf `FALSE` voreingestellten Argument `byrow` wird die Art des Einlesens der Daten aus dem Vektor in die Matrix bestimmt – es werden zunächst die Spalten nacheinander gefüllt. Mit `byrow=TRUE` werden die Werte über die Zeilen eingelesen.

```
> age <- c(17, 30, 30, 25, 23, 21)
```

```
> matrix(age, nrow=3, ncol=2, byrow=FALSE)
     [,1]  [,2]
[1,]   17   25
[2,]   30   23
[3,]   30   21

> (ageMat <- matrix(age, nrow=2, ncol=3, byrow=TRUE))
     [,1]  [,2]  [,3]
[1,]   17   30   30
[2,]   25   23   21
```

Wie Vektoren können Matrizen verschiedene Datentypen besitzen, etwa numeric, wenn sie
Zahlen beinhalten, oder character im Fall von Zeichenketten. Jede einzelne Matrix kann
dabei ebenso wie ein Vektor nur einen einzigen Datentyp haben, alle Matrixelemente müssen
also vom selben Datentyp sein. Fügt man einer numerischen Matrix eine Zeichenkette als
Element hinzu, so werden die numerischen Matrixelemente automatisch in Zeichenketten
umgewandelt.[8] Auf die ehemals numerischen Werte können dann keine Rechenoperationen
mehr angewendet werden. Dieser Umstand macht Matrizen letztlich weniger geeignet für
empirische Datensätze, für die stattdessen Objekte der Klasse data.frame bevorzugt
werden sollten (Abschn. 3.8).[9]

3.7.1 Dimensionierung, Zeilen und Spalten

Die Dimensionierung einer Matrix (die Anzahl ihrer Zeilen und Spalten) liefert die Funktion dim(⟨Matrix⟩). Sie gibt einen Vektor aus, der die Anzahl der Zeilen und Spalten in dieser Reihenfolge als Elemente besitzt. Über die Funktionen nrow(⟨Matrix⟩)
und ncol(⟨Matrix⟩) kann die Anzahl der Zeilen bzw. Spalten auch einzeln ausgegeben
werden.

```
> age     <- c(17, 30, 30, 25, 23, 21)
> ageMat <- matrix(age, nrow=2, ncol=3, byrow=FALSE)
> dim(ageMat)                      # Dimensionierung
[1] 2 3

> nrow(ageMat)                     # Anzahl der Zeilen
[1] 2

> ncol(ageMat)                     # Anzahl der Spalten
[1] 3
```

---

[8]Allgemein gesprochen werden alle Elemente in den umfassendsten Datentyp umgewandelt, der
notwendig ist, um alle Werte ohne Informationsverlust zu speichern (Abschn. 1.3.5).
[9]Da Matrizen numerisch effizienter als Objekte der Klasse data.frame verarbeitet werden können,
sind sie dagegen bei der Analyse sehr großer Datenmengen vorzuziehen.

Eine Matrix wird mit t(⟨Matrix⟩) transponiert, wodurch ihre Zeilen zu den Spalten der Transponierten und entsprechend ihre Spalten zu Zeilen der Transponierten werden.

```
> t(ageMat)
     [,1]  [,2]
[1,]   17    30
[2,]   30    25
[3,]   23    21
```

Um eine Matrix in einen Vektor umzuwandeln, sollte entweder as.vector(⟨Matrix⟩) oder c(⟨Matrix⟩) verwendet werden. Die Anordnung der Elemente entspricht dabei dem Aneinanderhängen der Spalten der Matrix.

```
> c(ageMat)
[1] 17 30 30 25 23 21
```

3.7.2 Elemente auswählen und verändern

In einer Matrix ist es ähnlich wie bei einem Vektor möglich, sich einzelne Elemente mit dem [⟨Zeile⟩, ⟨Spalte⟩] Operator anzeigen zu lassen. Der erste Index in der eckigen Klammer gibt dabei die Zeile des gewünschten Elements an, der zweite dessen Spalte. Für Hilfe zu diesem Thema vgl. ?Extract.

```
> ageMat[1, 2]                          # 1. Zeile, 2. Spalte
[1] 30
```

Analog zum Vorgehen bei Vektoren können auch bei Matrizen einzelne Elemente unter Angabe ihres Zeilen- und Spaltenindex durch die Zuweisung eines Wertes verändert werden.

```
> ageMat[2, 2] <- 24
> ageMat[2, 2]
[1] 24
```

Man kann sich Zeilen oder Spalten auch vollständig ausgeben lassen. Dafür wird für die vollständig aufzulistende Dimension kein Index eingetragen, jedoch das Komma trotzdem gesetzt.

```
> ageMat[2, ]                           # Werte 2. Zeile
[1] 30 24 21

> ageMat[ , 1]                          # Werte 1. Spalte
[1] 17 30
```

Bei der Ausgabe einer einzelnen Zeile oder Spalte wird diese automatisch in einen Vektor umgewandelt, verliert also eine Dimension. Möchte man dies – wie es häufig der Fall ist – verhindern, kann beim [⟨Index⟩] Operator als weiteres Argument drop=FALSE angegeben werden. Das Ergebnis ist dann eine Matrix mit nur einer Zeile oder Spalte.

```
> ageMat[ , 1, drop=FALSE]        # Werte 1. Spalte als Matrix
     [,1]
[1,]   17
[2,]   30
```

Analog zum Vorgehen bei Vektoren können auch gleichzeitig mehrere Matrixelemente ausgewählt und verändert werden, indem man einen anderen Vektor als Indexvektor für eine Dimension festlegt.

```
> ageMat[ , 2:3]                  # 2. und 3. Spalte
     [,1]  [,2]
[1,]   30    23
[2,]   24    21
```

Auf Matrixelemente kann auch zugegriffen werden, wenn nur ein einzelner Index genannt wird. Die Matrix wird dabei implizit in den Vektor der untereinander gehängten Spalten umgewandelt.

```
> idxVec <- c(1, 3, 4)
> ageMat[idxVec]
[1] 17 30 24
```

Weiter können Matrizen auch durch eine logische Matrix derselben Dimensionierung – etwa das Ergebnis eines logischen Vergleichs – indiziert werden, die für jedes Element bestimmt, ob es ausgegeben werden soll. Das Ergebnis ist ein Vektor der ausgewählten Elemente.

```
> (idxMatLog <- ageMat >= 25)
      [,1]   [,2]   [,3]
[1,] FALSE   TRUE  FALSE
[2,]  TRUE  FALSE  FALSE

> ageMat[idxMatLog]
[1] 30 30
```

diag(⟨Matrix⟩) extrahiert aus einer Matrix die in der Diagonale stehenden Elemente.

3.7.3 Matrizen verbinden

Die Funktionen cbind(⟨Vektor1⟩, ⟨Vektor2⟩, ...) und rbind(⟨Vektor1⟩, ⟨Vektor2⟩, ...), fügen Vektoren zu Matrizen zusammen. Das c bei cbind() steht für *Columns* (Spalten), das r entsprechend für *Rows* (Zeilen). In diesem Sinn werden die Vektoren mit cbind() spaltenweise nebeneinander, und mit rbind() zeilenweise untereinander angeordnet.

```
> age    <- c(19, 19, 19, 31, 24)
> weight <- c(95, 76, 76, 94, 76)
> height <- c(197, 179, 186, 189, 173)
```

```
> rbind(age, weight, height)
         [,1]   [,2]   [,3]   [,4]   [,5]
age        19     19     31     19     24
weight     95     76     94     76     76
height    197    178    189    184    173


> (mat <- cbind(age, weight, height))
      age  weight  height
[1,]   19      95     197
[2,]   19      76     178
[3,]   31      94     189
[4,]   19      76     184
[5,]   24      76     173
```

3.7.4 Matrizen sortieren

Die Zeilen von Matrizen können mit Hilfe von order() entsprechend der Reihenfolge der Werte in einer ihrer Spalten sortiert werden.

```
order(⟨Vektor⟩, partial, decreasing=FALSE)
```

Für ⟨Vektor⟩ ist die Spalte einer Datenmatrix einzutragen, deren Werte in eine Reihenfolge gebracht werden sollen. Unter decreasing wird die Sortierreihenfolge eingestellt: In der Voreinstellung FALSE wird aufsteigend sortiert, auf TRUE gesetzt absteigend. Die Ausgabe ist ein Indexvektor, der die Zeilenindizes der zu ordnenden Matrix in der Reihenfolge der Werte des Sortierkriteriums enthält (Abschn. 3.4.1).

```
> (rowOrder1 <- order(mat[ , "age"]))          # Kriterium: Alter
[1] 1 2 4 5 3
```

Soll die gesamte Matrix entsprechend der Reihenfolge dieser Variable angezeigt werden, ist der von order() ausgegebene Indexvektor zum Indizieren der Zeilen der Matrix zu benutzen. Dabei ist der Spaltenindex unter Beibehaltung des Kommas wegzulassen.

```
> mat[rowOrder1, ]
      age  weight  height
[1,]   19      95     197
[2,]   19      76     178
[3,]   19      76     184
[4,]   24      76     173
[5,]   31      94     189
```

Mit dem Argument partial kann noch eine weitere Matrixspalte eingetragen werden, die dann als sekundäres Sortierkriterium verwendet wird. So kann eine Matrix etwa zunächst hinsichtlich einer Gruppenzugehörigkeit sortiert werden und dann innerhalb jeder Gruppe nach der Reihenfolge der Werte einer anderen Variable. Es können noch weitere Sortierkriterien durch Komma getrennt als Argumente vorhanden sein, es gibt keine Beschränkung auf nur zwei solcher Kriterien.

```
# sortiere primär nach Alter und sekundär nach Gewicht
> rowOrder2 <- order(mat[ , "age"], mat[ , "weight"])
> mat[rowOrder2, ]
     age  weight  height
[1,]  19      76     178
[2,]  19      76     184
[3,]  19      95     197
[4,]  24      76     173
[5,]  31      94     189
```

Das Argument decreasing legt global für alle Sortierkriterien fest, ob auf- oder absteigend sortiert wird. Soll die Sortierreihenfolge dagegen zwischen den Kriterien variieren, kann einzelnen numerischen Kriterien ein – vorangestellt werden, was zur Umkehrung der mit decreasing eingestellten Reihenfolge führt.

```
# sortiere aufsteigend nach Gewicht und absteigend nach Größe
> rowOrder3 <- order(mat[ , "weight"], -mat[ , "height"])
> mat[rowOrder3, ]
     age  weight  height
[1,]  19      76     184
[2,]  19      76     178
[3,]  24      76     173
[4,]  31      94     189
[5,]  19      95     197
```

3.7.5 Randkennwerte berechnen

Die Summe aller Elemente einer numerischen Matrix lässt sich mit sum(⟨Matrix⟩), die separat über jede Zeile oder jede Spalte gebildeten Summen durch die Funktionen rowSums(⟨Matrix⟩) bzw. colSums(⟨Matrix⟩) berechnen. Gleiches gilt für den Mittelwert aller Elemente, der mit mean(⟨Matrix⟩) ermittelt wird und die mit rowMeans() bzw. colMeans() separat über jede Zeile oder jede Spalte berechneten Mittelwerte.

```
> sum(mat)                              # Summe aller Elemente
[1] 1450


> rowSums(mat)                          # Summen jeder Zeile
[1] 311 273 314 279 273


> mean(mat)                             # Mittelwert aller Elemente
[1] 96.66667
```

```
> colMeans(mat)                                  # Mittelwerte jeder Spalte
 age   weight   height
22.4    83.4    184.2
```

Wenn eine andere Funktion als die Summe oder der Mittelwert separat auf jeweils jede Zeile oder jede Spalte angewendet werden soll, ist dies mit `apply()` zu erreichen.

```
apply(X=⟨Matrix⟩, MARGIN=⟨Nummer⟩, FUN=⟨Funktion⟩, ...)
```

X erwartet die Matrix der zu verarbeitenden Daten. Unter MARGIN wird angegeben, ob die Funktion Kennwerte der Zeilen (1) oder Spalten (2) berechnet. Für FUN ist die anzuwendende Funktion einzusetzen, die als Argument einen Vektor akzeptieren muss. Gibt sie mehr als einen Wert zurück, ist das Ergebnis eine Matrix mit den Rückgabewerten von FUN in den Spalten. Die drei Punkte … stehen für optionale, ggf. durch Komma getrennte Argumente von FUN, die an diese Funktion weitergereicht werden.

```
> apply(mat, MARGIN=2, FUN=sum)                  # Summen jeder Spalte
age   weight   height
112     417      921


> apply(mat, MARGIN=1, FUN=range)                # Range jeder Zeile
     [,1]   [,2]   [,3]   [,4]   [,5]
[1,]   19     19     31     19     24
[2,]  197    178    189    184    173


# gestutzte Mittelwerte jeder Spalte
> apply(mat, MARGIN=2, FUN=mean, trim=0.1)
 age   weight   height
22.4    83.4    184.2
```

Im letzten Beispiel wird das für … eingesetzte Argument `trim=0.1` an `mean()` weitergereicht.

3.7.6 Kovarianz- und Korrelationsmatrizen

Zum Erstellen von Kovarianz- und Korrelationsmatrizen können die schon bekannten Funktionen `cov(⟨Matrix⟩)` und `cor(⟨Matrix⟩)` verwendet werden, wobei die Werte in Form einer Matrix mit Variablen in den Spalten übergeben werden müssen. `cov()` liefert die korrigierte Kovarianzmatrix.

```
> cov(mat)                                       # Kovarianzmatrix
          age   weight   height
age      27.80   22.55      0.4
weight   22.55  102.80     82.4
height    0.40   82.40     87.7
```

```
> cor(mat)                                         # Korrelationsmatrix
                age       weight       height
age     1.000000000   0.4218204   0.008100984
weight  0.421820411   1.0000000   0.867822404
height  0.008100984   0.8678224   1.000000000
```

Die Funktion cov2cor(⟨K⟩) wandelt eine Kovarianzmatrix **K** in eine Korrelationsmatrix um. Weiterhin existiert mit cov.wt(⟨Matrix⟩, method="ML") eine Funktion, die direkt die unkorrigierte Kovarianzmatrix ermitteln kann. Das Ergebnis ist eine Liste (Abschn. 3.9) mit der Kovarianzmatrix in der Komponente cov.

Um gleichzeitig die Kovarianz oder Korrelation einer durch ⟨Vektor⟩ gegebenen Variable mit mehreren anderen, spaltenweise zu einer Matrix zusammengefassten Variablen zu berechnen, dient der Aufruf cov(⟨Matrix⟩, ⟨Vektor⟩) bzw. cor(⟨Matrix⟩, ⟨Vektor⟩). Das Ergebnis ist eine Matrix mit so vielen Zeilen, wie das erste Argument Spalten besitzt.

```
> vec <- rnorm(nrow(mat))
> cor(mat, vec)
             [,1]
age     -0.1843847
weight  -0.6645798
height  -0.6503452
```

3.8   Datensätze

Vektoren und Matrizen können gleichzeitig nur Werte desselben Datentyps aufnehmen. Da in empirischen Untersuchungen meist Daten unterschiedlichen Typs – etwa numerische Variablen, Faktoren und Zeichenketten – anfallen, sind Matrizen nicht unmittelbar geeignet, alle Daten gemeinsam zu speichern. Datensätze dagegen erlauben es, unterschiedliche Variablen zu kombinieren.

Datensätze besitzen die Klasse data.frame. Sie bestehen aus mehreren einzelnen Variablen, den *Komponenten*. Komponenten ähneln den Spalten einer Matrix, so besitzen sie alle dieselbe Länge. Sie können unterschiedlicher Klasse sein und Werte unterschiedlichen Datentyps beinhalten. Dies entspricht der empirischen Situation, dass Werte verschiedener Variablen an derselben Menge von Beobachtungsobjekten erhoben wurden. Anders gesagt enthält jede einzelne Variable Werte einer festen Menge von Beobachtungsobjekten, die auch die Werte für die übrigen Variablen geliefert haben.

Die Basisinstallation von R beinhaltet bereits viele vorbereitete Datensätze, an denen sich statistische Auswertungen erproben lassen, vgl. data() für eine Übersicht. Weitere Datensätze werden durch Zusatzpakete bereitgestellt und lassen sich mit data(⟨Datensatz⟩, package="⟨Paketname⟩") laden.[10] Nähere Erläuterungen zu einem dokumentierten Datensatz gibt help(⟨Datensatz⟩) aus.

Datensätze werden entweder von externen Quellen eingelesen (Kap. 2), oder mit data.frame(Name1=⟨Objekt1⟩, Name2=⟨Objekt2⟩, ...) aus mehreren einzelnen Objekten wie Vektoren oder Faktoren erzeugt. Werden bereits existierende Objekte übergeben, ist die Angabe von Variablennamen optional. Bei der Ausgabe von Datensätzen auf der Konsole stehen die Variablen als Komponenten in den Spalten, während jede Zeile i. d. R. für ein Beobachtungsobjekt steht.

Als Beispiel seien 12 Personen betrachtet, die zufällig auf drei Untersuchungsgruppen (Kontrollgruppe CG, Wartelisten-Gruppe WL, Treatment-Gruppe T) verteilt werden. Als Variablen werden demografische Daten, Ratings und der IQ-Wert simuliert. Zudem soll die fortlaufende ID-Nummer jeder Person gespeichert werden.

```
> (myDf1 <- data.frame(
+      ID=factor(1:12),
+      sex=sample(c("f", "m"), 12, replace=TRUE),
+      group=sample(rep(c("CG", "WL", "T"), 4), 12, replace=FALSE),
+      age=sample(18:35, 12, replace=TRUE),
+      IQ=round(rnorm(12, mean=100, sd=15)),
+      rating=round(runif(12, min=0, max=6))))
      ID  sex  group  age   IQ  rating
1     1   f       T   26  112       1
2     2   m      CG   30  122       3
3     3   m      CG   25   95       5
4     4   m       T   34  102       5
5     5   m      WL   22   82       2
6     6   f      CG   24  113       0
7     7   m       T   28   92       3
8     8   m      WL   35   90       2
9     9   m      WL   23   88       3
10   10   m      WL   29   81       5
11   11   m      CG   20   92       1
12   12   f       T   21   98       1
```

In der ersten Spalte der Ausgabe befinden sich die Zeilennamen, die in der Voreinstellung mit den Zeilennummern übereinstimmen. Eine spätere Teilauswahl der Zeilen (Abschn. 4.3) hebt diese Korrespondenz jedoch häufig auf.

Die Anzahl von Beobachtungsobjekten (Zeilen) und Variablen (Spalten) kann wie bei Matrizen mit den Funktionen dim(), nrow() und ncol() ausgegeben werden. Die mit length() ermittelte Länge eines Datensatzes ist die Anzahl seiner Komponenten, also Spalten.

Will man sich einen Überblick über die in einem Datensatz x gespeicherten Werte verschaffen, können die Funktionen head(x, n=⟨Anzahl⟩) und tail(x, n=⟨Anzahl⟩)

---

[10]Hervorzuheben sind etwa DAAG und HSAUR3 (Hothorn und Everitt 2020).

verwendet werden, die seine ersten bzw. letzten *n* Zeilen anzeigen. Mit `View(x)` ist es zudem möglich, ein Fenster mit dem Inhalt eines Datensatzes zu öffnen. In RStudio zeigt der *Environment*-Tab bei Datensätzen am rechten Rand ein eigenes Icon, über den der integrierte Viewer geöffnet wird.

3.8.1 Datentypen in Datensätzen

Die interne Struktur des Datensatzes kann mit `str(⟨Datensatz⟩)` erfragt werden, aus welchen Gruppierungsfaktoren und wie vielen Beobachtungen an welchen Variablen er also besteht.

```
> str(myDf1)
'data.frame': 12 obs. of 6 variables:
$ ID    : Factor w/ 12 levels "1","2","3","4",..: 1 2 3 4 5 6 ...
$ sex   : chr  "f", "m", "m", "m" ...
$ group : chr  "T", "CG", "CG", "T" ...
$ age   : int  26 30 25 34 22 24 28 35 23 29 ...
$ IQ    : num  112 122 95 102 82 113 92 90 88 81 ...
$ rating: num  1 3 5 5 2 0 3 2 3 5 ...
```

Ist gewünscht, dass ein `character` Vektor als Objekt der Klasse `factor` im Datensatz enthalten ist, so ist er vor oder nach der Zusammenstellung des Datensatzes manuell mit `factor()` zu konvertieren.

```
> fac <- factor(c("CG", "T1", "T2"))
> DV1 <- c(14, 22, 18)
> DV2 <- c("red", "blue", "blue")
> myDf2 <- data.frame(fac, DV1, DV2)
> str(myDf2)
'data.frame': 3 obs. of 3 variables:
$ fac: Factor w/ 3 levels "CG",..: 1 2 3
$ DV1: num 14 22 18
$ DV2: chr "red" "blue" "blue"
```

3.8.2 Elemente auswählen und verändern

Mit `⟨Datensatz⟩$⟨Variablenname⟩` können die Elemente der Komponente eines Datensatzes angezeigt werden (vgl. `?Extract`). Dabei muss der Name der Komponente nicht in Anführungszeichen stehen – es sei denn er enthält Leerzeichen, wie es bisweilen bei von R zurückgegebenen Objekten der Fall ist. Das von `$` zurückgegebene Objekt lässt sich direkt mit `[⟨Index⟩]` indizieren oder ändern.

```
> myDf1$rating                        # Variable rating
[1] 1 3 5 5 2 0 3 2 3 5 1 1
```

```
> myDf1$age[4]                        # Alter der 4. Person
[1] 34
```

```
> myDf1$IQ[10:12] <- c(99, 110, 89)   # ändere IQ-Werte Person 10-12
```

Zudem lassen sich Datensätze analog zu Matrizen mit dem [⟨Zeile⟩, ⟨Spalte⟩] Operator indizieren und ändern. Dabei können sowohl numerische Indizes wie auch die Namen der Variablen verwendet werden.

```
> myDf1[3, 4]                         # 3. Person, 4. Variable
[1] 25
```

```
> myDf1[4, "group"]                   # 4. Person, Variable group
[1] T
Levels: CG T WL
```

Wie bei Matrizen gilt das Weglassen eines Index unter Beibehaltung des Kommas als Anweisung, die Werte von allen Indizes der ausgelassenen Dimension anzuzeigen. Dabei ist das Argument drop=FALSE notwendig, wenn ein einspaltiges Ergebnis bei der Ausgabe weiterhin ein Datensatz sein soll. Bei der Arbeit mit Indexvektoren, um Spalten eines Datensatzes auszuwählen, ist häufig im Voraus nicht absehbar, ob letztlich nur eine oder mehrere Spalten auszugeben sind. Um inkonsistentes Verhalten zu vermeiden, empfiehlt es sich in solchen Situationen, drop=FALSE in jedem Fall zu verwenden.

```
> myDf1[2, ]                          # alle Werte der 2. Person
   ID sex  group  age   IQ  rating
2  2   m     CG   30  122       3
```

```
> myDf1[ , "age"]         # alle Elemente Variable age -> Vektor
[1] 26 30 25 34 22 24 28 35 23 29 20 21
```

```
> myDf1[1:4, "age", drop=FALSE]       # Variable als Datensatz
  age
1  26
2  30
3  25
4  34
```

3.8.3 Namen von Variablen und Beobachtungen

Die Namen der Variablen in einem Datensatz können mit names(⟨Datensatz⟩) erfragt werden.

```
> names(myDf1)
[1] "ID" "sex" "group" "age" "IQ" "rating"
```

Variablennamen lassen sich verändern, indem der entsprechende Variablenname im obigen Ergebnisvektor ausgewählt und über eine Zuweisung umbenannt wird. Dabei kann entweder die Position direkt angegeben oder durch Vergleich mit dem gesuchten Variablennamen implizit ein logischer Indexvektor verwendet werden.

```
> names(myDf1)[3]
[1] "group"
```

```
> names(myDf1)[3] <- "fac"
> names(myDf1)
[1] "ID" "sex" "fac" "age" "IQ" "rating"
```

```
> names(myDf1)[names(myDf1) == "fac"] <- "group"
> names(myDf1)
[1] "ID" "sex" "group" "age" "IQ" "rating"
```

Die Bezeichnungen der Zeilen können mit `rownames(⟨Datensatz⟩)` ausgegeben und analog zum Vorgehen bei `names()` auch geändert werden. Durch Zuweisung der leeren Menge `NULL` werden die Zeilennamen entfernt.

3.8.4 Datensätze in den Suchpfad einfügen

Die in einem Datensatz vorhandenen Variablen sind außerhalb des Datensatzes unbekannt. Enthält ein Datensatz `myDf` die Variable `var`, so kann auf diese nur mit `myDf$var`, nicht aber einfach mit `var` zugegriffen werden. Nun kann es bequem sein, die Variablennamen auch ohne das wiederholte Aufführen von `myDf$` zu verwenden. Eine temporär wirkende Möglichkeit hierzu bietet `with()`.

```
> with(data=⟨Datensatz⟩, expr=⟨R-Befehle⟩)
```

Innerhalb der unter `expr` angegebenen Befehle sind die Variablennamen des unter `data` genannten Datensatzes bekannt. Der Datensatz selbst kann innerhalb von `with()` nicht verändert, sondern nur gelesen werden.

```
> with(myDf1, tapply(IQ, group, mean))      # IQ Mittelwert pro Gruppe
   KG      T     WL
105.50 101.00  85.25
```

Demselben Zweck dient in vielen Funktionen das Argument `data=⟨Datensatz⟩`, das es erlaubt, in anderen Argumenten der Funktion Variablen von `data` zu verwenden.

```
> xtabs(~ sex + group, data=myDf1)          # gemeinsame Häufigkeiten
        group
```

```
sex  CG  T  WL
  f   1  2   0
  m   3  2   4
```

Mit `attach(⟨Datensatz⟩)` ist es möglich, einen Datensatz in Rs Suchpfad für Objekte einzufügen und die Namen seiner Variablen so auch permanent ohne wiederholtes Voranstellen von `⟨Datensatz⟩$` verfügbar zu machen.

```
> IQ[3]
Fehler: Objekt "IQ" nicht gefunden

> attach(myDf1)
> IQ[3]
[1] 95
```

Durch `attach()` werden im Workspace Kopien aller Variablen des Datensatzes angelegt. Greift man daraufhin auf eine Variable `var` ohne Nennung von `myDf$` zu, so verwendet man diese Kopie. Spätere Änderungen am Datensatz selbst schlagen sich nicht in den früher angelegten Kopien nieder, genauso wirken sich Veränderungen an den Kopien nicht auf den eigentlichen Datensatz aus. Datensätze sollten wegen dieser großen Fehlerquelle nicht synchronisierter Änderungen nicht in den Suchpfad eingefügt werden.

```
> IQ[3] <- 130                                    # Änderung der Kopie
> IQ[3]
[1] 130

> myDf1$IQ[3]                                     # Original
[1] 95
```

Mit `detach(⟨Datensatz⟩)` muss der Datensatz wieder aus dem Suchpfad entfernt werden, wenn nicht mehr auf seine Variablen zugegriffen wird.

3.9   Listen

Listen eignen sich zur Repräsentation heterogener Sammlungen von Daten und werden deshalb von vielen Funktionen genutzt, um ihr Ergebnis zurückzugeben. Sie verallgemeinern Datensätze dahingehend, dass ihre Komponenten nicht dieselbe Länge besitzen müssen. Zudem ist es möglich, dass Listen ähnlich einem Baum eine Hierarchie abbilden, da ihre Komponenten auch selbst wieder Listen sein können.

Listen werden mit dem Befehl `list(⟨Komponente1⟩, ⟨Komponente2⟩, ...)` erzeugt, wobei für jede Komponente ein (ggf. bereits bestehendes) Objekt zu nennen ist. Komponenten können Objekte jeglicher Klasse und jedes Datentyps sein. Die erste Komponente könnte also z. B. ein numerischer Vektor, die zweite ein Vektor von Zeichenketten und die dritte eine Matrix aus Wahrheitswerten sein. Die von `length(⟨Liste⟩)` ausgegebene Länge einer Liste ist die Anzahl ihrer Komponenten auf oberster Ebene. Beispiel sei eine

Liste aus zwei Komponenten. Die erste soll ein Vektor aus Zeichenketten sein, die zweite eine aus je zwei Zeilen und Spalten bestehende Matrix.

```
> (myList1 <- list(c("Lorem", "ipsum"), matrix(1:4, 2, 2)))
[[1]] [1] "Lorem" "ipsum"

[[2]]
     [,1]  [,2]
[1,]   1     3
[2,]   2     4

> length(myList1)                            # Anzahl Komponenten
[1] 2
```

3.9.1 Komponenten auswählen und verändern

Um auf eine Komponente zuzugreifen, kann der [[⟨Index⟩]] Operator benutzt werden, der als Argument die Position der zu extrahierenden Komponente in der Liste benötigt. [[⟨Index⟩]] gibt immer nur eine Komponente zurück, selbst wenn mehrere Indizes als Vektor übergeben werden (vgl. ?Extract). Die erste Komponente einer Liste kann also so ausgelesen werden:

```
> myList1[[1]]
[1] "Lorem" "ipsum"
```

Einzelne Elemente einer aus mehreren Werten bestehenden Komponente können auch direkt abgefragt werden, etwa das Element in der ersten Zeile und zweiten Spalte der Matrix, die ihrerseits die zweite Komponente der Liste ist. Dazu wird der für Matrizen genutzte [⟨Zeile⟩, ⟨Spalte⟩] Operator an den Listenindex [[⟨Index⟩]] angehängt, weil die Auswertung des Befehls myList1[[2]] zuerst erfolgt und die im zweiten Schritt zu indizierende Matrix zurückliefert:

```
> myList1[[2]][1, 2]
[1] 3
```

Wie auch bei Datensätzen können die Komponenten einer Liste benannt sein und mittels ⟨Liste⟩[["⟨Variablenname⟩"]] oder über ⟨Liste⟩$⟨Variablenname⟩ ausgewählt werden.

```
> (myList2 <- list(numvec=1:5, word="dolor"))    # benannte Komponenten
$numvec [1] 1 2 3 4 5

$word [1] "dolor"

> myList2[["word"]]
[1] "dolor"
```

```
> myList2$numvec
[1] 1 2 3 4 5
```

Welche Namen die Komponenten einer Liste tragen, erfährt man mit names(⟨Liste⟩).

```
> mat       <- cbind(1:10, sample(-10:10, 10, replace=FALSE))
> retList <- cov.wt(mat, method="ML")  # unkorrigierte Kovarianzmatrix
> names(retList)                       # Komponenten der Liste
[1] "cov" "center" "n.obs"

> retList$cov                          # Komponente cov - Kovarianzmatrix
      [,1]   [,2]
[1,] 8.25   6.20
[2,] 6.20  28.44
```

3.9.2   Komponenten hinzufügen und entfernen

Auf dieselbe Weise, wie sich die Komponenten einer Liste anzeigen lassen, können auch
weitere Komponenten zu einer bestehenden Liste hinzugefügt werden.

```
> myList1[[3]]             <- LETTERS[1:5]   # 1. neue Komponente
> myList1[["neuKomp2"]]  <- letters[1:5]   # 2. neue Komponente
> myList1$neuKomp3        <- 100:105       # 3. neue Komponente
> myList1
[[1]]
[1] "Lorem" "ipsum"

[[2]]
     [,1] [,2]
[1,]   1    3
[2,]   2    4

[[3]]
[1] "A" "B" "C" "D" "E"

$neuKomp2
[1] "a" "b" "c" "d" "e"

$neuKomp3
[1] 100 101 102 103 104 105
```

Um die Komponenten mehrerer Listen zu einer Liste zu verbinden, eignet sich wie bei
Vektoren c(⟨Liste1⟩, ⟨Liste2⟩, ...).

```
> myListJoin <- c(myList1, myList2)       # verbinde Listen
```

Komponenten einer Liste werden wie in Datensätzen gelöscht.

```
myList1$neuKomp3 <- NULL                    # lösche Komponente
```

3.10 Häufigkeiten bestimmen

Bei der Analyse kategorialer Variablen sind oft die Auftretenshäufigkeiten der Kategorien auszuwerten. Wird nur eine Variable betrachtet, ergeben sich einfache Häufigkeitstabellen, bei mehreren Variablen mehrdimensionale Kontingenztafeln der gemeinsamen Häufigkeiten.

3.10.1 Einfache Tabellen absoluter und relativer Häufigkeiten

Eine Tabelle der absoluten Häufigkeiten von Variablenwerten erstellt xtabs().

```
xtabs(formula=⟨Modellformel⟩, data=⟨Datensatz⟩)
```

Im ersten Argument wird eine *Modellformel* erwartet (Abschn. 6.1). Hier ist dabei rechts der ~ der Faktor zu nennen, von dessen Stufen die Häufigkeiten gezählt werden sollen. Eine links der ~ genannte Variable wird als Vektor von Häufigkeiten interpretiert, die pro Stufenkombination der rechts von der ~ genannten Faktoren zu addieren sind. Stammen die in der Modellformel genannten Variablen aus einem Datensatz, ist dieser unter data zu nennen. Das Ergebnis ist eine Übersicht über die Auftretenshäufigkeit jeder vorkommenden Ausprägung. Dabei werden fehlende Werte ignoriert, sofern nicht die Option addNA=TRUE gesetzt ist.

```
> (myLetters <- sample(LETTERS[1:5], 12, replace=TRUE))
 [1] "C" "D" "A" "D" "E" "D" "C" "E" "E" "B" "E" "E"

> (tab <- xtabs(~ myLetters))
myLetters
A B C D E
1 1 2 3 5
```

In der oberen Zeile der Ausgabe sind die Ausprägungen der Variable, in der unteren Zeile die jeweils zugehörigen Auftretenshäufigkeiten aufgeführt. Eindimensionale Häufigkeitstabellen verhalten sich wie Vektoren mit benannten Elementen, wobei die Benennungen den vorhandenen Ausprägungen der Variable entsprechen. Die Ausprägungen lassen sich mit names(⟨Tabelle⟩) separat ausgeben.

```
> names(tab)
[1] "A" "B" "C" "D" "E"

> tab["B"]
```

```
B
1
```

Relative Häufigkeiten erhält man mit der Funktion `proportions(⟨Tabelle⟩)`, welche als Argument eine Tabelle der absoluten Häufigkeiten erwartet und die relativen Häufigkeiten ausgibt. Durch Anwendung von `cumsum()` auf das Ergebnis erhält man die kumulierten relativen Häufigkeiten.

```
> (relFreq <- proportions(tab))
myLetters
         A          B          C          D          E
0.08333333 0.08333333 0.16666667 0.25000000 0.41666667

> cumsum(relFreq)                    # kumulierte relative Häufigkeiten
         A          B          C          D          E
0.08333333 0.16666667 0.33333333 0.58333333 1.00000000
```

Kommen mögliche Variablenwerte in einem Vektor nicht vor, so tauchen sie auch in einer mit `xtabs()` erstellten Häufigkeitstabelle nicht als ausgezählte Kategorie auf. Um deutlich zu machen, dass Variablen außer den tatsächlich vorhandenen Ausprägungen potentiell auch weitere Werte annehmen, können die Daten vorab in einen Faktor umgewandelt werden. Dem Faktor lässt sich dann der nicht auftretende, aber prinzipiell mögliche Wert als weitere Stufe hinzufügen.

```
# erstelle Faktor und füge dabei neue mögliche Stufe "Q" hinzu
> letFac <- factor(myLetters, levels=c(LETTERS[1:5], "Q"))
> letFac
[1] C D A D E D C E E B E E
Levels: A B C D E Q

> xtabs(~ letFac)                    # Q wird mit ausgezählt
letFac
A B C D E Q
1 1 2 3 5 0
```

3.10.2 Absolute, relative und bedingte relative Häufigkeiten in Kreuztabellen

Statt die Häufigkeiten der Werte nur einer einzelnen Variable zu ermitteln, können mit `xtabs(~⟨Faktor1⟩ + ⟨Faktor2⟩ + ...)` auch mehrdimensionale Kontingenztafeln erstellt werden. Die Elemente der Faktoren an gleicher Position werden als denselben Beobachtungsobjekten zugehörig interpretiert. Das erste Element von ⟨Faktor1⟩ bezieht sich also auf dieselbe Beobachtung wie das erste Element von ⟨Faktor2⟩, usw. Das Ergebnis ist eine Kreuztabelle mit den gemeinsamen absoluten Häufigkeiten der Merkmale, wobei die Ausprägungen des ersten Faktors in den Zeilen stehen.

Als Beispiel sollen Personen betrachtet werden, die nach ihrem Geschlecht und dem Ort ihres Arbeitsplatzes unterschieden werden. An diesen Personen sei weiterhin eine Variable erhoben worden, die die absolute Häufigkeit eines bestimmten Ereignisses codiert.

```
> N      <- 10
> (work <- factor(sample(c("home", "office"), N, replace=TRUE)))
[1] home office office home home office office office office office
Levels: home office

> (sex <- factor(sample(c("f", "m"), N, replace=TRUE)))
[1] f m f m m f m f m m
Levels: f m

> (counts <- sample(0:5, N, replace=TRUE))
[1] 0 3 3 1 1 1 3 5 2 4

# gemeinsame absolute Häufigkeiten von Geschlecht und Arbeitsplatz
> (absFreq <- xtabs(~ sex + work))
        work
sex   home  office
   f     1      3
   m     2      4


# Summe counts pro Stufenkombination von sex und work
> xtabs(counts ~ sex + work)
        work
sex   home  office
   f     0      9
   m     2     12
```

Um relative Häufigkeiten auf Basis von Kreuztabellen absoluter Häufigkeiten zu ermitteln, eignet sich die Funktion proportions(). Für bedingte relative Häufigkeiten besitzt sie ein zweites Argument margin=⟨Nummer⟩, an das etwa 1 zur Bestimmung der auf die Zeilen bezogenen bedingten relativen Häufigkeiten übergeben werden kann. Jede Zeile der Tabelle relativer Häufigkeiten wird dann durch die zugehörige Zeilensumme dividiert. Mit margin=2 erhält man analog die auf die Spalten bezogenen bedingten relativen Häufig-keiten.

```
> (relFreq <- proportions(absFreq))        # relative Häufigkeiten
        work
sex   home  office
   f    0.1    0.3
   m    0.2    0.4


# auf Spalten bedingte relative Häufigkeiten
> proportions(absFreq, margin=2)
                work
```

```
sex      home     office
  f   0.3333333  0.4285714
  m   0.6666667  0.5714286
```

Um Häufigkeitsauszählungen für mehr als zwei Variablen zu berechnen, können beim Aufruf von xtabs() weitere Faktoren durch + getrennt hinzugefügt werden. Die Ausgabe verhält sich dann wie eine verallgemeinerte Matrix. Hierbei werden etwa im Fall von drei Variablen so viele zweidimensionale Kreuztabellen ausgegeben, wie Stufen der dritten Variable vorhanden sind. Soll dagegen auch in diesem Fall eine einzelne Kreuztabelle mit verschachteltem Aufbau erzeugt werden, ist ftable() zu nutzen.

```
ftable(x, row.vars=NULL, col.vars=NULL)
```

Unter x kann entweder eine bereits mit xtabs() erzeugte Kreuztabelle eingetragen werden, oder aber eine durch Komma getrennte Reihe von Faktoren bzw. von Objekten, die sich als Faktor interpretieren lassen. Die Argumente row.vars und col.vars kontrollieren, welche Variablen in den Zeilen und welche in den Spalten angeordnet werden. Beide Argumente akzeptieren numerische Vektoren mit den Nummern der entsprechenden Variablen, oder aber Vektoren aus Zeichenketten, die den Namen der Faktoren entsprechen.

```
> (group <- factor(sample(c("A", "B"), 10, replace=TRUE)))
[1] B B A B A B A B A A
Levels: A B

> ftable(work,sex,group, row.vars="work", col.vars=c("sex","group"))
         sex     f        m
       group  A  B     A  B
work
home           0  1     1  1
office         1  2     3  1
```

3.10.3 Randkennwerte von Kreuztabellen

Um Randsummen, Randmittelwerte oder ähnliche Kennwerte für eine Kreuztabelle zu berechnen, können alle für Matrizen vorgestellten Funktionen verwendet werden, insbesondere apply(), aber etwa auch rowSums() und colSums() sowie rowMeans() und colMeans().

```
# Zeilensummen
> apply(xtabs(~ sex + work, data=persons), MARGIN=1, FUN=sum)
f  m
4  6

# Spaltenmittel
> colMeans(xtabs(~ sex + work, data=persons))
```

```
home   office
 1.5     3.5
```

`addmargins()` berechnet beliebige Randkennwerte für eine Kreuztabelle A entsprechend der mit dem Argument `FUN` bezeichneten Funktion (Voreinstellung ist `sum` für Randsummen). Die Funktion operiert separat über jeder der mit dem Vektor `margin` bezeichneten Dimensionen.

```
addmargins(A=⟨Tabelle⟩, margin=⟨Vektor⟩, FUN=⟨Funktion⟩)
```

Die Ergebnisse der Anwendung von `FUN` werden A in der Ausgabe als weitere Zeile und Spalte hinzugefügt.

```
> addmargins(xtabs(~ sex + work, data=persons), c(1, 2), FUN=mean)
          work
  sex  home  office  mean
    f   1.0     3.0   2.0
    m   2.0     4.0   3.0
 mean   1.5     3.5   2.5
```

3.11   Codierung, Identifikation und Behandlung fehlender Werte

Empirische Datensätze besitzen häufig zunächst keine zufriedenstellende Qualität, etwa durch Fehler in der Eingabe von Werten, Ausreißer (Abschn. 7.7.1) oder durch unvollständige Daten – wenn also nicht für alle Beobachtungsobjekte Werte von allen erhobenen Variablen vorliegen. So können etwa Personen die Auskunft bzgl. bestimmter Fragen verweigern oder Aufgaben übersehen.

Neben den im Folgenden beschriebenen Methoden zur Behandlung fehlender Werte existieren auch andere Versuche, mit diesem Problem umzugehen. Das als *multiple Imputation* bezeichnete Verfahren ersetzt fehlende Werte durch solche Zahlen, die unter Berücksichtigung bestimmter Rahmenbedingungen generiert wurden und dabei Eigenschaften der tatsächlich vorhandenen Daten berücksichtigen. Multiple Imputation wird in R u. a. durch die Pakete `mice` (van Buuren und Groothuis-Oudshoorn 2011) und `Amelia` (Honaker et al. 2011) unterstützt. Für weitere vgl. den Abschnitt *Official Statistics & Survey Methodology* der CRAN Task Views (Templ 2020).

3.11.1 Fehlende Werte codieren und ihr Vorhandensein prüfen

Wenn ein Datensatz eingegeben wird und fehlende Werte vorliegen, so dürfen diese nicht einfach weggelassen, sondern müssen mit der Konstante `NA` (not available) codiert werden – auch bei `character` Vektoren ist sie nicht in Anführungszeichen zu setzen.

```
> (vec1 <- c(10, 20, NA, 40, 50, NA))
```

```
[1] 10 20 NA 40 50 NA

> length(vec1)
[1] 6
```

Ob in einem Vektor fehlende Werte vorhanden sind, wird mit der Funktion is.na(⟨Vektor⟩) ermittelt.[11] Sie gibt einen logischen Vektor aus, der für jede Position angibt, ob das Element ein fehlender Wert ist. Im Fall einer Datenmatrix liefert is.na() eine Matrix aus Wahrheitswerten, die für jedes Matrixelement angibt, ob es sich um einen fehlenden Wert handelt.

```
> is.na(vec1)
[1] FALSE FALSE TRUE FALSE FALSE TRUE

> vec2    <- c(NA, 7, 9, 10, 1, 8)
> (matNA <- rbind(vec1, vec2))
      [,1]  [,2]  [,3]  [,4]  [,5]  [,6]
vec1   10    20    NA    40    50    NA
vec2   NA     7     9    10     1     8

> is.na(matNA)
       [,1]   [,2]   [,3]   [,4]   [,5]   [,6]
vec1  FALSE  FALSE   TRUE  FALSE  FALSE   TRUE
vec2   TRUE  FALSE  FALSE  FALSE  FALSE  FALSE
```

Bei einem großen Datensatz ist es mühselig, die Ausgabe von is.na() manuell nach TRUE Werten zu durchsuchen. Daher bietet sich any() an, um zu erfahren, ob überhaupt fehlende Werte vorliegen, sum(), um deren Anzahl und which(), um deren Position zu ermitteln.

```
> any(is.na(vec1))              # gibt es fehlende Werte?
[1] TRUE

> sum(is.na(vec1))              # wie viele?
[1] 2

> which(is.na(vec1))            # an welcher Position im Vektor?
[1] 3 6
```

3.11.2 Fehlende Werte ersetzen und umcodieren

Fehlende Werte werden bei der Dateneingabe in anderen Programmen oft mit Zahlen codiert, die keine mögliche Ausprägung einer Variable sind, z.B. mit 999. Bisweilen ist diese

---

[11]Der Operator == eignet sich nicht zur Prüfung auf fehlende Werte, da das Ergebnis von ⟨Wert⟩ == NA selbst NA ist.

Codierung auch nicht einheitlich, sondern verwendet verschiedene Zahlen, etwa wenn Daten aus unterschiedlichen Quellen zusammengeführt werden. Bei der Verarbeitung von aus anderen Programmen übernommenen Datensätzen in R muss die Codierung fehlender Werte also ggf. angepasst werden (Abschn. 2.3).

Die Identifikation der zu ersetzenden Werte kann über ⟨Vektor⟩ %in% ⟨Menge⟩ erfolgen, wobei ⟨Menge⟩ ein Vektor mit allen Werten ist, die als fehlend gelten sollen (Abschn. 3.4.3). Der damit erzeugte Indexvektor lässt sich direkt an das Ergebnis von is.na() zuweisen, wodurch die zugehörigen Elemente auf NA gesetzt werden. Das Vorgehen bei Matrizen ist analog.

```
# fehlende Werte sind zunächst mit -999 und 999 codiert
> vec <- c(30, 25, 23, 21, -999, 999)   # Vektor mit fehlenden Werten
> is.na(vec) <- vec %in% c(-999, 999)   # ersetze Missings durch NA
> vec
[1] 30 25 23 21 NA NA

# Matrix mit fehlenden Werten
> mat <- matrix(c(30, 25, 23, 21, -999, 999), nrow=2, ncol=3)
> is.na(mat) <- mat %in% c(-999, 999)   # ersetze Missings durch NA
> mat
     [,1]  [,2]  [,3]
[1,]   30    23    NA
[2,]   25    21    NA
```

3.11.3 Behandlung fehlender Werte bei der Berechnung einfacher Kennwerte

Wenn in einem Vektor oder einer Matrix fehlende Werte vorhanden sind, muss Funktionen zur Berechnung statistischer Kennwerte über ein Argument angegeben werden, wie mit ihnen zu verfahren ist. Andernfalls kann der Kennwert nicht berechnet werden, und das Ergebnis der Funktion ist seinerseits NA. Allerdings können NA Einträge zunächst manuell entfernt werden, ehe die Daten an eine Funktion übergeben werden. Zu diesem Zweck existiert die Funktion na.omit(⟨Vektor⟩), die das übergebene Objekt um fehlende Werte bereinigt.

```
> na.omit(vec)              # entferne NA Elemente
[1] 30 25 23 21
```

```
> sd(na.omit(vec))          # um NA bereinigten Vektor übergeben
[1] 3.86221
```

Die Behandlung fehlender Werte lässt sich in vielen Funktionen auch direkt über das Argument na.rm steuern. In der Voreinstellung FALSE sorgt es dafür, dass fehlende Werte nicht stillschweigend bei der Berechnung des Kennwertes ausgelassen werden, sondern das

Ergebnis NA ist. Soll der Kennwert dagegen auf Basis der vorhandenen Werte berechnet werden, muss das Argument na.rm=TRUE gesetzt werden.

```
> sum(vec)
[1] NA
```

```
> sum(vec, na.rm=TRUE)            # entferne zunächst NA Elemente
[1] 99
```

```
# übergebe na.rm=TRUE an mean()
> apply(matNA, MARGIN=1, FUN=mean, na.rm=TRUE)
vec1 vec2
  30    7
```

Auf die dargestellte Weise lassen sich fehlende Werte u.a. in den Funktionen sum(), prod(), range(), mean(), median(), quantile(), var() und sd() behandeln.

3.11.4 Behandlung fehlender Werte in Matrizen

Bei den Funktionen cov() und cor() stehen zur Behandlung fehlender Werte der *zeilenweise* und *paarweise* Fallausschluss zur Verfügung, die bei der Kovarianz bzw. Korrelation zweier Variablen zum selben Ergebnis führen.

Zeilenweiser (fallweiser) Fallausschluss

Beim zeilenweisen Fallausschluss werden vor der Berechnung von Kovarianz bzw. Korrelation die Zeilen einer Datenmatrix komplett entfernt, bei denen mindestens ein NA auftaucht. Weil eine Matrixzeile oft allen an einem Beobachtungsobjekt erhobenen Daten entspricht, wird dies auch als fallweiser Fallausschluss bezeichnet. na.omit(⟨Matrix⟩) bereinigt eine Matrix mit fehlenden Werten um Zeilen, in denen NA Einträge auftauchen. Die Indizes der dabei ausgeschlossenen Zeilen werden der ausgegebenen Matrix als Attribut hinzugefügt. Mit der so gebildeten Matrix fließen im Beispiel die Zeilen 1 und 2 nicht mit in Berechnungen ein.

```
> ageNA   <- c(18, NA, 27, 22)
> DV1     <- c(NA, 1, 5, -3)
> DV2     <- c(9, 4, 2, 7)
> (matNA <- cbind(ageNA, DV1, DV2))
     ageNA DV1 DV2
[1,]    18  NA   9
[2,]    NA   1   4
[3,]    27   5   2
[4,]    22  -3   7
```

```
> na.omit(matNA)                    # Zeilen mit NA entfernen
```

```
        ageNA  DV1   DV2
[1,]     27    5     2
[2,]     22   -3     7

attr(,"na.action")
[1] 2 1

attr(,"class")
[1] "omit"

> colMeans(na.omit(matNA))                # Berechnung ohne NAs
ageNA DV1   DV2
 24.5 1.0   4.5
```

Bei den Funktionen `cov()` und `cor()` bewirkt das Argument `use="complete.obs"` den fallweisen Ausschluss fehlender Werte. Seine Verwendung hat denselben Effekt wie die vorherige Reduktion der Matrix um Zeilen, in denen fehlende Werte auftauchen.

```
> cov(matNA, use="complete.obs")
        age   DV1    DV2
age    12.5    20  -12.5
DV1    20.0    32  -20.0
DV2   -12.5   -20   12.5
```

Paarweiser Fallausschluss

Der paarweise Fallausschluss unterscheidet sich erst bei der Berechnung von Kovarianz- bzw. Korrelationsmatrizen für mehr als zwei Variablen vom fallweisen Ausschluss. Beim paarweisen Fallausschluss werden die Werte einer auch NA beinhaltenden Matrixzeile soweit als möglich in Berechnungen berücksichtigt, die Zeile wird also nicht vollständig ausgeschlossen. Welche Werte einer Zeile Verwendung finden, hängt von der konkreten Auswertung ab. Der paarweise Fallausschluss wird im Fall der Berechnung der Summe oder des Mittelwertes über Zeilen oder Spalten mit dem Argument `na.rm=TRUE` realisiert, das alle Werte außer NA einfließen lässt.

```
> rowMeans(matNA)
[1] NA NA 11.333333 8.666667

> rowMeans(matNA, na.rm=TRUE)
[1] 13.500000 2.500000 11.333333 8.666667
```

Bei der Berechnung von Kovarianz- und Korrelation mit `cov()` und `cor()` bewirkt das Argument `use="pairwise.complete.obs"` den paarweisen Ausschluss fehlender Werte. Es wird dann bei der Berechnung jeder Kovarianz pro Zeile geprüft, ob in den zugehörigen beiden Spalten ein gültiges Wertepaar existiert und dieses ggf. verwendet. Anders als beim fallweisen Ausschluss geschieht dies also auch dann, wenn in derselben

Zeile Werte anderer Variablen fehlen, dies für die zu berechnende Kovarianz aber irrelevant ist.[12]

Angewendet auf die Daten in matNA bedeutet das beispielsweise, dass beim fallweisen Ausschluss das von Person 1 gelieferte Wertepaar nicht in die Berechnung der Kovarianz von ageNA und DV2 einfließt, weil der Wert für DV1 bei dieser Person fehlt. Beim paarweisen Ausschluss werden diese Werte dagegen berücksichtigt. Lediglich bei der Berechnung der Kovarianz von DV1 und DV2 werden keine Daten der ersten Person verwendet, weil ein Wert für DV1 von ihr fehlt.

```
> cov(matNA, use="pairwise.complete.obs")
          ageNA  DV1        DV2
ageNA  20.33333   20  -16.000000
  DV1  20.00000   16  -10.000000
  DV2 -16.00000  -10    9.666667
```

3.11.5 Behandlung fehlender Werte beim Sortieren von Daten

Beim Sortieren von Daten mit sort() und order() wird die Behandlung fehlender Werte mit dem Argument na.last kontrolliert, das auf NA, TRUE oder FALSE gesetzt werden kann. Bei sort() ist na.last per Voreinstellung auf NA gesetzt und sorgt so dafür, dass fehlende Werte entfernt werden. Bei order() ist die Voreinstellung TRUE, wodurch fehlende Werte ans Ende platziert werden. Auf FALSE gesetzt bewirkt na.last die Platzierung fehlender Werte am Anfang.

3.11.6 Behandlung fehlender Werte in inferenzstatistischen Tests

Viele Funktionen zur Berechnung statistischer Tests besitzen das Argument na.action, das festlegt, wie mit fehlenden Werten zu verfahren ist. Mögliche Werte sind u. a. die Namen der Funktionen na.omit() und na.fail(), die sich auch direkt auf Daten anwenden lassen. Die Voreinstellung na.omit bewirkt den fallweisen Ausschluss, mit na.fail wird die Auswertung bei fehlenden Werten abgebrochen und eine Fehlermeldung ausgegeben. Global kann dieses Verhalten mit options(na.action="⟨Wert⟩") geändert werden (vgl. ?na.action). Generell empfiehlt es sich, Daten außerhalb von Auswertungsfunktionen um fehlende Werte zu bereinigen, bzw. sie mit Techniken der multiplen Imputation zu vervollständigen. So lässt sich die Konsistenz bzgl. der in einzelne Auswertungen eingeflossenen Fälle sichern.

---

[12]Eine so ermittelte Matrix kann auch nicht positiv semidefinit sein, und ist dann keine Kovarianzmatrix bzw. Korrelationsmatrix im engeren Sinne.

3.12   Zeichenketten verarbeiten

Zeichenketten tauchen bei der Auswertung von Daten z. B. als Bezeichnungen für Variablen oder Gruppen auf. Vor allem bei der Aufbereitung eines Rohdatensatzes ist es hilfreich, sie flexibel erstellen und manipulieren zu können.[13]

3.12.1 Zeichenketten erstellen und ausgeben

Die einfachste Möglichkeit zum Erstellen eigener Zeichenketten ist ihre manuelle Eingabe auf der Konsole oder im Editor. Für Vektoren von Zeichenketten ist dabei zu beachten, dass `length()` jede Zeichenkette als ein Element betrachtet. Dagegen gibt `nchar("⟨Zeichenkette⟩")` die Wortlänge jedes Elements an, aus wie vielen einzelnen Zeichen jede Zeichenkette des Vektors also besteht.

```
> nchar(c("A", "BC", "DEF"))
[1] 1 2 3
```

Die Methode, Zeichenketten manuell in Vektoren zu erstellen, stößt dort schnell an ihre Grenzen, wo sie von Berechnungen abhängen sollen oder viele Zeichenketten nach demselben Muster erzeugt werden müssen. Die Funktion `paste()` ist hier eine geeignete Alternative. Mit ihr lassen sich Zeichenketten mit einem bestimmten Aufbau erzeugen, indem verschiedene Komponenten aneinandergehängt werden, die etwa aus einem gemeinsamen Präfix und unterschiedlicher laufender Nummer bestehen können.

```
paste(⟨Objekt1⟩, ⟨Objekt2⟩, ..., sep=" ", collapse=NULL)
```

Die ersten Argumente von `paste()` sind Objekte, deren Elemente jeweils die Bestandteile der zu erstellenden Zeichenketten ausmachen und zu diesem Zweck aneinandergefügt werden. Das erste Element des ersten Objekts wird dazu mit den ersten Elementen der weiteren Objekte verbunden, ebenso die jeweils zweiten und folgenden Elemente. Das Argument `sep` kontrolliert, welche Zeichen jeweils zwischen Elementen aufeinander folgender Objekte einzufügen sind – in der Voreinstellung ist dies das Leerzeichen. In der Voreinstellung `collapse=NULL` ist das Ergebnis ein Vektor aus Zeichenketten, wobei jedes seiner Elemente aus der Kombination jeweils eines Elements aus jedem übergebenen Objekt besteht. Hierbei werden unterschiedlich lange Vektoren ggf. zyklisch verlängert (Abschn. 3.4.4). Wird stattdessen für `collapse` eine Zeichenfolge übergeben, ist das Ergebnis eine einzelne Zeichenkette, deren Bestandteile durch diese Zeichenfolge getrennt sind.

```
> paste("group", LETTERS[1:5], sep="_")
[1] "group_A" "group_B" "group_C" "group_D" "group_E"
```

---

[13]Das Paket `stringr` (Wickham 2019b) stellt für viele der im Folgenden aufgeführten Funktionen Alternativen bereit, die den Umgang mit Zeichenketten erleichtern und konsistenter gestalten sollen.

```
> paste(1:5, letters[1:5], sep=".", collapse=" ")
[1] "1.a 2.b 3.c 4.d 5.e"
```

Eine Abkürzung für die häufig benutzte Variante `paste(..., sep="")` ist `paste0()`.

3.12.2 Zeichenketten manipulieren

Aus Zeichenketten lassen sich mit `substring()` konsekutive Teilfolgen von Zeichen extrahieren.

```
substring(text="⟨Zeichenkette⟩", first=⟨Beginn⟩, last=⟨Ende⟩)
```

Aus den Elementen des für `text` angegebenen Vektors von Zeichenketten wird jeweils jene Zeichenfolge extrahiert, die beim Buchstaben an der Stelle `first` beginnt und mit dem Buchstaben an der Stelle `last` endet. Sollte eine Zeichenkette weniger als `first` oder `last` Buchstaben umfassen, werden nur so viele ausgegeben, wie tatsächlich vorhanden sind – ggf. eine leere Zeichenkette.

```
> substring(c("ABCDEF", "GHIJK", "LMNO", "PQR"), first=4, last=5)
[1] "DE" "JK" "O" ""
```

`strsplit()` zerlegt einzelne Zeichenkette in mehrere Teile.

```
strsplit(x="⟨Zeichenkette⟩", split="⟨Zeichenkette⟩", fixed=FALSE)
```

Die Elemente des für `x` übergebenen Vektors werden dafür nach Vorkommen der unter `split` genannten Zeichenkette durchsucht, die als Trennzeichen interpretiert wird. Die Zeichenfolgen links und rechts von `split` machen die Komponenten der Ausgabe aus, die aus einer Liste von Vektoren von Zeichenketten besteht – eine Komponente für jedes Element des Vektors von Zeichenketten x (Abschn. 3.9). In der Voreinstellung `split=NULL` werden die Elemente von x in einzelne Zeichen zerlegt. Die Funktion `strsplit()` ist damit die Umkehrung von `paste()`. Das Argument `fixed` bestimmt, ob `split` im Sinne eines *regulären Ausdrucks* interpretiert werden soll (Voreinstellung `FALSE`, Abschn. 3.12.3) oder als exakt die übergebene Zeichenfolge selbst (`TRUE`).

```
> strsplit(c("abc_def_ghi", "jkl_mno"), split="_")
[[1]] [1] "abc" "def" "ghi"

[[2]] [1] "jkl" "mno"

> strsplit("Xylophon", split=NULL)
[[1]] [1] "X" "y" "l" "o" "p" "h" "o" "n"
```

3.12.3 Zeichenfolgen finden

Die Suche nach bestimmten Zeichenfolgen innerhalb von Zeichenketten ist mit der Funktion grep() möglich. Sie ähnelt dem gleichlautenden POSIX-Befehl Unix-artiger Betriebssysteme.

```
grep(pattern="⟨Suchmuster⟩", x="⟨Zeichenkette⟩")
```

Unter pattern ist ein Muster anzugeben, das die zu suchende Zeichenfolge definiert. Obwohl hier auch einfach eine bestimmte Zeichenfolge übergeben werden kann, liegt die Besonderheit darin, dass pattern reguläre Ausdrücke akzeptiert. Mit regulären Ausdrücken lassen sich auch Muster von Zeichenfolgen charakterisieren wie „ein A gefolgt von einem B oder C und einem Leerzeichen": "A[BC][[:blank:]]" (vgl. ?regex sowie Goyvaerts und Levithan (2012) und speziell für die Anwendung in R Spector (2008)). Der zu durchsuchende Vektor von Zeichenketten wird unter x genannt.

Die Ausgabe besteht aus einem Vektor von Indizes derjenigen Elemente von x, die das gesuchte Muster enthalten. Alternativ gibt die ansonsten genauso zu verwendende Funktion grepl() einen logischen Indexvektor aus, der für jedes Element von x angibt, ob es pattern enthält.

```
> grep("A[BC][[:blank:]]",  c("AB ", "AB", "AC ", "A "))
[1] 1 3

> grepl("A[BC][[:blank:]]", c("AB ", "AB", "AC ", "A "))
[1] TRUE FALSE TRUE FALSE
```

Um mit Hilfe von regulären Ausdrücken definierte Zeichenfolgen nicht nur finden, sondern später auch aus Zeichenketten entfernen zu können (s. u.), ist neben der Information, *ob* eine Zeichenkette die gesuchte Zeichenfolge enthält, auch die Information notwendig, an welcher Stelle sie ggf. auftaucht. Dies lässt sich mit regexpr() ermitteln.

```
regexpr(pattern="⟨Suchmuster⟩", text="⟨Zeichenkette⟩")
```

Die Argumente pattern und text haben jeweils dieselbe Bedeutung wie pattern und x von grep(). Das Ergebnis ist ein numerischer Vektor mit so vielen Elementen wie jene von text. Enthält ein Element von text das Suchmuster nicht, ist das Ergebnis an dieser Stelle −1. Andernfalls ist das Ergebnis die erste Stelle des zugehörigen Elements von text, an der das gefundene Suchmuster dort beginnt. Der ausgegebene numerische Vektor besitzt weiterhin das Attribut match.length, das seinerseits ein numerischer Vektor ist und codiert, wie viele Zeichen die Zeichenfolge umfasst, auf die das Suchmuster zutrifft. Auch hier steht die −1 für den Fall, dass sich das Suchmuster nicht in der Zeichenkette findet. Das Ergebnis eignet sich besonders, um mit der Funktion regmatches() weiterverarbeitet zu werden, die die Fundstellen extrahiert.

```
> pat    <- "[[:upper:]]+"        # suche nach Großbuchstaben
> txt    <- c("abcDEFG", "ABCdefg", "abcdefg")
```

```
> (start <- regexpr(pat, txt))        # Start und Länge der Fundstellen
[1] 4 1 -1

attr(,"match.length")
[1] 4 3 -1

> regmatches(txt, start)              # extrahiere Fundstellen
[1] "DEFG" "ABC" ""
```

Im Unterschied zu `regexpr()` berücksichtigt die ansonsten gleich zu verwendende Funktion `gregexpr()` nicht nur das erste Auftreten von `pattern` in `text`, sondern auch ggf. spätere. Die Ausgabe ist eine Liste mit so vielen Komponenten, wie `text` Elemente besitzt.

Da die Syntax regulärer Ausdrücke recht komplex ist, kann bereits die Suche nach einfachen Mustern Schwierigkeiten bereiten. Eine Vereinfachung bietet die Funktion `glob2rx()`, mit der Muster von Zeichenfolgen mit Hilfe gebräuchlicherer Platzhalter (*Wildcards*, *Globbing*-Muster) beschrieben und in einen regulären Ausdruck umgewandelt werden können. So steht z. B. der Platzhalter ? für ein beliebiges einzelnes Zeichen, * für eine beliebige Zeichenkette.

```
glob2rx("(Muster mit Platzhaltern)")
```

Die Funktion akzeptiert einen Vektor, dessen Elemente Zeichenfolgen aus Buchstaben und Platzhaltern sind. Die Ausgabe besteht aus einem Vektor mit regulären Ausdrücken, wie sie z. B. in der Funktion `grep()` angewendet werden können.

```
> glob2rx("asdf*.txt")   # Namen, die mit asdf beginnen und .txt enden
[1] "^asdf.*\\.txt$"
```

3.12.4 Zeichenfolgen ersetzen

Wenn in Zeichenketten nach bestimmten Zeichenfolgen gesucht wird, dann häufig, um sie durch andere zu ersetzen. Dies ist etwa möglich, indem dem Ergebnis von `substring()` ein passender Vektor von Zeichenketten zugewiesen wird – dessen Elemente ersetzen dann die durch `first` und `last` begrenzten Zeichenfolgen in den Elementen von `text`. Dabei ist es notwendig, dass für `text` ein bereits bestehendes Objekt übergeben wird, das dann der Änderung unterliegt.

```
> charVec <- c("ABCDEF", "GHIJK", "LMNO", "PQR")
> substring(charVec, 4, 5) <- c("..", "xx", "++", "**")
> charVec
[1] "ABC..F" "GHIxx" "LMN+" "PQR"
```

Auch die Funktionen `sub()` und `gsub()` dienen dem Zweck, durch ein Muster definierte Zeichenfolgen innerhalb von Zeichenketten auszutauschen.

```
sub(pattern="⟨Muster⟩", replacement="⟨Ersatz⟩", x="⟨Zeichenkette⟩")
```

Für `pattern` kann ein regulärer Ausdruck übergeben werden, dessen Vorkommen in den Elementen von `x` durch die unter `replacement` genannte Zeichenfolge ersetzt werden. Wenn `pattern` in einem Element von `x` mehrfach vorkommt, wird es nur beim ersten Auftreten ersetzt.

```
> sub("em", "XX", "Lorem ipsum dolor sit Lorem ipsum")
[1] "LorXX ipsum dolor sit Lorem ipsum"
```

Im Unterschied zu `sub()` ersetzt die ansonsten gleich zu verwendende `gsub()` Funktion `pattern` nicht nur beim ersten Auftreten in `x` durch `replacement`, sondern überall.

```
> gsub("em", "XX", "Lorem ipsum dolor sit Lorem ipsum")
[1] "LorXX ipsum dolor sit LorXX ipsum"
```

3.13 Datum und Uhrzeit

Insbesondere bei der Analyse von Zeitreihen[14] ist es sinnvoll, Zeit- und Datumsangaben in einer Form zu speichern, die es erlaubt, solche Werte in natürlicher Art für Berechnungen zu nutzen – etwa um über die Differenz zweier Uhrzeiten die zwischen ihnen verstrichene Zeit ebenso zu ermitteln wie die zwischen zwei Datumsangaben liegende Anzahl von Tagen. R bietet solche Möglichkeiten mit Hilfe besonderer Klassen.[15]

3.13.1 Datumsangaben erstellen und formatieren

Objekte der Klasse `Date` codieren ein Datum mittels der seit einem Stichtag (meist der 1. Januar 1970) verstrichenen Anzahl von Tagen und können Tag, Monat und Jahr eines Zeitpunkts ausgeben. Das aktuelle Datum unter Beachtung der Zeitzone nennt `Sys.Date()` in Form eines `Date` Objekts. Um selbst ein Datum zu erstellen, ist `as.Date()` zu verwenden.

```
as.Date(x="⟨Datumsangabe⟩", format="⟨Format-String⟩")
```

Die Datumsangabe für `x` ist eine Zeichenkette, die ein Datum in einem Format nennt, das unter `format` als Format-String zu spezifizieren ist. In einer solchen Zeichenkette stehen

---

[14]Für die Auswertung von Zeitreihen vgl. Shumway und Stoffer (2016), Hyndman (2019) sowie den Abschnitt `Time Series Analysis` der CRAN Task Views (Hyndman 2020).

[15]Für eine einführende Behandlung der vielen für Zeitangaben existierenden Subtilitäten vgl. Grothendieck und Petzoldt (2004) sowie `?DateTimeClasses`. Der Umgang mit Zeit- und Datumsangaben wird durch Funktionen des Pakets `lubridate` (Grolemund und Wickham 2011) erleichtert, das Wickham und Grolemund (2017, Kap. 16) eingehend vorstellen: http://r4ds.had.co.nz/dates-and-times.html.

%⟨Buchstabe⟩ Kombinationen als Platzhalter für den einzusetzenden Teil einer Datumsangabe, sonstige Zeichen i. d. R. für sich selbst. Voreinstellung ist "%Y-%m-%d", wobei %Y
für die vierstellige Jahreszahl, %m für die zweistellige Zahl des Monats und %d für die zweistellige Zahl der Tage steht.[16] In diesem Format erfolgt auch die Ausgabe, die sich jedoch mit
format(⟨Date-Objekt⟩, format="⟨Format-String⟩") kontrollieren lässt.

```
> Sys.Date()
[1] "2015-09-20"
```

```
> (myDate <- as.Date("01.11.1974", format="%d.%m.%Y"))
[1] "1974-11-01"
```

```
> format(myDate, format="%d.%m.%Y")
[1] "01.11.1974"
```

3.13.2 Uhrzeit

Objekte der Klasse POSIXct repräsentieren neben dem Datum gleichzeitig die Uhrzeit
eines Zeitpunkts als Anzahl der Sekunden, die seit einem Stichtag (meist der 1. Januar
1970) verstrichen ist. Negative Zahlen stehen dabei für die Anzahl der Sekunden vor dem
Stichtag. POSIXct Objekte berücksichtigen die Zeitzone sowie die Unterscheidung von
Sommer- und Winterzeit.

Die Funktion Sys.time() gibt das aktuelle Datum nebst Uhrzeit in Form eines
POSIXct Objekts aus, allerdings für eine Standard-Zeitzone. Das Ergebnis muss deshalb mit den u. g. Funktionen in die aktuelle Zeitzone konvertiert werden. Alternativ gibt
date() Datum und Uhrzeit mit englischen Abkürzungen für Wochentag und Monat als
Zeichenkette aus, wobei die aktuelle Zeitzone berücksichtigt wird.

```
> Sys.time()
[1] "2015-09-20 15:02:28 CEST"
```

```
> date()
[1] "Sun Sep 20 15:02:37 2015"
```

Objekte der Klasse POSIXlt speichern dieselbe Information, allerdings nicht in Form
der seit einem Stichtag verstrichenen Sekunden, sondern als Liste mit benannten Komponenten: Dies sind numerische Vektoren u. a. für die Sekunden (sec), Minuten (min) und
Stunden (hour) der Uhrzeit sowie für Tag (mday), Monat (mon) und Jahr (year) des
Datums. Zeichenketten lassen sich analog zu as.Date() mit as.POSIXct() bzw. mit

---

[16]Vergleiche ?strptime für weitere mögliche Elemente des Format-String. Diese Hilfe-Seite erläutert auch, wie mit Namen für Wochentage und Monate in unterschiedlichen Sprachen umzugehen
ist.

as.POSIXlt() in entsprechende Objekte konvertieren, strptime() erzeugt ebenfalls
ein POSIXlt Objekt.

```
as.POSIXct(x="⟨Datum und Uhrzeit)", format="⟨Format-String)")
as.POSIXlt(x="⟨Datum und Uhrzeit)", format="⟨Format-String)")
   strptime(x="⟨Datum und Uhrzeit)", format="⟨Format-String)")
```

Voreinstellung für den Format-String bei as.POSIXlt() und bei as.POSIXct() ist
"%Y-%m-%d %H:%M:%S", wobei %H für die zweistellige Zahl der Stunden im 24 h-
Format, %M für die zweistellige Zahl der Minuten und %S für die zweistellige Zahl der
Sekunden des Datums stehen (Fußnote 16).

```
> (myTime <- as.POSIXct("2009-02-07 09:23:02"))
[1] "2009-02-07 09:23:02 CET"


> charDates <- c("05.08.1972, 03:37", "31.03.1981, 12:44")
> (lDates   <- strptime(charDates, format="%d.%m.%Y, %H:%M"))
[1] "1972-08-05 03:37:00" "1981-03-31 12:44:00"


> lDates$mday                                   # Tag isoliert
[1] 5 31
```

3.13.3 Berechnungen mit Datum und Uhrzeit

Objekte der Klasse Date, POSIXct und POSIXlt verhalten sich in vielen arithmeti-
schen Kontexten in natürlicher Weise, da die sinnvoll für Datumsangaben interpretierbaren
Rechenfunktionen besondere Methoden für sie besitzen (Abschn. 12.2.3): So werden zu
Date Objekten addierte Zahlen als Anzahl von Tagen interpretiert; das Ergebnis ist ein
Datum, das entsprechend viele Tage vom Date Objekt abweicht. Die Differenz zweier
Date Objekte besitzt die Klasse difftime und wird als Anzahl der Tage im Zeitintervall
vom zweiten zum ersten Datum ausgegeben. Hierbei ergeben sich negative Zahlen, wenn das
erste Datum zeitlich vor dem zweiten liegt. Ebenso wie Zahlen lassen sich auch difftime
Objekte zu Date Objekten addieren.

```
> myDate + 365
[1] "1975-11-01"


> (diffDate <- as.Date("1976-06-19") - myDate)   # Zeitintervall
Time difference of 596 days


> as.numeric(diffDate)                           # Intervall als Zahl
[1] 596


> myDate + diffDate
[1] "1976-06-19"
```

Mit round() bzw. trunc() lassen sich Objekte der Klasse POSIXlt oder POSIXct
auf ganze Sekunden, Minuten, Stunden, Tage, Monate oder Jahre runden bzw. tranchieren,
indem das Argument units auf "secs", "mins", "days", "months" oder "years"
gesetzt wird.

```
> round(lDates, units="days")                    # runde auf nächsten Tag
[1] "1972-08-05 CET"  "1981-04-01 CEST"


> trunc(lDates, units="years")                    # tranchiere auf Jahr
[1] "1972-01-01 CET" "1981-01-01 CET"
```

In seq() (Abschn. 3.3.1) ändert sich die Bedeutung des Arguments by hin zu Zeitangaben, wenn für from und to Datumsangaben übergeben werden. Für die Schrittweite werden dann etwa die Werte "⟨Anzahl⟩ years" oder "⟨Anzahl⟩ days" akzeptiert (vgl.
?seq.POSIXt). Dies gilt analog auch für das Argument breaks der cut() Funktion
(Abschn.   3.5.6),   die   kontinuierliche   Daten   in   Kategorien   einteilt,   die   etwa
durch Stunden (breaks="hour") oder Kalenderwochen (breaks="week") definiert
sind (vgl. ?cut.POSIXt). Für weitere geeignete arithmetische Funktionen vgl.
methods(class="POSIXt") und methods(class="Date").

```
# jährliche Schritte vom 01.05.2010 bis zum 01.05.2013
> seq(ISOdate(2010, 5, 1), ISOdate(2015, 5, 1), by="years")
[1] "2010-05-01 12:00:00 GMT" "2011-05-01 12:00:00 GMT"
[3] "2012-05-01 12:00:00 GMT" "2013-05-01 12:00:00 GMT"


# 4 zweiwöchentliche Schritte vom 22.10.1997
> seq(ISOdate(1997, 10, 22), by="2 weeks", length.out=4)
[1] "1997-10-22 12:00:00 GMT" "1997-11-05 12:00:00 GMT"
[3] "1997-11-19 12:00:00 GMT" "1997-12-03 12:00:00 GMT"


# 100 zufällige Daten zwischen 13.06.1995 und 4 Wochen später
> secsPerDay <- 60 * 60 * 24                      # Sekunden pro Tag
> randDates   <- ISOdate(1995, 6, 13)
+                 + sample(0:(28*secsPerDay), 100, replace=TRUE)


# teile Daten in Kalenderwochen ein
> randWeeks <- cut(randDates, breaks="week")
> summary(randWeeks)                              # Häufigkeiten
1995-06-12   1995-06-19   1995-06-26   1995-07-03   1995-07-10
        15           26           20           37            2
```

Datensätze aufbereiten und aggregieren mit dplyr

4

In den letzten Jahren hat das Zusatzpaket `dplyr` stark an Popularität gewonnen, das Funktionen für typische Schritte in der Datenaufbereitung enthält. Verglichen mit dem Basisumfang von R bietet `dplyr` keine zusätzliche Funktionalität. Stattdessen ist es das Ziel, durch leicht miteinander kombinierbare, einheitlich zu verwendende und damit auch schnell zu lernende Funktionen alternative Lösungswege für die häufigsten Aufgaben anzubieten. Als Kurzreferenz für `dplyr` ist ein *Cheat Sheet*[1] verfügbar, ausführlich wird das Paket in Wickham und Grolemund (2017) vorgestellt. RStudio unterstützt das Arbeiten mit `dplyr` etwa dadurch, dass in Funktionsaufrufen Variablennamen aus dem in dieser Funktion transformierten Datensatz automatisch vervollständigt werden.[2]

Alle im weiteren Verlauf des Abschnitts vorgestellten Funktionen stammen aus dem Paket `dplyr`, sofern dies nicht anders vermerkt ist. Der Online-Appendix unter http://dwoll.de/r/ zeigt, wie sich Datensätze mit dem Basisumfang von R aufbereiten lassen. Als Datengrundlage dient der in Abschn. 3.8 erstellte Datensatz `myDf1`.

```
> head(myDf1)
  id sex group age  IQ rating
1  1   f     T  26 112      1
2  2   m    CG  30 122      3
3  3   m    CG  25  95      5
4  4   m     T  34 102      5
5  5   m    WL  22  82      2
6  6   f    CG  24 113      0
```

---

[1] https://rstudio.com/resources/cheatsheets/

[2] Mittlerweile wurde eine Reihe von *Data Science* Paketen entwickelt, die sich an `dplyr` orientieren und das Ziel haben, gut miteinander interagieren zu können. Sie firmieren unter dem Begriff *tidyverse:* https://www.tidyverse.org/.

© Springer-Verlag GmbH Deutschland, ein Teil von Springer Nature 2021
D. Wollschläger, *R kompakt*,
https://doi.org/10.1007/978-3-662-63075-4_4

4.1   Besonderheiten

Verglichen mit dem Basisumfang von R weist die Syntax teils große Unterschiede und starke Eigenheiten auf. Bei Auswertungen muss aufmerksam unterschieden werden, welche Schritte innerhalb der Funktionsfamilie aus dplyr ablaufen und welche außerhalb, da für beide Situationen teils unterschiedliche Regeln gelten.

Alle dplyr Hauptfunktionen arbeiten nach demselben Muster. Ihr erstes Argument ist immer der aufzubereitende Datensatz, die weiteren Argumente bestimmen dessen Modifikation. Die Ausgabe einer Hauptfunktion ist immer der geänderte Datensatz. Innerhalb von dplyr Funktionen sind Variablennamen normalerweise ohne Anführungszeichen zu verwenden.

Eine zentrale Rolle spielt in dplyr die Vorgehensweise, mehrere Verarbeitungsschritte durch das *Pipe* Symbol |> miteinander zu verketten, anstatt das Ergebnis jedes einzelnen Schritts einem Objekt zuzuweisen und dies dann wiederzuverwenden. Die Pipe bewirkt, dass das Ergebnis des vor ihr stehenden Befehls automatisch als erstes Argument des nach ihr stehenden Funktionsaufrufs eingefügt wird. x |> f(y) ist also gleichwertig zu f(x, y), und x |> f() |> g() entspricht g(f(x)). Durch Pipes „fließt" der Datensatz von einem Verarbeitungsschritt zum nächsten analog zu einem Produkt auf einer Fertigungsstraße.

Typischerweise beginnt eine durch Pipes verbundene Abfolge von Befehlen mit dem Datensatz. Jeder durch |> verbundene Arbeitsschritt folgt dann in einer neuen Zeile – notwendig ist dies aber nicht. In den durch |> verbundenen Funktionsaufrufen entfällt die explizite Nennung des zu verarbeitenden Datensatzes als eigentlich erstem Argument.

Mit Pipes verbundene Arbeitsschritte verändern den Datensatz, ohne diese Änderungen zu speichern. Dafür muss das Ergebnis explizit einem Objekt zugewiesen werden. Es ist üblich, dass diese Zuweisung am Beginn der Befehlskette steht. Eine Sequenz von miteinander verketteten Auswertungsschritten könnte etwa so aussehen:

```
# beginne mit Datensatz myDf1, transformiere ihn in Befehlskette
# und weise das letztlich erstellte Ergebnis einem neuen Objekt zu
> df_aggr <- myDf1 |>                        # beginne mit myDf1
+     rename(class=group) |>                 # dann: benenne Variable um
+     mutate(IQ_Z=scale(IQ),                 # dann: erstelle neue Variable
+             IQ_ZSq=IQ_Z^2) |>              # dann: transformiere diese
+     group_by(class) |>                     # dann: gruppiere Datensatz
+     summarise(M_IQ_ZSq=mean(IQ_ZSq)) # dann: aggregiere Kennwert

> df_aggr
# A tibble: 3 x 2
  class  M_IQ_ZSq
  <chr>    <dbl>
1 CG       1.37
2 T        0.411
3 WL       0.972
```

Zwar lassen sich `dplyr` Funktionen auch mit konventioneller Syntax verwenden, tatsächlich dominiert aber sowohl in der offiziellen als auch in der von Dritten erstellten Dokumentation die Pipe-Syntax.

```
# äquivalent: konventionelle Syntax mit 1 Objekt je Zwischenschritt
> myDf2 <- rename(myDf1, class=group)
> myDf3 <- mutate(myDf2, IQ_Z=scale(IQ), IQ_Zsq=IQ_Z^2)
> myDf4 <- group_by(myDf3, class)
> summarise(myDf4, M_IQ_ZSq=mean(IQ_Zsq))          # ...
```

Der Pipe-Operator `|>` ist Teil des Basisumfangs von R und eignet sich auch für Funktionen, die nicht aus der tidyverse Familie stammen.[3] Allerdings erwarten viele Funktionen aus dem Basisumfang von R einen Datensatz an einer anderen Position in der Argumentliste als der ersten. Dann ist es möglich, selbst eine anonyme Funktion mit dem Datensatz als erstem Argument zu erstellen (Abschn. 12.2).

```
> myDf1 |>                # lm() für lineare Regression
+     function(d) { lm(IQ ~ age + rating, data=d) }
Coefficients:
(Intercept)       age    rating
   80.2834    0.9912   -3.5676
```

Zwar ist das Ergebnis von `dplyr` Hauptfunktionen ein Datensatz, allerdings besitzt dieser etwa im Fall von `group_by()` (Abschn. 4.10) die Klasse `tbl_df` (*tibble*). Grundsätzlich verhalten sich tibbles wie Objekte der Klasse `data.frame`, besitzen aber teils subtil andere Eigenschaften. So haben tibbles etwa keine Zeilennamen. Auch gibt die Auswahl einer einzelnen Variable mit ⟨tibble⟩`[ , "`⟨Variable⟩`"]"` wieder einen Datensatz der Klasse `tbl_df` anstatt eines Vektors zurück, ohne dass dafür das Argument `drop=FALSE` zu setzen wäre. Einzelne Variablen lassen sich stattdessen mit ⟨tibble⟩`[["`⟨Variable⟩`"]]` oder ⟨tibble⟩`$`⟨Variable⟩ aus dem Datensatz herauslösen.

4.2 Variablen umbenennen

Variablen lassen sich mit `rename(`⟨Datensatz⟩`)`, ⟨Name neu⟩`=`⟨Name alt⟩`, ...)` umbenennen. Durch Komma getrennt können in einem Aufruf beliebig viele solcher Umbenennungen erfolgen.

```
> myDf1 |> rename(score=rating,
+                 fac=group)
  id sex fac age  IQ score
1  1   f   T  26 112     1
2  2   m  CG  30 122     3
3  3   m  CG  25  95     5          # Ausgabe gekürzt ...
```

---

[3]Bevor `|>` in R Version 4.1.0 eingeführt wurde, war es notwendig, den Operator `%>%` aus dem Paket `magrittr` zu verwenden. Er arbeitet weitestgehend äquivalent, auch wenn die technische Umsetzung eine andere ist.

4.3   Teilmengen von Daten auswählen

4.3.1   Variablen auswählen

Teilmengen von Variablen können mit `select(⟨Datensatz⟩, ⟨Variable1⟩, ...)`
ausgewählt werden. Dafür lassen sich einzelne Variablen durch Komma getrennt aufführen.
Die dabei verwendete Reihenfolge ist auch jene im erstellten Datensatz.[4]

```
> myDf1 |> select(group, IQ)    # nur group, IQ in dieser Reihenfolge
    group  IQ
1       T 112
2      CG 122
3      CG  95                    # Ausgabe gekürzt ...
```

Für den Fall, dass die Namen der auszuwählenden Variablen einem Muster folgen, kann das
Namensmuster in `select(..., ⟨Hilfsfunktion⟩)` mit verschiedenen Hilfsfunktionen spezifiziert werden:

- `starts_with("⟨Zeichenkette⟩")` wählt alle Variablen aus, deren Name mit
  einer festen Zeichenkette beginnt. Mit einem Vektor von Zeichenketten können mehrere alternative Anfänge bezeichnet werden. Analog arbeitet `ends_with()` für das
  Namensende.

- `contains("⟨Zeichenkette⟩")` wählt alle Variablen aus, die eine feste Zeichenkette irgendwo im Namen tragen. Ein Vektor von Zeichenketten lässt dafür mehrere
  Alternativen zu. Analog arbeitet `matches()`, um Zeichenketten über reguläre Ausdrücke zu definieren.

- `all_of(c("⟨Name1⟩", "⟨Name2⟩", ...))` sowie `any_of(c("⟨Name1⟩",
  "⟨Name2⟩", ...))` spezifizieren die auszuwählenden Variablen als (Vektoren von)
  Zeichenketten. Alle mit `all_of()` bezeichneten Variablen müssen auch im Datensatz
  vorhanden sein, während dies bei `any_of()` nicht der Fall sein muss.

- `⟨Variable Beginn⟩:⟨Variable Ende⟩` wählt die Variablen aus, die links und
  rechts vom : stehen sowie alle im Datensatz zwischen ihnen liegenden Spalten. Statt der
  Variablennamen können auch ihre numerischen Spalten-Indizes genannt werden.

Die Voreinstellung `ignore.case=TRUE` in den Hilfsfunktionen `starts_with()`,
`ends_with()`, `contains()` und `matches()` sorgt dafür, dass sie Groß- und Kleinschreibung nicht berücksichtigen.

```
# Variablen, deren Name mit i/I beginnt und weitere Zeichen enthält
> myDf1 |> select(matches("^i.+"))
    id  IQ
```

---

[4]Da auch das Paket `MASS` eine Funktion `select()` besitzt, kommt es zu Fehlern, wenn `MASS`
nach `dplyr` geladen wurde (Abschn. 1.2.8). In diesem Fall sollte der Aufruf in der Form
`dplyr::select()` erfolgen.

```
1   1 112
2   2 122
3   3  95                                    # Ausgabe gekürzt ...
```

Analog kann `select` auch Variablen anhand einer logischen Bedingung auswählen, etwa abhängig von ihrem Datentyp. Dafür ist statt der genannten Hilfsfunktionen eingeschlossen in `where()` eine Funktion zu übergeben, die für jede Variable einen logischen Wert zurückgibt. Mit Hilfe der üblichen logischen Operatoren `!`, `&`, `|` lassen sich auch zusammengesetzte Bedingungen formulieren.

```
> myDf1 |> select(where(is.numeric))        # numerische Variablen
   age  IQ rating
1   26 112     1
2   30 122     3
3   25  95     5                            # Ausgabe gekürzt ...

# nicht numerische Variablen, die mit g / G beginnen
> myDf1 |> select(!where(is.numeric) & starts_with("g"))
   group
1      T
2     CG
3     CG                                    # Ausgabe gekürzt ...
```

Variablen lassen sich mit `select(⟨Datensatz⟩, -⟨Name⟩, ...)` aus einem Datensatz entfernen. Auch hier lassen sich die Hilfsfunktionen anwenden, um Namensmuster zu definieren.

```
# entferne sex + Variablen, die a als nicht letztes Zeichen enthalten
> myDf1 |> select(-sex, -matches("a.+"))
   id group  IQ
1   1     T 112
2   2    CG 122
3   3    CG  95                             # Ausgabe gekürzt ...

# entferne Variablen von group bis IQ
> myDf1 |> select(-(group:IQ))
   id sex rating
1   1   f      1
2   2   m      3
3   3   m      5                            # Ausgabe gekürzt ...
```

4.3.2 Beobachtungen auswählen

filter(⟨Datensatz⟩, ⟨Kriterium1⟩, ...) wählt eine Teilmenge von Beobachtungen aus, die bestimmte Kriterien erfüllt.[5] Hinter dem Datensatz als erstem Argument
lassen sich durch Komma getrennt beliebig viele Kriterien definieren, die die einzuschlie-
ßenden Beobachtungen erfüllen müssen. Alle Einzelkriterien werden also zur Gesamtaus-
wahl implizit durch ein logisches UND verbunden. Um Kriterien durch logisches ODER zu
verbinden, muss ein einzelner entsprechender Ausdruck explizit mit | konstruiert werden.
Fehlende Werte gelten als FALSE.

```
# Personen in Gruppe CG / WL UND mit IQ > 90
> myDf1 |> filter(group %in% c("CG", "WL"),
+                 IQ > 90)
   ID sex group age  IQ rating
1   2   m    CG  30 122      3
2   3   m    CG  25  95      5
3   6   f    CG  24 113      0
4  11   m    CG  20  92      1

# alle Personen mit einem eher hohen ODER eher niedrigen IQ-Wert
> myDf1 |> filter((IQ < 90) | (IQ > 110))
   id sex group age  IQ rating
1   1   f     T  26 112      1
2   2   m    CG  30 122      3
3   5   m    WL  22  82      2    # Ausgabe gekürzt ...
```

Demgegenüber lassen sich mit slice(⟨Datensatz⟩, ⟨Indizes⟩) Beobachtungen
entsprechend ihres Zeilen-Index im Datensatz auswählen. Durch ein vorangestelltes –
werden Beobachtungen mit dem bezeichneten Zeilen-Index entfernt. slice_head(...,
n=⟨Anzahl⟩) und slice_tail(..., n=⟨Anzahl⟩) dienen dazu, die ersten bzw.
letzten n Beobachtungen eines Datensatzes auszugeben.

```
> myDf1 |> slice(5:7)           # Beobachtungen 5, 6, 7
   id sex group age  IQ rating
1   5   m    WL  22  82      2
2   6   f    CG  24 113      0
3   7   m     T  28  92      3
```

slice_sample(⟨Datensatz⟩, n=⟨Anzahl⟩, prop=⟨Anteil⟩) wählt aus
einem Datensatz eine zufällige Teilmenge von Beobachtungen einer bestimmten Anzahl
(Argument n) oder eines bestimmten Anteils (Argument prop) aus.

Im Gegensatz zur Auswahl von Beobachtungen über den Zeilen-Index mit
⟨tibble⟩[⟨Index⟩,] sowie mit head() und tail() aus dem Basisumfang von R

---

[5]Das zum Standardumfang von R gehörende Paket stats enthält eine Funktion gleichen Namens
und erzeugt deshalb immer einen Namenskonflikt (Fußnote 4). Bei Bedarf ist deshalb der Aufruf mit
stats::filter() notwendig. Analog gilt dies für die Funktion lag().

berücksichtigen die genannten Varianten von `slice()` eine implizite Gruppenaufteilung des Datensatzes (Abschn. 4.10).

Im Gegensatz zu anderen `dplyr` Funktionen dient `pull(⟨Datensatz⟩, ⟨Name⟩)` dazu, eine Variable aus einem Datensatz herauszulösen. Dies ist äquivalent zu `⟨Datensatz⟩[["⟨Name⟩"]]`, aber leichter in eine Pipe zu integrieren.

4.4   Variablen entfernen, hinzufügen und transformieren

Mit `dplyr` Funktionen können Variablen eines Datensatzes nicht direkt gelöscht werden. Dazu ist es notwendig, den Datensatz durch eine Auswahl von Variablen zu überschreiben, die z. B. mit `select()` erzeugt wurde (Abschn. 4.3).

`mutate()` dient dazu, Variablen eines Datensatzes zu verändern. Durch einen Aufruf der Form `mutate(⟨Datensatz⟩, ⟨Name neu⟩=⟨Ausdruck⟩)` wird eine neue Variable hinzugefügt. Dabei kann ⟨Ausdruck⟩ der Name einer außerhalb des Datensatzes erstellten Variable passender Länge sein oder ein Befehl, der solch eine Variable erzeugt. Durch Komma getrennt können in einem Aufruf auf diese Weise viele neue Variablen erstellt werden. Die in diesem Kontext nützliche Hilfsfunktion `n()` steht für die Anzahl an Beobachtungen.

```
# neue simulierte Variable Beziehungsstatus
> myDf1 |> mutate(married=sample(c(TRUE, FALSE), n(), replace=TRUE))
  id sex group age  IQ rating married
1  1   f     T  26 112      1    TRUE
2  2   m    CG  30 122      3    TRUE
3  3   m    CG  25  95      5   FALSE    # Ausgabe gekürzt ...
```

Steht im Aufruf von `mutate()` links der Zuweisung durch = der Name einer schon bestehenden Variable, wird diese überschrieben. Alle nicht aufgeführten Variablen bleiben dagegen unverändert. Spätere Schritte können dabei auf Variablen zugreifen, die an einer früheren Position im selben Aufruf von `mutate()` erstellt wurden. Variablen können so in einem Aufruf schrittweise erstellt und modifiziert werden. Das im folgenden Beispiel verwendete Paket `forcats` wird in Abschn. 3.5 vorgestellt.

```
> library(forcats)                        # für fct_collapse()
> myDf1 |>           # kombiniere Faktorstufen CG und WL zu CG_WL
+     mutate(group=fct_collapse(group, CG_WL=c("CG", "WL")),
+            ratingSq=rating^2,            # quadriertes rating
+            ratingSqZ=scale(ratingSq)) # z-transformiertes rating^2
  id sex group age  IQ rating ratingSq   ratingSqZ
1  1   f     T  26 112      1        1 -0.84593920
2  2   m CG_WL  30 122      3        9 -0.04187818
3  3   m CG_WL  25  95      5       25  1.56624386  # Ausgabe gekürzt
```

Innerhalb von mutate() kommen oft Hilfsfunktionen zum Einsatz. Dazu zählt als Ersatz für ifelse() aus dem Basisumfang von R die weitgehend analoge Funktion if_else(), die jedoch implizite Typumwandlungen vermeidet.

```
if_else(condition, true=⟨Vektor⟩, false=⟨Vektor⟩, missing=⟨Wert⟩)
```

if_else() achtet strikt darauf, dass die Prüfung der unter condition genannten vektorisierten Bedingung logische Werte zurückgibt und die unter true sowie false definierten Vektoren denselben Datentyp besitzen. Ferner lässt sich über das Argument missing explizit festlegen, welches Ergebnis für fehlende Werte einzusetzen ist.

Erweiterte Fallunterscheidungen durch komplexe Vergleiche mit mehr als zwei möglichen Fällen sind mit case_when(⟨Bedingung1⟩ ~ ⟨Ergebnis1⟩, ...) möglich – analog zu switch() (Abschn. 12.1.1). Jeder durch Komma getrennte Ausdruck definiert dabei eine logische Bedingung. Für alle Beobachtungen, die diese Bedingung erfüllen, wird das bezeichnete Ergebnis eingesetzt. Alle definierten Ergebnisse müssen dafür denselben Datentyp besitzen. Sind mehrere Bedingungen erfüllt, wird als Ergebnis jenes der ersten erfüllten Bedingung verwendet. Die Bedingungen sollten deshalb vom Spezifischen zum Allgemeinen geordnet sein. Zum Schluss kann mit TRUE ~ ⟨Ergebnis⟩ ein *Default*-Ergebnis an alle Beobachtungen zugewiesen werden, die vorher keine Bedingung erfüllt haben.

```
# age_even prüft, ob das Alter eine gerade Zahl ist
> myDf1 |> mutate(age_even=if_else((age %% 2) == 0, "gera", "unger"),
+                 sex_IQ=case_when(
+                     ((sex == "f") & (IQ <  100)) ~ "female_lo",
+                     ((sex == "f") & (IQ >= 100)) ~ "female_hi",
+                     ((sex == "m") & (IQ <  100)) ~ "male_lo",
+                     ((sex == "m") & (IQ >= 100)) ~ "male_hi",
+                     TRUE                         ~ "other")) # Rest
  id sex group age  IQ rating age_even    sex_IQ
1  1   f     T  26 112      1     gera female_hi
2  2   m    CG  30 122      3     gera   male_hi
3  3   m    CG  25  95      5    unger   male_lo # Ausgabe gekürzt...
```

4.5   Doppelte und fehlende Werte behandeln

Die Funktion distinct() entfernt duplizierte Beobachtungen aus einem Datensatz. n_distinct() liefert die Anzahl vorkommender Werte. Wenn man Variablennamen an distinct() übergibt, werden zunächst alle außer die bezeichneten Variablen aus dem Datensatz entfernt, ehe die vorhandenen Duplikate gelöscht werden.

```
> myDf1 |>
+     select(sex, group) |>        # wähle Variablen sex, group aus
+     distinct()                    # entferne Duplikate
  sex group
```

```
1   f     T
2   m     CG
3   m     T
4   m     WL
5   f     CG
```

na_if(⟨Vektor⟩, ⟨Wert⟩) als Kurzform von if_else(⟨Vektor⟩ == ⟨Wert⟩,
NA, ⟨Vektor⟩) dient innerhalb von mutate() dazu, bestimmte Werte als fehlend (NA)
zu kennzeichnen und alle anderen Werte unverändert zu lassen. Ein häufiger Fall ist die leere
Zeichenkette " " für character Variablen.

```
> myDf9999           <- myDf1          # Kopie erstellen
> myDf9999$IQ[2]      <- 9999           # Code für fehlenden Wert
> myDf9999$rating[3] <- 9999           # Code für fehlenden Wert
> (myDfNA <- myDf9999 |> mutate(IQ=na_if(IQ, 9999),
+                        rating=na_if(rating, 9999)))
  id sex group age  IQ rating
1  1   f     T  26 112      1
2  2   m    CG  30  NA      3
3  3   m    CG  25  95     NA
4  4   m     T  34 102      5          # Ausgabe gekürzt...
```

Um Zeilen mit fehlenden Werten komplett aus einem Datensatz zu entfernen, kann
na.omit() an eine Pipe angeschlossen werden.

```
> myDfNA |> na.omit()
  id sex group age  IQ rating
1  1   f     T  26 112      1
4  4   m     T  34 102      5
5  5   m    WL  22  82      2
6  6   f    CG  24 113      0          # Ausgabe gekürzt...
```

4.6   Datensätze sortieren

arrange(⟨Datensatz⟩, ⟨Kriterium1⟩, ...) sortiert die Beobachtungen eines
Datensatzes. Hinter dem zu sortierenden Datensatz als erstem Argument definieren alle
weiteren Argumente die Sortierkriterien, die in der Voreinstellung zu einer aufsteigenden
Reihenfolge führen. Soll bzgl. eines Kriteriums in absteigender Reihenfolge sortiert werden,
ist es in die Hilfsfunktion desc() einzuschließen.

```
> myDf1 |> arrange(rating)            # sortiere aufsteigend nach rating
  id sex group age  IQ rating
1  6   f    CG  24 113      0
2  1   f     T  26 112      1
3 11   m    CG  20  92      1          # Ausgabe gekürzt ...

# sortiere aufsteigend nach group und absteigend nach IQ
```

```
> myDf1 |> arrange(group, desc(IQ))
  id sex group age  IQ rating
1  2   m    CG  30 122      3
2  6   f    CG  24 113      0
3  3   m    CG  25  95      5      # Ausgabe gekürzt ...
```

Die Reihenfolge der Variablen innerhalb eines Datensatzes lässt sich über deren Reihenfolge im Aufruf von `select(⟨Variable1⟩, ⟨Variable2⟩, ...)` zur Variablenauswahl kontrollieren (Abschn. 4.3). Dabei dient die Hilfsfunktion `everything()` dazu, auch alle verbleibenden, noch nicht explizit genannten Variablen in der ursprünglichen Reihenfolge einzuschließen.

```
# ziehe Variablen group und age an den Anfang
> myDf1 |> select(group, age, everything())
  group age id sex  IQ rating
1     T  26  1   f 112      1
2    CG  30  2   m 122      3
3    CG  25  3   m  95      5      # Ausgabe gekürzt ...
```

Mit `relocate(⟨Datensatz⟩, .after=⟨Variable⟩, .before=⟨Variable⟩)` lässt sich eine Variable auch direkt an eine definierte Position im Datensatz schieben.

```
# schiebe Variable group ans Ende
> myDf1 |> relocate(group, .after=rating)
  id sex age  IQ rating group
1  1   f  26 112      1     T
2  2   m  30 122      3    CG
3  3   m  25  95      5    CG      # Ausgabe gekürzt ...
```

4.7   Datensätze zeilen- oder spaltenweise verbinden

Die Funktion `bind_rows()` verbindet über mehrere Datensätze hinweg verteilte Beobachtungen zu einem gemeinsamen Datensatz, indem sie diese untereinander anhängt. Dafür akzeptiert `bind_rows()` entweder durch Komma getrennt einzelne Datensätze oder aber eine Liste von Datensätzen.

Die Datensätze müssen nicht denselben Aufbau besitzen. Variablen, die nur in manchen Datensätzen vorhanden sind, werden zunächst in allen Datensätzen, wo sie fehlen, hinzugefügt und dort für alle Beobachtungen auf NA gesetzt.

```
# neuer, verglichen mit myDf1 unvollst. Datensatz: ohne group, IQ
> myDf2 <- data.frame(id=21,
+                     sex=factor("f", levels=c("f", "m")),
+                     age=48,
+                     rating=3)

# verbundener und um NA ergänzter Datensatz
```

```
> bind_rows(myDf1, myDf2) |> tail(n=3)
  id sex group age IQ rating
1 11   m    CG  20 92      1
2 12   f     T  21 98      1
3 21   f  <NA>  48 NA      3
```

`bind_cols()` fügt Datensätze mit unterschiedlichen Variablen für dieselben Beobachtungen spaltenweise zu einem gemeinsamen Datensatz zusammen.

4.8   Datensätze zusammenführen

Die Funktionen `left_join()` und `inner_join()` führen flexibel Datensätze zusammen, die sich nur teilweise in den Variablen oder in den Beobachtungsobjekten entsprechen. Details zu diesen Funktionen erläutert `vignette("two-table", package=`
`"dplyr")`. Wickham und Grolemund (2017, Kap. 10) erklären verschiedene, bei Datenbanken als *JOIN* bezeichnete Operationen mit anschaulichen Visualisierungen.[6]
   Zunächst sei die Situation betrachtet, dass die Datensätze Daten derselben Beobachtungsobjekte beinhalten, die über eine eindeutige ID identifiziert sind. Dabei sollen einige
Variablen bereits in beiden, andere Variablen hingegen nur in jeweils einem der beiden
Datensätze vorhanden sein. Die in beiden Datensätzen gleichzeitig vorhandenen Variablen
enthalten dann dieselbe Information, da die Daten von denselben Beobachtungsobjekten
stammen.
   Beispiel sei ein Datensatz mit je zwei Messungen eines Merkmals an drei Personen mit
eindeutiger ID. In einem zweiten Datensatz sind für jede ID die Informationen festgehalten,
die konstant über die Messwiederholungen sind – hier das Geschlecht und eine Gruppenzugehörigkeit.

```
> (IDDV <- data.frame(ID=factor(rep(1:3, each=2)),
+                     DV=round(rnorm(6, 100, 15))))
  ID  DV
1  1  76
2  1 103
3  2  98
4  2  91
5  3 131
6  3  78

> (IV <- data.frame(ID=factor(1:3),
+                   IV=factor(c("A", "B", "A")),
+                   sex=factor(c("f", "f", "m"))))
  ID IV sex
1  1  A   f
```

---

[6]http://r4ds.had.co.nz/relational-data.html

```
2   2   B   f
3   3   A   m
```

`left_join(⟨Datensatz1⟩, ⟨Datensatz2⟩, by)` erzeugt einen Datensatz, der
jede der Variablen nur einmal enthält, identische Spalten der Datensätze also nur einmal
aufnimmt. Alle Zeilen des ersten übergebenen Datensatzes bleiben erhalten, auch wenn
Beobachtungsobjekte nicht im zweiten Datensatz auftauchen. Zusätzliche Variablen aus
dem zweiten Datensatz für dort ebenfalls vorkommende Beobachtungsobjekte werden dem
Ergebnis hinzugefügt und ggf. mit NA ergänzt.

Zur Identifizierung gleicher Variablen werden die Spaltennamen herangezogen. Mit
einem an by übergebenen Vektor können die Variablen auch selbst festgelegt werden, die
der Identifikation derselben Beobachtungsobjekte dienen. Tragen diese Variablen in beiden
Datensätzen nicht denselben Namen, können die unterschiedlichen Variablennamen mit
`by=c("⟨Name1⟩"="⟨Name2⟩", ...)` einander zugeordnet werden. Es empfiehlt sich,
die Option by explizit zu setzen.

```
> IDDV |> left_join(IV, by="ID")
  ID  DV IV sex
1  1  76  A   f
2  1 103  A   f
3  2  98  B   f
4  2  91  B   f
5  3 131  A   m
6  3  78  A   m
```

`right_join()` verhält sich genauso, jedoch mit vertauschten Rollen des ersten und
zweiten Datensatzes. `full_join()` sorgt dafür, dass alle Zeilen aus beiden übergebenen
Datensätzen erhalten bleiben und ergänzt ggf. fehlende Informationen durch NA. Die drei
genannten Operationen werden zusammen als *outer JOIN* bezeichnet. Ihre Unterschiede
werden sichtbar, wenn sich zwei Datensätze nur teilweise hinsichtlich ihrer Beobachtungsobjekte und Variablen überlappen.

```
> (dfA <- data.frame(ID=1:4,
+                    initials=c("AB", "CD", "EF", "GH"),
+                    IV1=c("-", "-", "+", "+"),
+                    DV1=c(10, 10, 11, 14)))
  ID initials IV1 DV1
1  1       AB   -  10
2  2       CD   -  10
3  3       EF   +  11
4  4       GH   +  14
```

```
# Überlappung: Beobachtungen mit ID = EF, GH, anderer Name für ID
> (dfB <- data.frame(ID_mod=3:6,
+                    initials=c("EF", "GH", "IJ", "KL"),
+                    IV2=c("A", "B", "A", "B"),
+                    DV2=c(92, 79, 101, 81)))
```

```
   ID_mod initials IV2 DV2
1      3       EF   A  92
2      4       GH   B  79
3      5       IJ   A 101
4      6       KL   B  81

> dfA |> left_join(dfB, by=c("ID"="ID_mod", "initials"))
   ID initials IV1 DV1  IV2 DV2
1  1       AB   -  10 <NA>  NA
2  2       CD   -  10 <NA>  NA
3  3       EF   +  11    A  92
4  4       GH   +  14    B  79

> dfA |> right_join(dfB, by=c("ID"="ID_mod", "initials"))
   ID initials  IV1 DV1 IV2 DV2
1  3       EF    +  11   A  92
2  4       GH    +  14   B  79
3  5       IJ <NA>  NA   A 101
4  6       KL <NA>  NA   B  81

> dfA |> full_join(dfB, by=c("ID"="ID_mod", "initials"))
   ID initials  IV1 DV1  IV2 DV2
1  1       AB    -  10 <NA>  NA
2  2       CD    -  10 <NA>  NA
3  3       EF    +  11    A  92
4  4       GH    +  14    B  79
5  5       IJ <NA>  NA    A 101
6  6       KL <NA>  NA    B  81
```

Demgegenüber erhält `inner_join()` nur jene Beobachtungen, die in beiden Datensätzen mit identischen Informationen vorhanden sind.

```
> dfA |> inner_join(dfB, by=c("ID"="ID_mod", "initials"))
   ID initials IV1 DV1 IV2 DV2
1  3       EF   +  11   A  92
2  4       GH   +  14   B  79
```

4.9   Organisationsform von Datensätzen ändern

Wurden an denselben Beobachtungsobjekten zu verschiedenen Messzeitpunkten Daten derselben Zielgröße erhoben, können die Werte jeweils eines Messzeitpunkts als zu einer eigenen Variable gehörend betrachtet werden. In einem Datensatz findet sich jede dieser Variablen dann in einer separaten Spalte. Diese Organisationsform folgt dem Prinzip, dass pro Zeile die Daten jeweils eines Beobachtungsobjekts aus verschiedenen Variablen stehen. Eine solche Struktur wird als *Wide*-Format bezeichnet, weil der Datensatz durch mehr Messzeitpunkte mehr Spalten hinzugewinnt, also breiter wird. Das Wide-Format setzt voraus, dass alle Objekte zu denselben Zeitpunkten beobachtet wurden und damit der Messzeitpunkt pro Spalte konstant ist.

Oft ist stattdessen die Organisation der Daten im *Long*-Format sinnvoll. Die zu den verschiedenen Messzeitpunkten gehörenden Werte eines Beobachtungsobjekts stehen hier in separaten Zeilen. Auf diese Weise beinhalten mehrere Zeilen Daten desselben Beobachtungsobjekts. Der Name des Long-Formats leitet sich daraus ab, dass mehr Messzeitpunkte zu mehr Zeilen führen, der Datensatz also länger wird. Wichtig bei Verwendung dieses Formats ist zum einen das Vorhandensein eines Faktors, der codiert, von welchem Objekt eine Beobachtung stammt. Diese Variable ist dann jeweils über so viele Zeilen konstant, wie es Messzeitpunkte gibt. Zum anderen muss ein Faktor existieren, der den Messzeitpunkt codiert. Das Long-Format eignet sich auch für Situationen, in denen mehrere Objekte zu verschiedenen Zeitpunkten unterschiedlich häufig beobachtet wurden.

Mit `pivot_longer()` und `pivot_wider()` stellt das Paket `tidyr` (Wickham und Henry 2020) Funktionen bereit, die Datensätze zwischen Wide-Format und Long-Format transformieren. Ihr Ergebnis ist jeweils ein Datensatz der Klasse `tbl_df` (Abschn. 4.1).

```
pivot_longer(⟨Datensatz Wide⟩, cols, names_to, values_to, names_prefix)
```

Bei der Transformation vom Wide- ins Long-Format mit `pivot_longer()` ist für `cols` anzugeben, welche Variablen im Wide-Format dieselbe Variable zu unterschiedlichen Messzeitpunkten repräsentieren. Sie können auch wie bei `select()` (Abschn. 4.4) mit Hilfsfunktionen über ihr Namensmuster oder ihre Spalten-Position definiert werden. Die Variablen werden im Long-Format über unterschiedliche Ausprägungen einer neu gebildeten Variable identifiziert, deren Name eine für `names_to` angegebene Zeichenkette spezifiziert. In der Voreinstellung werden die ursprünglichen Spaltennamen als Ausprägungen dieses Messwiederholungsfaktors verwendet. Um dabei einen Namensbestandteil zu entfernen, kann dieser als regulärer Ausdruck (Abschn. 3.12.3) an `names_prefix` übergeben werden. Den Namen der Variable im Long-Format mit den Messwerten legt das Argument `values_to` fest. Alle nicht unter `cols` aufgeführten Variablen werden als solche betrachtet, die pro Beobachtungsobjekt nicht über Messzeitpunkte variieren.

```
# Datensatz Wide-Format
> (datW <- data.frame(id, IVbtw, DV_t1, DV_t2, DV_t3))
  id IVbtw DV_t1 DV_t2 DV_t3
1  1     A -0.16 -0.67  0.92
2  2     B -0.86  0.16  1.00
3  3     A -1.52  1.72  0.93
4  4     B -1.52  0.53  0.90

# ins Long-Format umwandeln, dabei "DV_" aus Ausprägungen entfernen
> datL <- datW |> pivot_longer(cols=starts_with("DV_"),
+                              names_to="time", values_to="DV",
+                              names_prefix="DV_")

> datL
# A tibble: 12 x 4
```

```
        id IVbtw time      DV
     <int> <fct> <chr> <dbl>
 1      1 A       t1   -1.61
 2      1 A       t2   -0.42
 3      1 A       t3    1.53
 4      2 B       t1    0.08
 5      2 B       t2   -0.31
 6      2 B       t3   -0.12
 7      3 A       t1    0.07
 8      3 A       t2    0.61
 9      3 A       t3   -0.42
10      4 B       t1   -1.36
11      4 B       t2   -0.04
12      4 B       t3    0.88
```

Enthält ein Datensatz im Wide-Format Spalten aus der Kombination zweier Messwie-derholungsfaktoren, können in `pivot_longer()` für das Argument `names_to` meh-rere Ziel-Variablen genannt werden. Gleichzeitig ist das Argument `names_sep` oder `names_pattern` geeignet zu setzen. Details und Beispiele zeigt `vignette("pivot"`, `package="tidyr")`.

```
pivot_wider(⟨Datensatz Long-Format⟩,
            id_cols, names_from, values_from, names_prefix)
```

Bei der Transformation vom Long- ins Wide-Format mit `pivot_wider()` definiert `id_cols` die Variablen eines Datensatzes im Long-Format, die pro Beobachtungsob-jekt über die Messzeitpunkte hinweg konstant sind. `names_from` bezeichnet die Varia-ble, die im Long-Format die Ausprägung des Messwiederholungsfaktors definiert. Ihre Werte werden zu den Spaltennamen des Datensatzes im Wide-Format, wobei eine für `names_prefix` genannte Zeichenkette jeweils vorangestellt wird. Für `values_from` ist die Variable mit den Messwerten zu nennen. Gegebenenfalls können dies auch mehrere Variablen sein.

```
# ins Wide-Format umwandeln
> datL |> pivot_wider(id_cols=c(id, IVbtw),
+                     names_from=time, values_from=DV,
+                     names_prefix="DV_")
# A tibble: 4 x 5
      id IVbtw DV_t1 DV_t2 DV_t3
   <int> <fct> <dbl> <dbl> <dbl>
1      1 A     -0.16 -0.67  0.92
2      2 B     -0.86  0.16  1
3      3 A     -1.52  1.72  0.93
4      4 B     -1.52  0.53  0.9

# füge zweite Variable mit Messwerten hinzu
> datL |>
+     mutate(DVsq=DV^2) |>
```

```
+      pivot_wider(id_cols=c(id, IVbtw),
+                  names_from=time, values_from=c(DV, DVsq))
# A tibble: 4 x 8
     id IVbtw DV_t1 DV_t2 DV_t3 DVsq_t1 DVsq_t2 DVsq_t3
  <int> <fct> <dbl> <dbl> <dbl>   <dbl>   <dbl>   <dbl>
1     1 A     -1.61 -0.42  1.53  2.59    0.176   2.34
2     2 B      0.08 -0.31 -0.12  0.0064  0.0961  0.0144
3     3 A      0.07  0.61 -0.42  0.0049  0.372   0.176
4     4 B     -1.36 -0.04  0.88  1.85    0.0016  0.774       # ...
```

Enthält ein Datensatz im Long-Format zwei oder mehr Messwiederholungsfaktoren, kann zunächst mit interaction(⟨Faktor1⟩, ⟨Faktor2⟩, drop=TRUE) ein Faktor der Stufenkombinationen erstellt werden. Mit diesem Faktor ist dann wieder ein einfacher Aufruf von pivot_wider() möglich.

4.10   Datensätze getrennt nach Gruppen auswerten und aggregieren

Mit group_by(⟨Datensatz⟩, ⟨Faktor1⟩, ...) bereitet man einen Datensatz darauf vor, entsprechend des übergebenen Faktors separat nach Gruppen ausgewertet zu werden.[7] Übergibt man mehrere Faktoren durch Komma getrennt und behält die Voreinstellung .drop=TRUE bei, werden dafür alle tatsächlich vorkommenden Kombinationen ihrer Stufen gebildet. Mit .drop=FALSE werden auch die prinzipiell möglichen, nicht aber tatsächlich beobachteten Stufenkombinationen gebildet. Die Ausprägungen der eingesetzten Gruppierungsvariablen werden versteckt in den erzeugten Datensatz aufgenommen.

Anschließend auf den implizit gruppierten Datensatz angewendete dplyr Funktionen erkennen die Aufteilung automatisch und arbeiten getrennt nach Gruppen. Einen gruppierten Datensatz erkennt man in der Ausgabe durch die zusätzliche, mit Groups: beginnende Zeile, die vor den eigentlichen Daten steht. Die interne Gruppierung wird durch ungroup(⟨Datensatz⟩) wieder aufgehoben. Dieser Schritt sollte abschließend immer erfolgen, damit folgende Datentransformationen nicht unbeabsichtigt getrennt nach Gruppen ablaufen können.

```
> myDf1_grp <- myDf1 |>
+      group_by(sex) |>                # trenne Auswertung nach sex
+      mutate(IQ_rank=rank(IQ)) |>     # IQ-Rang pro Gruppe
+      arrange(sex, IQ)                # ordne nach Gruppe und IQ-Rang

> myDf1_grp # gruppierter Datensatz -> zusätzliche Zeile "Groups:"
# A tibble: 12 x 7
# Groups:    sex [2]
     id sex   group   age    IQ rating IQ_rank
  <dbl> <chr> <chr> <dbl> <dbl>  <dbl>   <dbl>
1    12 f     T        21    98      1       1
```

---

[7]Details erläutert vignette("grouping", package="dplyr").

```
2      1 f      T         26    112      1      2
3      6 f      CG        24    113      0      3
4     10 m      WL        29     81      5      1 # Ausgabe gekürzt ...

> myDf1_grp  |> ungroup()                          # entferne Gruppierung
# A tibble: 12 x 7
      id sex     group    age      IQ rating IQ_rank
   <dbl> <chr>   <chr>  <dbl>   <dbl>  <dbl>   <dbl>
1     12 f       T         21     98      1      1
2      1 f       T         26    112      1      2 # Ausgabe gekürzt ...
```

Funktionen aus dem Basisumfang von R erkennen die implizite Gruppenaufteilung dagegen nicht. Sie verarbeiten daher wie gewöhnlich alle Beobachtungen einer Variable gemeinsam.

```
# slice_head() erkennt interne Aufteilung -> Zeile 1:2 je Gruppe
> myDf1_grp  |> slice_head(n=2)
# A tibble: 4 x 6
# Groups:    sex [2]
      id sex     group    age      IQ rating IQ_rank
   <dbl> <chr>   <chr>  <dbl>   <dbl>  <dbl>   <dbl>
1     12 f       T         21     98      1      1
2      1 f       T         26    112      1      2
3     10 m       WL        29     81      5      1
4      5 m       WL        22     82      2      2

# head() erkennt interne Gruppenaufteilung nicht -> Zeile 1:2 overall
> myDf1_grp  |> head(n=2)
# A tibble: 2 x 7
# Groups:    sex [1]
      id sex     group    age      IQ rating IQ_rank
   <dbl> <chr>   <chr>  <dbl>   <dbl>  <dbl>   <dbl>
1     12 f       T         21     98      1      1
2      1 f       T         26    112      1      2
```

summarise(⟨Datensatz⟩, ⟨Kennwert1⟩=⟨Ausdruck1⟩, ...) dient dazu, einen Datensatz durch Kennwerte zu aggregieren, die über durch Komma getrennte Zuweisungen definiert werden. Angewendet auf einen nicht implizit gruppierten Datensatz werden die Kennwerte über alle Beobachtungen hinweg gebildet. Wird stattdessen ein vorher durch group_by() implizit gruppierter Datensatz übergeben, erfolgt die Berechnung der Kennwerte pro Gruppe. Die Hilfsfunktion n() ermittelt hier die Anzahl von Beobachtungen je Gruppe.

```
> myDf1  |>
+     group_by(group)  |>          # trenne Auswertung nach group
+     summarise(age_M=mean(age),   # gruppenweiser Mittelwert von age
+               age_SD=sd(age),    # gruppenweise Streuung von age
+               IQ_M=mean(IQ),     # gruppenweiser Mittelwert von IQ
+               IQ_SD=sd(IQ),      # gruppenweise Streuung von IQ
+               n=n())             # Gruppengröße
```

```
# A tibble: 3 x 5
  group age_M age_SD  IQ_M IQ_SD     n
  <chr> <dbl>  <dbl> <dbl> <dbl> <int>
1 CG     24.8   4.11 106.   14.4     4
2 T      27.2   5.38 101     8.41    4
3 WL     27.2   6.02  85.2   4.43    4
```

Jeder Aufruf von summarise() entfernt die Gruppierungsinformation aufgrund der letzten vorher in group_by() verwendeten Gruppierungsvariable.

```
> df_aggr <- myDf1 |>                      # speichere Ergebnis in df_aggr
+    roup_by(sex, group) |>                # gruppiere nach sex und group
+    summarise(rating_M=mean(rating))       # lösche Gruppierung nach group

> df_aggr                                  # weiterhin nach sex gruppiert
# A tibble: 5 x 3
# Groups:   sex [2]
  sex   group rating_M
  <chr> <chr>    <dbl>
1 f     CG           0
2 f     T            1
3 m     CG           3
4 m     T            4
5 m     WL           3


# Gruppengrößen in aggregierten Daten getrennt nach sex -> 2, 3
> df_aggr |> summarise(n=n())
# A tibble: 2 x 2
  sex       n
  <chr> <int>
1 f         2
2 m         3


# NICHT äquivalent: Gruppengrößen in Originaldaten -> 3, 9
> myDf1 |>
+     group_by(sex) |>
+     summarise(n=n())
# A tibble: 2 x 2
  sex       n
  <chr> <int>
1 f         3
2 m         9
```

4.11 Häufigkeiten bestimmen

Häufigkeitsauszählungen mit `xtabs()` und `proportions()` (Abschn. 3.10) fügen sich nicht gut in Pipe-basierte Arbeitsschritte mit `dplyr` ein. Eine Alternative ist die Pipe-kompatible Funktion `count(⟨Faktor1⟩, ⟨Faktor2⟩, ...)`. Die Stufenkombinationen der durch Komma getrennt übergebenen Faktoren bestimmen die Definition der Gruppen, deren absolute Häufigkeit gezählt wird.

```
> library(dplyr)                      # für count(), add_count()
> myDf1 |> count(sex, group)    # Häufigkeit Kombinationen sex, group
# A tibble: 5 x 3
  sex   group     n
  <chr> <chr> <int>
1 f     CG        1
2 f     T         2
3 m     CG        3
4 m     T         2
5 m     WL        4
```

In der Voreinstellung `.drop=TRUE` werden nur die tatsächlich vorkommenden Stufenkombinationen gezählt. Mit `.drop=FALSE` tauchen auch die prinzipiell möglichen, tatsächlich aber nicht beobachteten Stufenkombinationen mit der Häufigkeit 0 im Ergebnis auf.

```
> myDf1 |> count(sex, group, .drop=FALSE)    # f & WL -> Häufigkeit 0
# A tibble: 6 x 3
  sex   group     n
  <chr> <chr> <int>
1 f     CG        1
2 f     T         2
3 f     WL        0
4 m     CG        3
5 m     T         2
6 m     WL        4
```

`add_count(⟨Faktor1⟩, ..., name="n")` führt dieselbe Zählung durch, fügt jedoch jeder Beobachtung im ursprünglichen Datensatz die absolute Häufigkeit der zugehörigen Gruppe in der neuen Variable n hinzu. Dieser Variablenname lässt sich über die Option name frei wählen.

```
> myDf1 |> add_count(sex, group)
# A tibble: 12 x 7
     id sex   group   age    IQ rating     n
  <dbl> <chr> <chr> <dbl> <dbl>  <dbl> <int>
1     1 f     T        26   112      1     2
2     2 m     CG       30   122      3     3
3     3 m     CG       25    95      5     3 # ...
```

Durch anschließende Berechnungen innerhalb von `mutate()` erhält man auch relative Häufigkeiten.

```
> myDf1 |>
+     count(sex, group) |>
+     mutate(freq_rel=n / sum(n))              # relative Häufigkeiten
# A tibble: 5 x 4
  sex    group    n   freq_rel
  <chr>  <chr>  <int>   <dbl>
1 f      CG       1    0.0833
2 f      T        2    0.167
3 m      CG       3    0.25
4 m      T        2    0.167
5 m      WL       4    0.333


> myDf1 |>
+     add_count(sex, group) |>
+     mutate(freq_rel=n / n())                 # relative Häufigkeiten
# A tibble: 12 x 8
      id  sex   group   age    IQ  rating    n  freq_rel
   <dbl> <chr> <chr>  <dbl> <dbl>  <dbl> <int>   <dbl>
1     1  f     T        26   112      1    2    0.167
2     2  m     CG       30   122      3    3    0.25
3     3  m     CG       25    95      5    3    0.25        # ...
```

Bedingte relative Häufigkeiten müssen mit zusätzlichen Zwischenschritten manuell berechnet werden.

```
> myDf1 |>
+     count(sex, group, name="n_sex_group") |>
+     group_by(sex) |>
+     mutate(n_sex=sum(n_sex_group),
+            freq_cond_rel=n_sex_group / n_sex) |>
+     ungroup()
# A tibble: 5 x 5
  sex    group n_sex_group n_sex freq_cond_rel
  <chr>  <chr>      <int> <int>       <dbl>
1 f      CG           1     3       0.333
2 f      T            2     3       0.667
3 m      CG           3     9       0.333
4 m      T            2     9       0.222
5 m      WL           4     9       0.444
```

R-Dokumente und Notebooks erstellen

5

Mit den Paketen `knitr` (Xie 2020a) und `rmarkdown` (Allaire et al. 2020) lassen sich R-Auswertungen in Dokumente einbetten, die beschreibenden Text, R-Befehle und die zugehörigen Ergebnisse dieser Befehle integrieren. Auch Tabellen und Diagramme können Teil des Dokuments sein. Ziel solcher integrierten Dokumente ist es, die Datenauswertung und Berichterstellung in einem Arbeitsschritt zu vereinen. Umfassende Dokumentation zu `knitr` findet man auf der Homepage des Autors, für `rmarkdown` sind das RStudio *Cheat Sheet* und der *Reference Guide* beim Einstieg hilfreich.[1] Xie (2015), Xie, Dervieux, und Riederer (2020) sowie Xie, Allaire, und Grolemund (2018) geben eine ausführliche Beschreibung.

5.1 Grundprinzip

Der Grundtext von R-Dokumenten wird wie R-Skripte im Textformat geschrieben, wobei Textauszeichnungen, etwa als Überschrift oder Aufzählung, durch bestimmte Schlüsselsymbole vorzunehmen sind. Die Formatierung kann dabei sehr detailliert in LaTeX-Syntax erfolgen (Datei mit Endung `.Rnw`), oder beschränkt auf einfache Merkmale im *Markdown*-Format (Datei mit Endung `.Rmd`). In beiden Fällen erhält der Autor nicht unmittelbar Zugriff auf jedes Formatierungsdetail wie etwa die Schriftgröße oder die Weite der Einrückung bei Aufzählungen. Die Aufgabe des Autors ist es stattdessen, die inhaltliche Bedeutung besonderer Textelemente festzulegen. Die Formatierungsdetails werden dann aus vom Dokumenttyp abhängigen Formatvorlagen übernommen.

Aus demselben Grundtext kann man flexibel ebenso ein PDF- oder Word-Dokument wie auch eine HTML-Seite oder Online-Präsentation erzeugen. Dafür ist zusätzlich weitere Software erforderlich: Für PDF-Dokumente ist eine separate LaTeX-Installation notwendig,

---

[1] https://yihui.name/knitr/ – https://www.rstudio.com/resources/cheatsheets/

© Springer-Verlag GmbH Deutschland, ein Teil von Springer Nature 2021
D. Wollschläger, *R kompakt,*
https://doi.org/10.1007/978-3-662-63075-4_5

auch wenn der Text im Markdown-Format geschrieben ist.[2] Für Word-Dokumente wird das freie Programm pandoc (McFarlane 2020) benötigt, das RStudio bereits mitliefert. Eine detaillierte Darstellung der Vielzahl erzeugbarer Dokumenttypen enthält Xie, Allaire, und Grolemund (2018). Die folgende Auswahl von Zusatzpaketen deutet die Breite des Spektrums verfügbarer Formatvorlagen an:

- Brief: `linl` (http://dirk.eddelbuettel.com/code/linl.html)
- Zeitschriftenartikel: `rticles` (https://github.com/rstudio/rticles)
- Präsentation: `ioslides` (https://bookdown.org/yihui/rmarkdown/presentations.html)
- Buch: `bookdown` (https://bookdown.org/yihui/bookdown/)
- Lebenslauf: `vitae` (https://pkg.mitchelloharawild.com/vitae/)

5.2 Arbeitsschritte

Ein Quelldokument mit R-Befehlen und Fließtext wird durch drei Arbeitsschritte zum fertigen Zieldokument. Die Funktion `render()` aus dem Paket `rmarkdown` kombiniert diese Arbeitsschritte in einem Aufruf:

1. Die Funktion `knit()` aus dem Paket `knitr` generiert zunächst zu jedem R-Befehl die zugehörige Ausgabe, die normalerweise auf der Konsole oder als Diagramm angezeigt wird.
2. Als Zwischenschritt fügt `knit()` anschließend jede von R erzeugte Ausgabe an der passenden Stelle zusammen mit den übrigen Textelementen in ein Dokument im reinen Markdown-Format (Dateiendung `.md`) oder im reinen LaTeX-Format (Dateiendung `.tex`) ein.
3. Aus der Markdown- oder LaTeX-Datei lässt sich schließlich als Zieldokument eine HTML-Datei oder (mit einer externen LaTeX-Installation) ein PDF erzeugen. Für Word-Dokumente übernimmt pandoc diese Konvertierung.

Die Funktionalität von `knitr` und `rmarkdown` lässt sich mit den genannten R-Funktionen nutzen, die Quelldokumente verarbeiten und das erzeugte Zieldokument im gewünschten Format speichern. Einfacher ist es jedoch, dafür RStudio zu verwenden, das alle Arbeitsschritte in der Oberfläche integriert (Abb. 5.1). Das Menü *Help → Markdown Quick Reference* bietet eine Übersicht der wichtigsten Formatierungsmöglichkeiten in Markdown-Syntax. Über den Menüeintrag *File → New File → R Markdown...* lässt sich eine neue Datei im Markdown-Format erstellen, die bereits ein typisches Grundgerüst enthält.

Das Icon *Knit* (Abb. 5.1, Bereich 1) erzeugt das Zieldokument, wofür in Schritt 1 alle im Quelldokument vorhandenen R-Befehle in einer separaten R-Session ausgeführt werden,

---

[2]Eine Möglichkeit dafür bietet das Paket `tinytex` (Xie 2020b) mit `install_tinytex()`, allgemein https://www.latex-project.org/get/

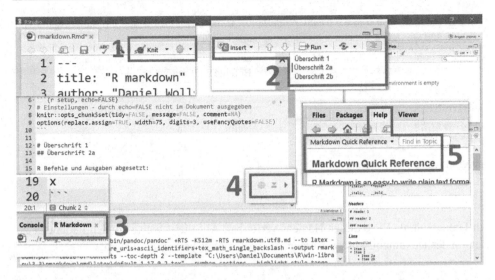

Abb. 5.1 Werkzeuge für R-Dokumente in der Entwicklungsumgebung RStudio (vergrößert und umrandet). 1: Zieldokument erzeugen mit Icon *Knit* inkl. Zugang zu Optionen. 2: Gliederungsansicht. 3: Reiter mit Ausgabe beim Erzeugen des Zieldokuments. 4: Werkzeuge zum Ausführen einzelner R-Befehlsblöcke. 5: Markdown Hilfe

um die Ausgabe zu extrahieren. Diese neue Session hat keinen Zugriff auf die Objekte, die sich durch vorherige interaktive Auswertungen im Workspace angesammelt haben. Alle benötigten Daten müssen durch Befehle im Quelldokument explizit geladen bzw. erzeugt werden.

5.3   Aufbau eines Quelldokuments

Ein R-Markdown Dokument beginnt mit dem *Front Matter* in *YAML*-Syntax.[3] Dies sind oberhalb und unterhalb von --- eingeschlossene Zeilen, die Metadaten des Dokuments wie Angaben zum Autor, zum Titel oder zum Datum definieren. Auch lassen sich Optionen für Inhalte des Zieldokuments setzen, etwa die Darstellung eines Inhaltsverzeichnisses. Zugang zu diesen Optionen bietet RStudio auch im Zahnrad-Icon (Abb. 5.1, Bereich 1). Das YAML-Format besteht aus ⟨Variable⟩: ⟨Wert⟩ Zuweisungen, wobei die Einrückung durch   Leerzeichen   wichtig   ist.   Word-Dokumente   lassen   sich   etwa   mit `reference_docx`: ⟨Pfad/Datei⟩ auf einer Vorlage basieren, deren Formate für Fließtext und Überschriften ebenso übernommen werden wie etwa Seitenzahlen in der Fußzeile. Die Werte einer im Front Matter definierten Variable `params` sind im weite-

---

[3] https://yaml.org/

Tab. 5.1 Auswahl von `knitr` *Chunk Options* für *Markdown*-Dokumente, um die Ausgabe von Befehlen und Output zu steuern, s. https://yihui.name/knitr/options/

Chunk Option	führt Befehle aus	zeigt Befehle	zeigt output	zeigt Diagramme
`results="hide"`	Ja	Ja	Nein	Ja
`include=FALSE`	Ja	Nein	Nein	Nein
`echo=FALSE`	Ja	Nein	Ja	Ja
`fig.show="hide"`	Ja	Ja	Ja	Nein
`eval=FALSE`	Nein	Ja	Nein	Nein

ren Dokument als Liste diesen Namens verfügbar. Auf diese Weise können Parameter zu Beginn des Dokuments gesetzt werden, die spätere Auswertungen steuern.

```
---
title: "R markdown"
author: "Daniel Wollschläger"
output:
  word_document:
    toc: TRUE
---
```

Fließtext kann neben einfachen Beschreibungen auch Aufzählungen enthalten, Bilddateien einbinden oder Tabellen enthalten. Das unten stehende Beispiel demonstriert die dafür notwendige Syntax.

R-Befehle können entweder in abgesetzten Befehlsblöcken *(Chunks)* stehen, die mit einer Zeile ` ``r ` beginnen und mit einer Zeile ` ``` ` enden. Oder sie werden im Text eingebettet, wobei die sie in `` `r ⟨Befehle⟩` `` eingeschlossen sein müssen.

Für jeden Befehlsblock lässt sich über durch Komma getrennte Optionen separat steuern, wie er durch `knit()` behandelt wird. So können R-Befehle etwa in der Ausgabe wiederholt oder aber ausgeblendet werden, so dass nur ihr Ergebnis sichtbar ist (Tab. 5.1). Ein Block kann auch ausgeführt werden, dabei im Zieldokument aber samt Ausgabe unsichtbar bleiben – etwa um zu Beginn Pakete und Daten zu laden oder vorbereitende Berechnungen durchzuführen. Global für alle Befehlsblöcke eines Dokuments lassen sich diese Optionen zu Beginn mit `knitr::opts_chunk$set()` festlegen.

5.4   Beispiel

Das folgende Beispieldokument in Markdown-Syntax soll die wichtigsten Gestaltungsmöglichkeiten demonstrieren.

```
---
title: "R markdown"
subtitle: "Beschreibung"
author: "Daniel Wollschläger"
date: "`r format(Sys.time(), '%d.%m.%Y')`"
output:
  word_document:
    toc: TRUE
    reference_docx: "template.docx"
params:
    par_a: 193
    par_b: "parameter value"
---


```{r setup, include=FALSE}
# Einstellungen - durch include=FALSE nicht im Dokument ausgegeben
knitr::opts_chunk$set(tidy=FALSE, message=FALSE, comment=NA)
options(replace.assign=TRUE, width=75, digits=3, useFancyQuotes=FALSE)
```


Überschrift 1
Überschrift 1a

R-Befehle und Ausgaben als abgesetzter Block (Chunk):

```{r}
x <- 5
x
```


Im Text integrierte Ausgabe eines R-Befehls:
Wert des gerade erstellten Objekts `x` ist `r x`

Überschrift 1b

Diagramm - mit Angabe zur Größe und zur Bildauflösung

```{r out.width="80%", dpi=300}
library(ggplot2)
ggplot(mtcars, aes(x=hp, y=mpg)) +
    geom_point()
```


Textformatierung: *kursiv*, **fett**, hoch^gestellt^, tief~gestellt~,
`Schreibmaschine`,
Zeilenumbruch durch 2 Leerzeichen am Zeilenende

[Online Link Text](https://www.r-project.org/)
```

```
* Liste - Leerzeile vorher und nachher notwendig
    a. Eine Ebene tiefer - a, b, c automatisch
        i. Noch eine Ebene tiefer - i, ii, iii automatisch
        i. ABC
    a. DEF
* Listenelement

1. Geordnete Liste - Numerierung wird automatisch angepasst
    1. Eine Ebene tiefer
    1. ABC
1. Listenelement

> Blockquote
> abgesetzt
> formatiert

Tabelle - Leerzeile vorher und nachher notwendig

| rechts | links | normal | zentriert |
|-------:|:------|--------|:---------:|
|   47.5 |  FRA  |  0.23  |SFO        |
|   39.2 |  BGO  |  0.07  | LAX       |

# Überschrift 2
## Verwendung von Parametern aus *YAML front matter*

Param "par_a" ist: `r params$par_a`, "par_b" ist: `r params$par_b`

## Bilder einbinden

![Alternativtext](regrMult.png)
```

Datensätze können mit kable((⟨Datensatz⟩)) aus dem Paket knitr so ausgegeben werden, dass sie im erstellten Dokument als echte Tabelle formatiert sind. Dafür ist es einerseits notwendig, die chunk Option results="asis" zu verwenden, da kable() bereits Text im Markdown-Format ausgibt, der durch knit() nicht weiter konvertiert werden soll. Andererseits muss die Quelldatei knitr explizit mit library() laden bzw. den Aufruf in der Form knitr::kable() durchführen. Die so erstellten Tabellen sind schmucklos. Aufwendiger lassen sie sich mit Funktionen aus dem Paket flextable (Gohel 2020) formatieren.

```{r results="asis"}
knitr::kable(head(mtcars[ , c("mpg", "cyl", "hp")], n=3))
```

RStudio kann darüber hinaus in Form eines HTML-*Notebooks* auch den Grundtext im Markdown-Format mit der zugehörigen Ausgabe in einem gemeinsamen Dokument integrieren, in dem jeder R-Befehlsblock einzeln ausgeführt werden kann und die zugehörige Ausgabe direkt unter ihm dargestellt wird.[4]

---

[4] https://bookdown.org/yihui/rmarkdown/notebook.html

Hilfsmittel für die Inferenzstatistik

6

Ehe in den kommenden Kapiteln Funktionen zur inferenzstatistischen Datenanalyse vorgestellt werden, folgen hier zunächst Hilfsmittel, auf die viele dieser Funktionen zurückgreifen. Dazu gehören die Syntax zur Formulierung linearer Modelle sowie einige statistische Verteilungen von Zufallsvariablen.[1]

In den kommenden Abschnitten werden häufig folgende Abkürzungen verwendet: *UV* steht für eine Unabhängige Variable – im experimentellen Kontext also eine vom Versuchsleiter manipulierte Einflussgröße, deren Effekt zu prüfen ist. Im nicht-experimentellen Kontext seien alle zur Erklärung bzw. Vorhersage von Beobachtungen herangezogenen Variablen (Prädiktoren, Kovariaten) als UV bezeichnet. Analog steht *AV* für eine Abhängige Variable (Zielgröße, Endpunkt, Outcome), deren Werte zu erklären oder vorherzusagen sind. H_0 soll für die Nullhypothese eines statistischen Tests stehen, H_1 entsprechend für die Alternativhypothese.

6.1 Lineare Modelle formulieren

Manche Funktionen in R erwarten als Argument die symbolische Formulierung eines linearen statistischen Modells, dessen Passung für die zu analysierenden Daten getestet werden soll. Eine solche *Modellformel* beschreibt, wie der systematische Anteil von Werten einer Zielgröße aus Werten einer oder mehrerer Prädiktoren theoretisch hervorgeht und besitzt folgende Grundform (für Details vgl. `?formula`):

```
⟨modellierte Variable⟩ ~ ⟨lineares Modell⟩
```

---

[1]Dieses Buch behandelt nur die Umsetzung frequentistischer Verfahren. Für Bayes Datenanalyse (McElreath 2020) vgl. den Abschnitt `Bayesian Inference` der CRAN Task Views (Park 2020) – insbesondere die Pakete `rstanarm` (Gabry und Goodrich 2020) und `brms` (Bürkner 2020).

© Springer-Verlag GmbH Deutschland, ein Teil von Springer Nature 2021
D. Wollschläger, *R kompakt*,
https://doi.org/10.1007/978-3-662-63075-4_6

Links der Tilde ~ steht die Variable, deren systematischer Anteil sich laut Modellvorstellung aus anderen Variablen ergeben soll. Die modellierenden Variablen werden in Form einzelner Terme rechts der ~ aufgeführt. Im konkreten Fall werden für alle Terme die Namen von Datenvektoren oder Faktoren derselben Länge eingesetzt.

Im Modell der einfachen linearen Regression (Abschn. 7.2) sollen sich etwa die Werte des Kriteriums aus Werten des quantitativen Prädiktors ergeben, hier hat die Modellformel also die Form ⟨Kriterium⟩ ~ ⟨Prädiktor⟩. In der Varianzanalyse (Abschn. 8.4) hat die AV die Rolle der modellierten und die kategorialen Kovariaten die Rolle der modellierenden Variablen. Hier hat die Modellformel die Form ⟨AV⟩ ~ ⟨UV⟩. Um R die Möglichkeit zu geben, beide Fälle zu unterscheiden, müssen im Fall der Regression die Prädiktoren numerische Vektoren sein, in der Varianzanalyse dagegen Objekte der Klasse factor.

Es können mehrere, in der Modellformel durch + getrennte Vorhersageterme in ein statistisches Modell eingehen. Ein einzelner Vorhersageterm kann dabei entweder aus einer Variable oder aber aus der Kombination von Variablen i. S. ihrer statistischen Interaktion bestehen. Die Beziehung zwischen den zu berücksichtigenden Variablen wird durch Symbole ausgedrückt, die sonst numerische Operatoren darstellen, rechts der ~ in einer Modellformel aber eine andere Bedeutung tragen. An Möglichkeiten, Variablen in einem Modell zu berücksichtigen, gibt es u. a. die in Tab. 6.1 aufgeführten.

Als Beispiel gebe es eine kontinuierliche AV Y, zwei quantitative Prädiktoren X_1, X_2 sowie zwei Faktoren F_1, F_2. Neben den additiven Effekten der Terme können auch ihre Interaktionseffekte berücksichtigt werden. Zudem beinhaltet das Modell i. d. R. einen absoluten Term, der aber auch unterdrückt werden kann. In der einfachen linearen Regression ist dies der y-Achsenabschnitt der Vorhersagegerade, bei Faktoren in der Modellformel hängt die Bedeutung von deren Codierung ab – vgl. ?contrasts sowie die Vignette des Pakets

Tab. 6.1 Notation für die Modellformel linearer Modelle

Operator	übliche Bedeutung	Bedeutung in einer Modellformel
+	Addition	den folgenden Vorhersageterm hinzufügen
−	Subtraktion	den folgenden Vorhersageterm ausschließen
⟨A⟩:⟨B⟩	Sequenz	Interaktion $A \times B$ als Vorhersageterm
⟨A⟩*⟨B⟩	Multiplikation	Kurzform für A + B + A:B (alle additiven und Interaktionseffekte)
⟨A⟩ %in% ⟨B⟩	Element von Menge	bei Verschachtelung von A in B (genestetes Design): Interaktion $A \times B$ als Vorhersageterm
⟨A⟩/⟨B⟩	Division	bei Verschachtelung von A in B (genestetes Design): Kurzform für A + A %in% B
1	1	absoluter Term (Gesamterwartungswert). Implizit vorhanden, wenn nicht durch -1 ausgeschlossen

`codingMatrices` Venables (2018). Mit der Kombination von quantitativen Prädiktoren und Faktoren können etwa folgende lineare Modelle spezifiziert werden.

```
Y ~ X1              # einfache lineare Regression von Y auf X1
Y ~ X1 + X2 - 1     # multiple lineare Regression von Y auf X1 und X2
                    # ohne absoluten Term (y-Achsenabschnitt)
Y ~ X1*X2           # multiple lineare Regression von Y auf X1 und X2
                    # sowie auf den Interaktionsterm von X1 und X2
Y ~ F1              # einfaktorielle Varianzanalyse
Y ~ F1 + F2 + F1:F2 # zweifaktorielle Varianzanalyse
                    # mit beiden Haupteffekten und der Interaktion
Y ~ X1 + F1         # Kovarianzanalyse mit Kovariate X1 und Faktor F1
```

Innerhalb einer Modellformel können die Terme selbst das Ergebnis der Anwendung von Funktionen auf Variablen sein. Soll etwa nicht Y als Kriterium durch X als Prädiktor vorhergesagt werden, sondern der Logarithmus von Y durch den Betrag von X, lautet die Modellformel `log(Y) ~ abs(X)`. Sollen hierbei innerhalb einer Modellformel Operatoren in ihrer arithmetischen Bedeutung zur Transformation von Variablen verwendet werden, muss der entsprechende Term in `I(⟨Transformation⟩)` eingeschlossen werden. Um etwa das Doppelte von X als Prädiktor für Y zu verwenden, lautet die Modellformel damit `Y ~ I(2*X)`.

6.2   Funktionen von Zufallsvariablen

Mit R lassen sich die Werte von häufig benötigten Dichte- bzw. Wahrscheinlichkeitsfunktionen, Verteilungsfunktionen und deren Umkehrfunktionen an beliebiger Stelle bestimmen – etwa zur Berechnung von p-Werten. Tab. 6.2 gibt Auskunft über einige der hierfür verfügbaren Funktionsfamilien sowie über ihre Argumente und deren Voreinstellungen. Für ihre Verwendung zur Erzeugung von Zufallszahlen vgl. Abschn. 3.3.4.

Tab. 6.2 Vordefinierte Funktionen von Zufallsvariablen

Familienname	Funktion	Argumente mit Voreinstellung
`binom`	Binomialverteilung	`size, prob`
`chisq`	χ^2-Verteilung	`df, ncp=0`
`f`	F-Verteilung	`df1, df2, ncp=0`
`norm`	Normalverteilung[a]	`mean=0, sd=1`
`t`	t-Verteilung	`df, ncp=0`
`unif`	Gleichverteilung	`min=0, max=1`

[a]Für multivariate t- und Normalverteilungen vgl. das Paket `mvtnorm` (Genz und Bretz 2020; Genz, Bretz, Miwa, Mi, und Hothorn 2009).

6.2.1 Dichtefunktionen

Mit Funktionen, deren Namen nach dem Muster d⟨Funktionsfamilie⟩ aufgebaut sind,
lassen sich die Werte der Dichtefunktion der in Tab. 6.2 genannten Funktionsfamilien bestimmen. Mit dem Argument x wird angegeben, für welche Stelle der Wert der Dichtefunktion
berechnet werden soll. Dies kann auch ein Vektor sein – dann wird für jedes Element von x
der Wert der Dichtefunktion bestimmt. Die Bedeutung der übrigen Argumente ist identisch
zu jener bei den zugehörigen Funktionen zum Generieren von Zufallszahlen (Abschn. 3.3.4).

Die Wahrscheinlichkeit, beim zehnfachen Werfen einer fairen Münze genau siebenmal
Kopf als Ergebnis zu erhalten, ergibt sich beispielsweise so:

```
> dbinom(7, size=10, prob=0.5)
[1] 0.1171875
```

6.2.2 Verteilungsfunktionen

Die Werte der zu einer Dichte- bzw. Wahrscheinlichkeitsfunktion gehörenden Verteilungsfunktion lassen sich mit Funktionen berechnen, deren Namen nach dem Muster
p⟨Funktionsfamilie⟩ aufgebaut sind. Mit dem Argument q wird angegeben, für welche Stelle der Wert der Verteilungsfunktion berechnet werden soll. In der Voreinstellung
sorgt das Argument lower.tail=TRUE dafür, dass der Rückgabewert an einer Stelle q die
Wahrscheinlichkeit dafür angibt, dass die zugehörige Zufallsvariable Werte $\leq q$ annimmt.
Die Gegenwahrscheinlichkeit (Werte $> q$) wird mit dem Argument lower.tail=FALSE
berechnet.[2]

```
> pbinom(7, size=10, prob=0.5)    # Verteilungsfunktion Binomialvert.
[1] 0.9453125


> pnorm(c(-Inf, 0, Inf), mean=0, sd=1)    # Standardnormalverteilung
[1] 0.0 0.5 1.0


# Standardnormalvert.: Fläche unter Dichtefkt. rechts von 1.645
> pnorm(1.645, mean=0, sd=1, lower.tail=FALSE)
[1] 0.04998491


# äquivalent: 1-(Fläche unter Dichtefunktion links von 1.645)
> 1-pnorm(1.645, mean=0, sd=1, lower.tail=TRUE)
[1] 0.04998491
```

---

[2]Bei der Verwendung von Verteilungsfunktionen diskreter (z. B. binomialverteilter) Variablen ist zu
beachten, dass die Funktion die Wahrscheinlichkeit dafür berechnet, dass die zugehörige Zufallsvariable Werte $\leq q$ annimmt – die Grenze q also mit eingeschlossen ist. Für die Berechnung der
Wahrscheinlichkeit, dass die Variable Werte $\geq q$ annimmt, ist als erstes Argument deshalb $q - 1$ zu
übergeben, andernfalls würde nur die Wahrscheinlichkeit für Werte $> q$ bestimmt.

Nützlich ist die Verteilungsfunktion insbesondere für die manuelle Berechnung des p-Wertes in inferenzstatistischen Tests: Ist q der Wert einer stetigen Teststatistik, liefert p⟨Familie⟩(q, ..., lower.tail=FALSE) den zugehörigen p-Wert des rechtsseitigen Tests (Fußnote 2).

6.2.3   Quantilfunktionen

Die Werte der zu einer Dichte- bzw. Wahrscheinlichkeitsfunktion gehörenden Quantilfunktion lassen sich mit Funktionen berechnen, deren Namen nach dem Muster q⟨Funktionsfamilie⟩ aufgebaut sind. Mit dem Argument p wird angegeben, für welche Wahrscheinlichkeit der Quantilwert berechnet werden soll. Das Ergebnis ist die Zahl, die in der zugehörigen Dichtefunktion die Fläche p links (Argument lower.tail=TRUE) bzw. rechts (lower.tail=FALSE) abschneidet. Anders formuliert ist das Ergebnis der Wert, für den die zugehörige Verteilungsfunktion den Wert p annimmt.[3]

Die Quantilfunktion lässt sich nutzen, um kritische Werte für inferenzstatistische Tests zu bestimmen.

```
> qnorm(1-(0.05/2), 0, 1) # krit. Wert zweiseitig. z-Test, alpha=0.05
[1] 1.959964

> qt(1-0.01, 18, 0) # krit. Wert einseitig. t-Test, alpha=0.01, df=18
[1] 2.552380
```

6.3   Gemeinsamer Datensatz für alle Auswertungen

Die Auswertungen in den folgenden Kapiteln verwenden alle einen gemeinsamen Datensatz: Es handelt sich um überwiegend simulierte Daten einer fiktiven psychologischen Längsschnitt-Studie zur kognitiven Leistungsfähigkeit von 64 Personen in drei ungleich großen Gruppen – zwei Experimentalgruppen und eine Kontrollgruppe. Die Daten stammen aus drei Phasen der Untersuchung, vor und nach einer Intervention sowie bei einem follow-up Termin. Die zentrale Leistungsvariable sei in jeder Phase fünf mal am selben Tag gemessen worden. Damit gibt es einen experimentellen Zwischen-Gruppen Faktor sowie zwei Messwiederholungs-Faktoren. Ein Teil der Daten stammt aus dem R-eigenen Datensatz HairEyeColor, ein anderer Teil wurde auf Basis der fiktiven Daten von O'Brien und Kaiser (1985) simuliert (vgl. ?car::OBrienKaiser). Es treten keine fehlenden Werte auf. Der Datensatz datL im Long-Format beinhaltet die folgenden Variablen:

---

[3]Bei diskreten Verteilungen (z. B. Binomialverteilung) ist das Ergebnis bei lower.tail=TRUE der kleinste Wert, der in der zugehörigen Wahrscheinlichkeitsfunktion mindestens p links abschneidet. Bei lower.tail=FALSE ist das Ergebnis entsprechend der größte Wert, der mindestens p rechts abschneidet.

- `ID`: Versuchspersonen-Kennziffer (Faktor)
- `sex`: Geschlecht (Faktor)
- `education`: Anzahl der Jahre in Schule oder Ausbildung
- `group`: Experimentalgruppe (Faktor)
- `iq`: Intelligenzquotient IQ
- `hair`: Haarfarbe (Faktor)
- `eye`: Augenfarbe (Faktor)
- `phase`: Untersuchungs-Phase: prä, post, follow-up (Faktor)
- `hour`: Messwiederholung pro Phase, Stunde 1–5 (Faktor)
- `attention`: Aufmerksamkeit – einmal pro Phase gemessen
- `attFac`: Per Median-Split kategorisierte Aufmerksamkeit (hoch vs. niedrig, Faktor)
- `verbal`: Verbale Leistungsfähigkeit – einmal pro Phase gemessen
- `DV`: Zentrale Leistungsvariable – zu allen 3 · 5 Zeitpunkten gemessen

Der zugehörige Datensatz `datW` im Wide-Format enthält dieselben Variablen sowie zusätzlich Varianten der Variablen Aufmerksamkeit, verbale Leistungsfähigkeit und der zentralen Leistungsvariable, die personenweise pro Phase bzw. über alle Phasen hinweg gemittelt wurden: So ist etwa `DV.pre` der personenweise Mittelwert dieser Variable in der Phase vor der Intervention, oder `attention` der personenweise Mittelwert der Aufmerksamkeit über alle Phasen hinweg.

```
# lese Datensätze im Wide-Format und Long-Format ein
> datL <- readRDS(url("http://dwoll.de/r/rKompakt/datL.rds"))
> datW <- readRDS(url("http://dwoll.de/r/rKompakt/datW.rds"))
```

Lineare Regression

7

Die Korrelation zweier quantitativer Variablen ist ein Maß ihres linearen Zusammenhangs. Auch die lineare Regression bezieht sich auf den linearen Zusammenhang von Variablen, um mit seiner Hilfe Variablenwerte einer Zielvariable (des *Kriteriums*) durch die Werte anderer Variablen (der *Prädiktoren*) vorherzusagen. Für beide Verfahren lassen sich auch inferenzstatistisch testbare Hypothesen über ihre Modellparameter aufstellen. Für die statistischen Grundlagen dieser Themen vgl. Eid et al. (2017) sowie Fox und Weisberg (2019) für eine vertiefte Behandlung von Regressionsanalysen in R. Für eine Beschreibung der in diesem Kapitel verwendeten Daten vgl. Abschn. 6.3.

7.1 Test des Korrelationskoeffizienten

Die empirische Korrelation zweier normalverteilter Variablen lässt sich daraufhin testen, ob sie gegen die H_0 spricht, dass die theoretische Korrelation gleich 0 ist.

```
cor.test(x=⟨Vektor1⟩, y=⟨Vektor2⟩,
        alternative=c("two.sided", "less", "greater"))
```

Die Daten beider Variablen sind als Vektoren derselben Länge über die Argumente x und y anzugeben. Alternativ zu x und y kann auch eine Modellformel ~ ⟨Vektor1⟩ + ⟨Vektor2⟩ ohne Variable links der ~ angegeben werden. Stammen die in der Modellformel verwendeten Variablen aus einem Datensatz, ist dieser unter data zu nennen. Ob die H_1 zwei- ("two.sided"), links- (negativer Zusammenhang, "less") oder rechtsseitig (positiver Zusammenhang, "greater") ist, legt das Argument alternative fest.

Beispiel sei der Test der Korrelation zwischen Aufmerksamkeit und verbaler Leistungsfähigkeit.

© Springer-Verlag GmbH Deutschland, ein Teil von Springer Nature 2021
D. Wollschläger, *R kompakt,*
https://doi.org/10.1007/978-3-662-63075-4_7

```
> cor.test(~ attention + verbal, data=datW)
Pearson's product-moment correlation
data: attention and verbal
t = 2.1945, df = 62, p-value = 0.03196
alternative hypothesis: true correlation is not equal to 0
95 percent confidence interval:
 0.02425862 0.48243933
sample estimates:
     cor
0.268467
```

Die Ausgabe beinhaltet den empirischen t-Wert der Teststatistik (t) samt Freiheitsgraden (df) und zugehörigem p-Wert (p-value) sowie das je nach H_1 ein- oder zweiseitige Vertrauensintervall für die wahre Korrelation, deren empirische Schätzung ebenfalls aufgeführt ist.

7.2   Einfache lineare Regression

Bei der einfachen linearen Regression werden anhand der paarweise vorhandenen Daten zweier Variablen X und Y die Parameter b_0 und b_1 der Vorhersagegleichung $\hat{Y} = b_0 + b_1 X$ so bestimmt, dass die Werte von Y (dem Kriterium) bestmöglich mit der Vorhersage $\hat{Y}$ aus den Werten von X (dem Prädiktor) übereinstimmen. Als Maß für die Güte der Vorhersage wird die Summe der quadrierten Residuen $E = Y - \hat{Y}$, also der Abweichungen von vorhergesagten und Kriteriumswerten herangezogen.

7.2.1   Deskriptive Modellanpassung

Lineare Modelle wie das der Regression lassen sich mit lm() anpassen und so die Parameter b_0 und b_1 schätzen.

```
lm(formula=⟨Modellformel⟩, data=⟨Datensatz⟩)
```

Unter formula ist eine Modellformel der Form ⟨Kriterium⟩ ~ ⟨Prädiktor⟩ als Spezifikation des Regressionsmodells anzugeben (Abschn. 6.1). Soll das Modell ohne den Parameter b_0 gebildet werden, ist ihr -1 anzuhängen. Stammen die angegebenen Variablen aus einem Datensatz, muss dieser unter data übergeben werden.

Beispiel sei die Vorhersage der verbalen Leistungsfähigkeit als Kriterium mit dem IQ als Prädiktor.

```
> (fitI <- lm(verbal ~ iq, data=datW))              # Regression
Coefficients:
 (Intercept)          iq
   -0.38487    0.04099
```

Im Ergebnis von `lm()` wird unter der Überschrift `Coefficients` in der Spalte `(Intercept)` die Schätzung für den Schnittpunkt b_0 mit der y-Achse und unter dem Namen des Prädiktors (hier: `iq`) die geschätzte Steigung b_1 ausgegeben, die auch als b-Gewicht bezeichnet wird.

Soll statt des b-Gewichts das standardisierte b^z-Gewicht berechnet werden, sind die Variablen in der Modellformel zu z-standardisieren.[1]

```
> lm(scale(verbal) ~ scale(iq), data=datW)
Coefficients:
(Intercept)      scale(iq)
   1.398e-16      2.861e-01
```

Ein von `lm()` zurückgegebenes Objekt stellt ein deskriptives Modell der Daten dar, das in anderen Funktionen weiter verwendet werden kann. Es speichert die zur Modellanpassung berechneten Größen als Komponenten einer Liste. Zum Extrahieren von Informationen aus dieser Liste dienen Funktionen wie `residuals()` zum Anzeigen der Residuen, `coef()` zur Ausgabe der geschätzten Modellparameter und `fitted()` für die vorhergesagten Werte. Alle genannten Funktionen erwarten als Argument ein von `lm()` erzeugtes Objekt.

Für eine grafische Veranschaulichung der Regression können die Daten zunächst als Streudiagramm angezeigt werden (Abb. 7.1, Abschn. 11.2.1). Die aus der Modellanpassung hervorgehende Schätzung der Regressionsparameter wird dieser Grafik durch `geom_smooth(method=lm)` in Form einer Gerade hinzugefügt (Abschn. 11.4).

7.2.2 Regressionsanalyse

Um weitere Informationen und insbesondere inferenzstatistische Kennwerte eines von `lm()` erstellten Modells i. S. einer Regressionsanalyse zu erhalten, wird `summary(⟨lm-Modell⟩)` verwendet.

```
> (sumRes <- summary(fitI))
Residuals:
    Min      1Q  Median      3Q     Max
-3.0418 -1.1680 -0.1369  1.0406  3.9303

Coefficients:
            Estimate Std. Error t value Pr(>|t|)
(Intercept) -0.38487    1.93280  -0.199   0.8428
iq           0.04099    0.01743   2.351   0.0219 *
```

---

[1] Bei fehlenden Werten ist darauf zu achten, dass die z-Standardisierung bei beiden Variablen auf denselben Beobachtungsobjekten beruht. Gegebenenfalls sollten fehlende Werte der beteiligten Variablen aus dem Datensatz vorher manuell ausgeschlossen werden (Abschn. 3.11.6).

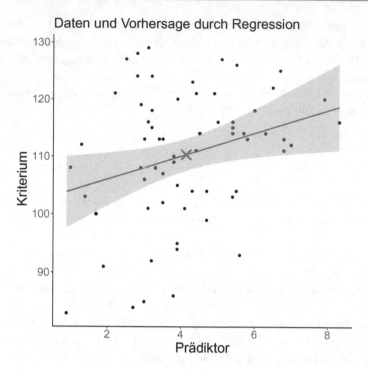

Abb. 7.1 Lineare Regression: Prädiktor, Kriterium, Zentroid und Vorhersage mit Vertrauensbereich

```
---
Signif. codes:  0 '***' 0.001 '**' 0.01 '*' 0.05 '.' 0.1 ' ' 1

Residual standard error: 1.589 on 62 degrees of freedom
Multiple R-squared: 0.08188,    Adjusted R-squared: 0.06707
F-statistic: 5.529 on 1 and 62 DF,  p-value: 0.02189
```

Die Ausgabe enthält unter der Überschrift Residuals eine Zusammenfassung der beobachtungsweisen Residuen. Unter Coefficients werden die Schätzungen der Koeffizienten (Spalte Estimate), ihr Standardfehler (Std. Error), t-Wert (t value) und der zugehörige p-Wert für den zweiseitigen t-Test (Pr(>|t|)) ausgegeben. Dieser Test wird mit der H_0 durchgeführt, dass das theoretische β-Gewicht gleich 0 ist. Die Größe des p-Wertes wird mit Sternchen hinter den Werten codiert, deren Bedeutung Signif. codes beschreibt.[2]

Residual standard error gibt den Standardschätzfehler als Maß für die Diskrepanz zwischen empirischen Werten des Kriteriums und der Modellvorhersage aus. Ein weiteres Maß für die Güte der Schätzung ist der Determinationskoeffizient R^2 (Multiple

---

[2]Zukünftig wird die Erläuterung der Sternchen mit options(show.signif.stars=FALSE) unterdrückt.

R-squared, die multiple Korrelation zwischen Prädiktoren und Kriterium). Das korrigierte R^2 (Adjusted R-squared) reduziert R^2 um einen Betrag, der von der Anzahl der Prädiktoren abhängt.

Schließlich wird mit einem F-Test für das gesamte Modell die H_0 geprüft, dass (bei einer multiplen Regression, vgl. Abschn. 7.3.1) alle theoretischen β_j-Gewichte gleich 0 sind. Die Einzelheiten des Tests sind der empirische Wert des F-Bruchs (F-statistic) gefolgt von den Freiheitsgraden (DF) der Vorhersage und der Residuen sowie dem p-Wert (p-value).

Für die β-Gewichte errechnet confint(⟨lm-Modell⟩, level=0.95) das Konfidenzintervall mit der für das Argument level angegebenen Breite.

```
> confint(fitI)
                 2.5 %       97.5 %
(Intercept) -4.248478230 3.47873317
 iq           0.006143854 0.07583145
```

7.3   Multiple lineare Regression

Bei der multiplen linearen Regression dienen mehrere quantitative oder dichotome Variablen X_j als Prädiktoren zur Vorhersage des quantitativen Kriteriums Y. Die Vorhersagegleichung hat hier die Form $\hat{Y} = b_0 + b_1 X_1 + \ldots + b_j X_j + \ldots + b_p X_p$, wobei die geschätzten Gewichte b_0 und b_j auf Basis der empirischen Daten zu ermitteln sind. Dies geschieht wie im Fall der einfachen linearen Regression mit lm(⟨Modellformel⟩). Die Modellformel hat nun die folgende Form:

```
⟨Kriterium⟩ ~ ⟨Prädiktor 1⟩ + ... + ⟨Prädiktor p⟩
```

Alle p Prädiktoren X_j werden also mit + verbunden auf die Rechte Seite der ~ geschrieben (Abschn. 6.1).

7.3.1   Deskriptive Modellanpassung und Regressionsanalyse

Als Beispiel soll nun die verbale Leistungsfähigkeit wie bisher aus dem IQ vorhergesagt werden, aber auch mit Hilfe der Aufmerksamkeit.

```
> (fitIA <- lm(verbal ~ iq + attention, data=datW))
Coefficients:
(Intercept)        iq   attention
   -1.24358   0.03652     0.04103
```

Die Schätzungen b_0 und b_j der theoretischen Parameter β_0 und β_j werden in der Ausgabe unter der Überschrift Coefficients genannt, wobei b_0 in der Spalte (Intercept) und die b_j-Gewichte unter dem Namen des zugehörigen Prädiktors stehen. Auch hier müssen die Variablen in der Modellformel z-standardisiert werden, um die standardisierten b_j^z-Gewichte zu berechnen (Abschn. 7.2.1, Fußnote 1). Wie in der einfachen linearen Regression testet `summary()` die Parameter auf Signifikanz und ermittelt `confint()` die Konfidenzintervalle (Abschn. 7.2.2).

```
# für standardisierte b-Gewichte
> fitScl <- lm(scale(verbal) ~ scale(iq) + scale(attention),
+             data=datW)

> summary(fitScl)                          # Regressionsanalyse
Residuals:
    Min      1Q  Median      3Q     Max
-1.7475 -0.6832 -0.1164  0.6345  2.2116

Coefficients:
                  Estimate Std. Error t value Pr(>|t|)
(Intercept)      1.051e-16  1.181e-01   0.000   1.0000
scale(iq)        2.549e-01  1.201e-01   2.123   0.0378 *
scale(attention) 2.346e-01  1.201e-01   1.953   0.0554 .
```

Die grafische Veranschaulichung mit der Funktion `scatter3d()` aus dem Paket `car` (Fox und Weisberg (2019) zeigt die Daten zusammen mit der Vorhersageebene sowie die Residuen als vertikale Abstände zwischen der Vorhersageebene und den Daten (Abb. 7.2). Die Beobachterperspektive dieser Grafik lässt sich interaktiv durch Klicken und Ziehen mit der Maus ändern.

7.3.2 Modelle vergleichen

Existieren bei einer multiplen Regression viele potentielle Prädiktoren, stellt sich die Frage, welche letztlich im Modell berücksichtigt werden sollten (Miller 2002). In einem hierarchischen Vorgehen lässt sich dafür testen, inwieweit die Hinzunahme von Prädiktoren zu einer bedeutsamen Verbesserung der Modellpassung führt. Dies ist in Form von F-Tests über Modellvergleiche möglich, die die Veränderung der Residualvarianz in Abhängigkeit vom verwendeten Prädiktorensatz testen. Dabei lassen sich sinnvoll nur *hierarchische* (genestete) Modelle mit demselben Kriterium vergleichen, bei denen der Prädiktorensatz eines eingeschränkten Modells vollständig im Prädiktorensatz des umfassenderen Modells enthalten ist, das zusätzlich noch weitere Prädiktoren berücksichtigt.

Um hierarchische Modelle gegeneinander zu testen, können mit `lm()` erstellte Regressionen an die `anova()` Funktion übergeben werden, die sich auch für Varianzanalysen eignet (Abschn. 8.4.2). Die Modelle müssen sich auf dieselben Beobachtungen beziehen – bei fehlenden Werten ist sicherzustellen, dass in beide Modelle dieselben Beobachtungen einfließen.

```
anova(⟨eingeschränktes lm-Modell⟩, ⟨umfassenderes lm-Modell⟩)
```

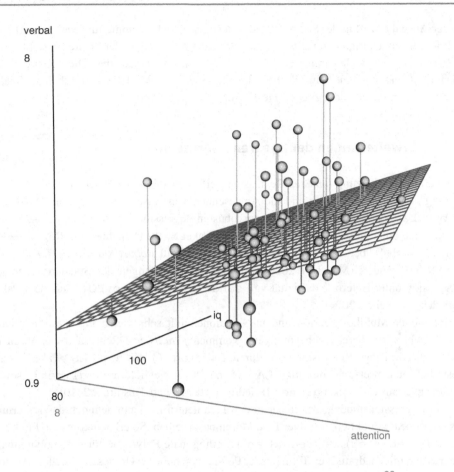

Abb. 7.2 Daten, Vorhersageebene und Residuen einer multiplen linearen Regression

Im Beispiel soll die verbale Leistung entweder nur durch den IQ, oder aber auch durch IQ, Aufmerksamkeit und die Anzahl von Jahren in Schule oder Ausbildung vorhergesagt werden.

```
> fitIAE <- lm(verbal ~ iq + attention + education, data=datW)

# F-Test für Hinzunahme von attention + education
> anova(fitI, fitIAE)
Analysis of Variance Table
Model 1: verbal ~ iq
Model 2: verbal ~ iq + attention + education
  Res.Df    RSS Df Sum of Sq      F Pr(>F)
1     62 156.45
2     60 147.14  2    9.3183 1.8999 0.1585
```

In der Ausgabe wird in der Spalte RSS die Residual-Quadratsumme für jedes Modell aufgeführt, die zugehörigen Freiheitsgrade in der Spalte Res.Df. In der Spalte Df steht deren Differenz, um wie viele Parameter sich die Modelle also unterscheiden. Die Reduktion der Residual-Quadratsumme beim Wechsel zum umfassenderen Modell findet sich in der Spalte Sum of Sq, daneben der zugehörige F-Wert (F) und p-Wert (Pr(>F)).

7.4   Erweiterungen der linearen Regression

Die Parameterschätzung *robuster* Regressionsverfahren soll weniger sensibel auf die Verletzung von Voraussetzungen und die Anwesenheit von Ausreißern reagieren. Das Paket robustbase stellt für zwei Varianten der robusten Regression lmrob() und ltsReg() bereit. Eine Alternative liefert rlm() aus dem Paket MASS (Venables und Ripley 2002). Einen Überblick über weitere Quellen gibt der Abschnitt *Robust Statistical Methods* der CRAN Task Views (Maechler 2020). Speziell für Schätzungen der Standardfehler der Regression unter Heteroskedastizität vgl. sandwich() und vcovHC() aus dem Paket sandwich (Zeileis 2004).

Bei hoher Multikollinearität und in Situationen mit sehr vielen Prädiktoren (relativ zur Anzahl verfügbarer Beobachtungen), kommen *penalisierte* Regressionsverfahren in Betracht. Die Ridge-Regression wird durch lm.ridge() aus dem MASS Paket bereitgestellt. Eine Umsetzung von Ridge, LASSO und Elastic Net liefern cv.glmnet() sowie glmnet() aus dem Paket glmnet (Friedman, Hastie, und Tibshirani 2010).

Ein Regressionsmodell, das linear in den Parametern ist, kann dennoch das Kriterium als nichtlineare Funktion einzelner Prädiktoren beschreiben. So erleichtert es die Funktion poly(⟨Prädiktor⟩,degree=⟨Grad⟩), orthogonale Polynome für eine polynomiale Regression mit quadratischen Termen oder Polynomen höheren Grades zu erstellen. Analog stellt das im Basisumfang von R enthaltene Paket splines mit ns() natürliche Splines und mit bs() *B*-Splines zur Verfügung. Verallgemeinerte additive Modelle werden durch die Funktion gam() aus dem Paket mgcv (Wood 2017) unterstützt. Für die Bestimmung von Parametern in nichtlinearen Vorhersagemodellen anhand der Methode der kleinsten quadrierten Abweichungen vgl. nls() sowie Ritz und Streibig (2009).

Liefert eine Person mehrere Beobachtungen zu unterschiedlichen Zeitpunkten, sind die einzelnen Messwerte nicht mehr unabhängig voneinander. Dies ist auch der Fall, wenn verschiedene Personen aufgrund eines gemeinsamen Merkmals Cluster bilden, z.B. durch eine familiäre Verwandtschaft. Sowohl gemischte Modelle (*Linear Mixed Effects Models*) (Pinheiro und Bates 2000; West, Welch, und Galecki 2014) als auch verallgemeinerte Schätzgleichungen (*Generalized Estimating Equations,* GEE) kommen für abhängige Daten in Betracht. Gemischte Modelle werden von den Paketen lme4 (Bates et al. 2015) sowie nlme (Pinheiro, Bates, DebRoy, Sarkar, und R Core Team 2020) unterstützt. In varianzanalytischen Designs mit Messwiederholung (Abschn. 8.5, 8.7 und 8.8) bieten gemischte Modelle häufig eine alternative Möglichkeit zur Auswertung, die die Abhängigkeitsstruktur der Messungen besser als die klassische Varianzanalyse berücksichtigt. GEE sind im Paket geepack (Højsgaard, Halekoh und Yan Højsgaard, Halekoh, & Yan 2006; Yan und Fine 2004) implementiert.

7.5 Regressionsmodelle auf andere Daten anwenden

Die Funktion predict() wendet ein von lm() angepasstes Regressionsmodell auf neue Daten an, um für sie die Vorhersage $\hat{Y}$ zu berechnen (vgl. ?predict.lm).

```
predict(object=(lm-Modell), newdata=(Datensatz), interval=NULL,
        level=(Niveau))
```

Als erstes Argument ist ein von lm() erzeugtes Objekt zu übergeben. Werden alle weiteren Argumente weggelassen, liefert die Funktion die Vorhersage für die ursprünglichen Prädiktorwerte zurück, also fitted((lm-Modell)). Wird unter newdata ein Datensatz übergeben, der Variablen mit denselben Namen wie jene der ursprünglichen Prädiktoren enthält, so wird $\hat{Y}$ für die Werte dieser neuen Variablen berechnet.[3]

Mit dem Argument interval="confidence" berechnet predict() zusätzlich für jeden Wert der Prädiktorvariablen die Grenzen des zugehörigen Konfidenzintervalls für den bedingten Erwartungswert zum Niveau level. Mit interval="prediction" erhält man die Grenzen des Toleranzintervalls für die Vorhersage neuer Daten unter Berücksichtigung der bedingten Streuung. Die Ausgabe erfolgt in Form einer Matrix, deren erste Spalte (fit) die Vorhersage ist, während die beiden weiteren Spalten untere (lwr) und obere Grenzen (upr) des Vertrauensbereichs nennen (Abb. 7.1).

Im Beispiel des Modells mit nur dem Prädiktor iq wird für den Aufruf von predict() zunächst ein Datensatz mit einer passend benannten Variable erzeugt.

```
> newIQ <- c(107, 115, 92, 103)              # neue Daten
> newDf <- data.frame(iq=newIQ)              # Datensatz
> predict(fitI, newDf, interval="prediction", level=0.95)
      fit       lwr       upr
1 4.000806 0.7985873 7.203025
2 4.328708 1.1243566 7.533059
3 3.385992 0.1229472 6.649036
4 3.836856 0.6266137 7.047098
```

---

[3]Handelt es sich etwa im Rahmen einer Kovarianzanalyse (Abschn. 8.9) um einen kategorialen Prädiktor, mithin ein Objekt der Klasse factor, so muss die zugehörige Variable in newdata dieselben Stufen in derselben Reihenfolge beinhalten wie die des ursprünglichen Modells – selbst wenn nicht alle Faktorstufen tatsächlich als Ausprägung vorkommen.

7.6   Kreuzvalidierung von Regressionsmodellen

Da empirische Daten fehlerbehaftet sind, bezieht die Anpassung der Regression zu stark die zufälligen Besonderheiten einer konkreten Stichprobe ein und liefert für andere Stichproben aus derselben Population i. d. R. schlechtere Vorhersagen. Mit einer Kreuzvalidierung lässt sich die Generalisierbarkeit der Parameterschätzungen beurteilen, inwiefern ein angepasstes Modell also für andere Stichproben zu passenden Vorhersagen führt.

Für die Kreuzvalidierung ist eine Gesamtstichprobe vom Umfang n in zwei komplementäre Mengen zu partitionieren: Die *Trainingsstichprobe* liefert die Datenbasis für die Parameterschätzung. Diese Modellanpassung wird dann auf die verbleibende *Test*- oder *Validierungsstichprobe* angewendet, indem die Prädiktorwerte der Teststichprobe in die ermittelte Vorhersagegleichung eingesetzt werden. Als Maß für die Genauigkeit der resultierenden Vorhersage dient etwa die mittlere Residual-Quadratsumme, im Falle einer linearen Regression oft der Standardschätzfehler.

Die dargestellte Prüfung ist nun mehrfach mit wechselnden Trainings- und Teststichproben durchzuführen, wozu die Ausgangsstichprobe zunächst in k disjunkte Teilmengen partitioniert wird. Jede von ihnen dient daraufhin reihum als Teststichprobe, während die jeweils verbleibenden $k - 1$ Stichproben gemeinsam die Trainingsstichprobe bilden. Häufig verwendete Werte für k sind 5 oder 10. Ein Spezialfall ist die *Leave-One-Out*-Kreuzvalidierung für $k = n$, bei der nacheinander jede Einzelbeobachtung als Teststichprobe für ein Modell dient, das an der Trainingsstichprobe aus jeweils allen übrigen Beobachtungen angepasst wurde.

Das Paket `boot` (Canty und Ripley 2020) stellt mit `cv.glm()` eine Funktion für die k-fache Kreuzvalidierung bereit.

```
cv.glm(data=⟨Datensatz⟩, glmfit=⟨glm-Modell⟩, K=⟨Anzahl⟩)
```

Für `data` ist der Datensatz zu übergeben, aus dem die Variablen eines mit `glm()` angepassten Regressionsmodells stammen (Abschn. 7.9), das unter `glmfit` zu nennen ist. Dafür muss bei `glm()` das Argument `family` auf `gaussian(link="identity")` gesetzt werden. Mit `K` lässt sich die gewünschte Anzahl zufälliger Partitionen für die Aufteilung in Trainings- und Teststichproben wählen.

```
# lineare Regression mit glm()
> glmFit <- glm(verbal ~ iq + attention,
+               data=datW, family=gaussian(link="identity"))

> library(boot)                            # für cv.glm()
> kfCV <- cv.glm(datW, glmfit=glmFit, K=5)  # 5-fache Kreuzvalid.
```

Das Ergebnis ist eine Liste, die in der Komponente `delta` den Kreuzvalidierungsfehler als Mittelwert der k Standardschätzfehler beinhaltet. Das zweite Element von `delta` berücksichtigt dabei die Korrektur einer aus der Wahl von k herrührenden Verzerrung.

```
> kfCV$delta                    # Kreuzvalidierungsfehler und Korrektur
2.438988 2.423090
```

7.7 Regressionsdiagnostik

Einer Regressionsanalyse liegen verschiedene Annahmen zugrunde, deren Gültigkeit vorauszusetzen ist, damit die berechneten Standardfehler der Parameterschätzungen und die p-Werte korrekt sind. Die Regressionsdiagnostik soll prüfen, ob die Daten mit den gemachten Annahmen konsistent sind. In der multiplen Regression ist zudem das Ausmaß der Multikollinearität bedeutsam, also die lineare Abhängigkeit der Prädiktoren untereinander. Für eine ausführliche Darstellung vgl. Fox und Weisberg (2019) sowie das zugehörige Paket car für Funktionen, mit denen sich eine Vielzahl diagnostischer Diagramme erstellen lassen.

7.7.1 Extremwerte, Ausreißer und Einfluss

Unter einem Ausreißer sind hier Beobachtungsobjekte zu verstehen, deren Kriteriumswert stark vom Kriteriumswert anderer Beobachtungsobjekte abweicht, die ähnliche Prädiktorwerte besitzen. Extremwerte zeichnen sich dadurch aus, dass sie weit außerhalb der Verteilung der übrigen Beobachtungen derselben Variable liegen. Ob Extremwerte vorliegen, lässt sich durch Histogramme oder Boxplots der z-standardisierten Variablen grafisch beurteilen (Abb. 7.3; Abschn. 11.2.3 und 11.2.4), an denen abzulesen ist, wie viele Streuungseinheiten ein Wert vom Mittelwert entfernt ist.

```
# Prädiktoren als Datenmatrix
> Xpred <- with(datW, cbind(iq, attention, education))
> Xz    <- scale(Xpred)                      # z-Transformierte
> boxplot(Xz, main="Verteilung der z-standardisierten Prädiktoren")
> summary(Xz)
      iq             attention          education
Min.   :-2.3774   Min.   :-2.59967   Min.   :-1.82260
1st Qu.:-0.5702   1st Qu.:-0.46954   1st Qu.:-0.80237
Median : 0.2354   Median :-0.05734   Median : 0.04782
Mean   : 0.0000   Mean   : 0.00000   Mean   : 0.00000
3rd Qu.: 0.6927   3rd Qu.: 0.76173   3rd Qu.: 0.64296
Max.   : 1.6289   Max.   : 2.36797   Max.   : 1.91825
```

Durch Extremwerte oder Ausreißer wird die ermittelte Vorhersagegleichung womöglich in dem Sinne verzerrt, dass sie die Mehrzahl der Daten nicht mehr gut repräsentiert. Um den Einfluss der einzelnen Beobachtungen auf die Parameterschätzungen der Regression direkt zu quantifizieren, existieren verschiedene Kennwerte, darunter der Hebelwert. Besonders große Hebelwerte lassen sich identifizieren, indem ihre Verteilung über einen Spike-Plot veranschaulicht wird (Abb. 7.3, Abschn. 11.4).

```
# lineare Regression anpassen
> fitIAE <- lm(verbal ~ iq + attention + education, data=datW)
> h      <- hatvalues(fitIAE)                # Hebelwerte
> plot(h, type="h", main="Hebelwerte")       # Spike-Plot
```

```
> summary(h)
   Min.  1st Qu.   Median     Mean  3rd Qu.      Max.
0.01652  0.03928  0.04806  0.06250  0.07808  0.15140
```

Die Indizes DfFITS bzw. DfBETAS liefern für jede Beobachtung ein standardisiertes Maß, wie stark sich die Vorhersagewerte (DfFITS) bzw. jeder geschätzte Parameter (DfBETAS) tatsächlich ändern, wenn die Beobachtung aus den Daten ausgeschlossen wird. In welchem Ausmaß sich dabei der Standardschätzfehler ändert, wird über das Verhältnis beider resultierenden Werte (mit bzw. ohne ausgeschlossene Beobachtung) ausgedrückt. Cooks Distanz ist ein weiteres Einflussmaß.

Mit `influence.measures(⟨lm-Modell⟩)` lassen sich die genannten Kennwerte gleichzeitig berechnen. Auffällige Beobachtungen können aus der zurückgegebenen Liste mit `summary()` extrahiert werden, wobei der Wert der abweichenden diagnostischen Größe durch einen Stern * markiert ist.

```
> inflRes <- influence.measures(fitIAE)    # Diagnosegrößen
> summary(inflRes)                          # auffällige Beobachtungen
Potentially influential observations of
lm(formula = verbal ~ iq + attention + education, data = datW) :

   dfb.1_ dfb.iq dfb.attn dfb.edct dffit  cov.r   cook.d hat
12 -0.15   0.21  -0.08    -0.11    -0.23  1.23_*  0.01   0.15
15  0.06  -0.06  -0.10     0.07    -0.14  1.25_*  0.00   0.15
20  0.09  -0.19   0.00     0.24     0.27  1.21_*  0.02   0.14
31 -0.17   0.28   0.22    -0.36     0.57  0.75_*  0.07   0.05
39 -0.12   0.05   0.12     0.03    -0.16  1.24_*  0.01   0.15
49  0.07  -0.04  -0.03    -0.03     0.07  1.21_*  0.00   0.12
```

In der Ausgabe beziehen sich die Spalten `dfb.⟨Prädiktor⟩` auf das DfBETA jedes Prädiktors (inkl. des absoluten Terms 1 in der ersten Spalte), `dffit` auf DfFITS, `cov.r` auf das Verhältnis der Standardschätzfehler, `cook.d` auf Cooks Distanz und `hat` auf den Hebelwert. Für Funktionen zur separaten Berechnung der Maße vgl. `?influence.measures`.

Grafisch aufbereitete Informationen über den Einfluss einzelner Beobachtungen sowie über die Verteilung der Residuen (s. u.) liefert auch eine mit `plot (⟨lm-Modell⟩, which=1:6)` aufzurufende Serie von Diagrammen. Über das Argument `which` können dabei einzelne Grafiken der Serie selektiv gezeigt werden.

7.7.2 Verteilungseigenschaften der Residuen

Anhand verschiedener grafischer Darstellungen der Residuen einer Regression lässt sich heuristisch beurteilen, ob die vorliegenden Daten mit den Voraussetzungen der Normalverteiltheit, Unabhängigkeit und Homoskedastizität der Messfehler vereinbar sind. Als Grundlage können die Residuen $E = Y - \hat{Y}$ selbst, oder aber besser zwei Transformationen von ihnen dienen: Die *standardisierten* und *studentisierten* Residuen. Die Residuen selbst lassen

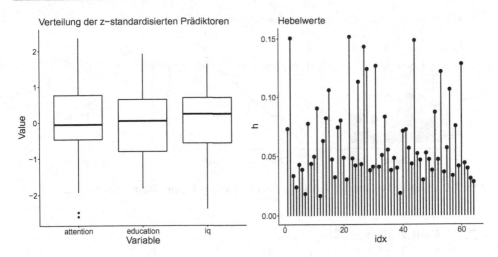

Abb. 7.3 Beurteilung von Extremwerten und Einflussgrößen in der Regression

sich mit den Funktionen residuals() für E, rstandard() für die standardisierten und rstudent() für die extern studentisierten Residuen ermitteln. Bei allen Funktionen ist als Argument ein von lm() erstelltes Modell zu übergeben.

```
> Estnd <- rstandard(fitIAE)        # standardisierte Residuen
> Estud <- rstudent(fitIAE)         # studentisierte Residuen
```

Für eine visuell-exploratorische Beurteilung der Normalverteiltheit wird die Verteilung der bevorzugten Residuen-Variante mit einem Histogramm der relativen Klassenhäufigkeiten dargestellt, dem die Dichtefunktion der Standardnormalverteilung hinzugefügt wurde (Abb. 7.4, Abschn. 11.2.3). Das Histogramm sollte in seiner Form nicht stark von der Dichtefunktion abweichen. Zudem lässt sich ein Q-Q-plot nutzen, um die empirischen Quantile der Residuen mit jenen der Standardnormalverteilung zu vergleichen. Die Datenpunkte sollten hier auf einer Geraden liegen (Abb. 7.4, Abschn. 11.2.5). Für einen inferenzstatistischen Test mit der H_0, dass Normalverteilung vorliegt, bietet sich jener nach Shapiro-Wilk an (Abschn. 8.1).

```
> shapiro.test(Estud)
Shapiro-Wilk normality test
data: Estud
W = 0.9773, p-value = 0.2842
```

Soll eingeschätzt werden, ob die Annahme von Homoskedastizität plausibel ist, kann die bevorzugte Residuen-Variante auf der y-Achse gegen die Vorhersage auf der x-Achse abgetragen werden (Abb. 7.4). Die Datenpunkte sollten überall gleichmäßig um die 0-Linie streuen. Anhand desselben Diagramms kann auch die Unabhängigkeit der Messfehler heuristisch geprüft werden: Die Residuen sollten eine Verteilung aufweisen, die nicht systematisch mit der Vorhersage zusammenhängt.

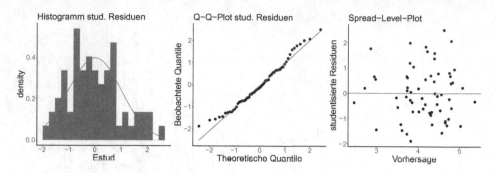

Abb. 7.4 Grafische Prüfung der Verteilungsvoraussetzungen für eine Regressionsanalyse

7.7.3 Multikollinearität

Multikollinearität liegt dann vor, wenn sich die Werte eines Prädiktors gut aus einer Linear-kombination der übrigen Prädiktoren vorhersagen lassen. Dies ist insbesondere dann der Fall, wenn Prädiktoren paarweise miteinander korrelieren. Für die multiple Regression hat dies als unerwünschte Konsequenz einerseits weniger stabile Schätzungen der Koeffizienten zur Folge, die mit hohen Schätzfehlern versehen sind. Ebenso kann sich die Parameterschätzung bzgl. desselben Prädiktors stark in Abhängigkeit davon ändern, welche anderen Prädikto-ren noch berücksichtigt werden. Paarweise lineare Abhängigkeiten lassen sich anhand der Korrelationsmatrix der Prädiktoren prüfen.

```
# Korrelationsmatrix
> with(datW, round(cor(cbind(iq, attention, education)), 2))
           iq attention education
iq       1.00      0.13      0.45
attention 0.13      1.00      0.00
education 0.45      0.00      1.00
```

Der *Varianzinflationsfaktor* VIF_j jedes Prädiktors j liefert eine weitere Möglichkeit zur Kollinearitätsdiagnostik. Er kann mit der Funktion vif(⟨lm-Modell⟩) aus dem Paket car berechnet werden, die als Argument ein durch lm() erstelltes lineares Modell erwartet.

```
> library(car)                          # für vif()
> vif(fitIAE)                           # Varianzinflationsfaktoren
      iq attention education
1.289970  1.023265  1.267155
```

Ein weiterer Kennwert zur Beurteilung von Multikollinearität ist die Kondition κ der Designmatrix des meist mit standardisierten Variablen gebildeten linearen Modells. κ wird mit kappa(⟨lm-Modell⟩, exact=TRUE) berechnet.

```
# Regressionsmodell mit standardisierten Prädiktoren
> fitScl <- lm(scale(verbal) ~ scale(iq) + scale(attention)
+                   + scale(education), data=datW)

> kappa(fitScl, exact=TRUE)
[1] 1.674268
```

7.8 Partialkorrelation und Semipartialkorrelation

Ein von lm() erzeugtes Objekt kann auch zur Ermittlung der Partialkorrelation $r_{(XY).Z}$ zweier Variablen X und Y ohne eine dritte Variable Z verwendet werden (vgl. Abschn. 3.6.6 sowie das Paket correlation): $r_{(XY).Z}$ ist gleich der Korrelation der Residuen der Regressionen jeweils von X und Y auf Z. Beispiel sei die Korrelation von IQ und verbaler Leistung ohne Bildungsgrad.

```
> verb.E <- residuals(lm(verbal ~ education, data=datW))
> iq.E   <- residuals(lm(iq     ~ education, data=datW))
> cor(verb.E, iq.E)      # Partialkorr. (verbal mit iq) ohne education
[1] 0.2533628
```

Die Partialkorrelation lässt sich auf die Situation verallgemeinern, dass mehrere Variablen Z_j auspartialisiert werden. Die Partialkorrelation $r_{(XY).Z_j}$ ist dann die Korrelation der Residuen der multiplen Regression von X auf alle Z_j mit den Residuen der multiplen Regression von Y auf alle Z_j.

```
# Residuen Regression von verbal bzw. iq auf verbleibende Variablen
> verb.EA <- residuals(lm(verbal ~ education + attention,data=datW))
> iq.EA   <- residuals(lm(iq     ~ education + attention,data=datW))
> cor(verb.EA, iq.EA)       # Partialkorr. (verbal mit iq) ohne Rest
[1] 0.2232797
```

Die Semipartialkorrelation $r_{(X.Z)Y}$ einer Variable Y mit einer Variable X ohne Z lässt sich als Korrelation von Y mit den Residuen der Regression von X auf Z berechnen.

```
> cor(datW$verbal, iq.E)   # Semipartialkorr verbal mit (iq ohne edu)
[1] 0.250947
```

7.9 Logistische Regression

Das Modell der linearen Regression lässt sich zum verallgemeinerten linearen Modell erweitern, das auch für eine kategoriale vorherzusagende Variable Y geeignet ist. Ein Spezialfall ist die logistische Regression für dichotome Y (codiert als 0 und 1, für Details vgl. Agresti 2018 sowie Fox und Weisberg 2019). Hier wird ein lineares Modell für $\mathrm{logit}(P) = \ln \frac{P}{1-P}$

angenommen, den natürlichen Logarithmus des Wettquotienten (mit der Trefferwahrscheinlichkeit P). Diese Transformationen des eigentlich vorherzusagenden Parameters, die eine
lineare Modellierung ermöglicht, heißt *Link-Funktion*. In der logistischen Regression wird
logit(P) linear modelliert, nicht Y oder P selbst. Es ist deshalb notwendig, die angenommene Form der bedingten Verteilung von Y für gegebene Prädiktorwerte explizit anzugeben
– für dichotome Daten ist dies die Binomialverteilung.

7.9.1 Modellanpassung für dichotome Daten

Die Anpassung einer logistischen Regression geschieht mit `glm()`.[4] Hier sei zunächst der
Fall betrachtet, dass die erhobenen Daten als dichotome Variable vorliegen.

```
glm(formula=⟨Modellformel⟩, family=⟨Verteilungsfamilie⟩,
    data=⟨Datensatz⟩)
```

Unter `formula` wird eine Modellformel ⟨AV⟩ ~ ⟨Prädiktoren⟩ wie mit `lm()` formuliert, wobei sowohl quantitative wie kategoriale Variablen als Prädiktoren möglich sind.
Die AV muss ein Objekt der Klasse `factor` mit zwei Stufen sein, die Auftretenswahrscheinlichkeit P bezieht sich auf die zweite Faktorstufe. Weiter ist unter `family` ein
Objekt anzugeben, das die für die AV angenommene bedingte Verteilung sowie die Link-
Funktion benennt (vgl. `?family`). Im Fall der logistischen Regression ist dieses Argument
auf `binomial(link="logit")` zu setzen.

Als Beispiel soll die per Median-Split kategorisierte Aufmerksamkeit (hoch vs. niedrig)
durch die verbale Leistungsfähigkeit vorhergesagt werden.

```
# Anpassung des logistischen Regressionsmodells
> (glmFit <- glm(attFac ~ verbal, family=binomial(link="logit"),
+                data=datW))
Coefficients:
(Intercept)  verbal
    -1.5755  0.3658

Degrees of Freedom: 63 Total (i.e. Null);   62 Residual
Null Deviance:       88.66
Residual Deviance: 83.55         AIC: 87.55
```

Die Ausgabe nennt unter der Überschrift `Coefficients` zunächst die Schätzungen b_j
der Modellparameter der logistischen Regression, wobei der in der Spalte `(Intercept)`
aufgeführte Wert der y-Achsenabschnitt ist. Der Parameter eines Prädiktors ist als Ausmaß
der Änderung der Vorhersage $\ln \frac{\hat{P}}{1-\hat{P}}$ zu interpretieren, wenn der Prädiktor X_j um eine
Einheit wächst.

---

[4] Auch die Poisson-Regression lässt sich mit `glm()` durchführen. Für die ordinale sowie multino-
miale Regression stellt das Paket VGAM (Yee 2010, 2015) die Funktion `vglm()` bereit.

Einfacher ist die Bedeutung eines exponenzierten Parameters e^{b_j} zu erfassen: Dieser Koeffizient gibt an, um welchen Faktor der vorhergesagte Wettquotient $\frac{\hat{P}}{1-\hat{P}}$ zunimmt, wenn sich X_j um eine Einheit vergrößert. Dies ist das Verhältnis des vorhergesagten Wettquotienten nach der Änderung um eine Einheit zum Wettquotienten vor dieser Änderung, also ihr Odds Ratio (Abschn. 9.1.6). Wie bei linearen Modellen extrahiert coef(⟨glm-Modell⟩) die Parameterschätzungen.

```
> exp(coef(glmFit))                # exponenzierte Koeffizienten
(Intercept)     verbal
  0.2069093   1.4416378
```

Konfidenzintervalle für die wahren Parameter lassen sich mit confint(⟨glm-Modell⟩) berechnen. Für das Konfidenzintervall der Odds Ratios e^{b_j} sind die Intervallgrenzen zu exponenzieren.

```
> exp(confint(glmFit))             # zugehörige Konfidenzintervalle
                  2.5 %       97.5 %
(Intercept) 0.04313974  0.8476281
verbal      1.04800636  2.0649134
```

7.9.2 Anpassungsgüte

Als Maß für die Güte der Modellpassung wird von glm() die Devianz (analog zur Residualquadratsumme der linearen Regression) ausgegeben. Zusätzlich erhält man den Wert des Informationskriteriums AIC, bei dem im Modellvergleich kleinere Werte für eine bessere Anpassung sprechen.

Weitere Maße der Anpassungsgüte sind pseudo-R^2-Koeffizienten, die an den Determinationskoeffizienten in der linearen Regression angelehnt sind (Abschn. 7.2.2). Mehrere Varianten können mit PseudoR2(⟨glm-Modell⟩) aus dem Paket DescTools berechnet werden.

```
> library(DescTools)               # für PseudoR2()
> PseudoR2(glmFit, which=c("McFadden", "Nagelkerke"))
  McFadden  Nagelkerke
0.05759468  0.10228257
```

7.9.3 Vorhersage, Klassifikation und Anwendung auf neue Daten

Die vorhergesagten Trefferwahrscheinlichkeiten $\hat{P}$ erhält man mit fitted(⟨glm -Modell⟩). Dagegen gibt predict(⟨glm-Modell⟩, type="link") die vorhergesagten Logit-Werte aus. $\hat{P}$ soll hier als Grundlage für eine dichotome Klassifikation mit der Schwelle $\hat{P} = 0.5$ verwendet werden. Diese Klassifikation kann mit den tatsächlichen

Kategorien in einer Konfusionsmatrix (Abschn. 9.1.6) verglichen und etwa die Rate der korrekten Klassifikation berechnet werden.

```
> Phat    <- fitted(glmFit)            # vorhergesagte Wahrscheinlichkeit
> thresh <- 0.5                        # Schwelle bei P=0.5

# vorhergesagte Kategorie aus vorhergesagter Wahrscheinlichkeit
> facHat <- cut(Phat, breaks=c(-Inf,thresh,Inf), labels=c("lo","hi"))
> cTab    <- xtabs(~ attFac + facHat, data=datW)   # Konfusionsmatrix
> addmargins(cTab)                                 # Randsummen
       facHat
attFac lo hi Sum
    lo  23 10  33
    hi  15 16  31
   Sum  38 26  64

> (CCR <- sum(diag(cTab)) / sum(cTab)) # Rate korrekte Klassifikation
[1] 0.609375
```

An das Argument newdata von predict() kann zusätzlich ein Datensatz übergeben werden, der neue Daten für Variablen mit denselben Namen, und bei Faktoren zusätzlich denselben Stufen wie jene der ursprünglichen Prädiktoren enthält. Als Ergebnis erhält man die vorhergesagten Trefferwahrscheinlichkeiten für die neuen Prädiktorwerte, wenn das Argument type="response" verwendet wird (Abschn. 7.5).

```
> dfNew <- data.frame(verbal=rnorm(3, mean=4, sd=3))   # neue Daten
> predict(glmFit, newdata=dfNew, type="response")      # Vorhersage
        1         2         3
0.1183745 0.2948032 0.6472243
```

7.9.4 Signifikanztests für Parameter und Modell

Die geschätzten Gewichte b lassen sich mit summary(⟨glm-Modell⟩) einzeln einem Wald-Signifikanztest unterziehen. In der Ausgabe finden sich dazu unter der Überschrift Coefficients die Gewichte b in der Spalte Estimate und deren geschätzte Streuungen $\hat{\sigma}_b$ in der Spalte Std. Error. Die zugehörigen z-Werte $\frac{b}{\hat{\sigma}_b}$ stehen in der Spalte z value, die entsprechenden p-Werte in der Spalte Pr(>|z|).

```
> summary(glmFit)
Deviance Residuals:
    Min       1Q   Median        3Q       Max
-1.6139  -1.0661  -0.7168    1.1515    1.5172
```

```
Coefficients:
            Estimate Std. Error z value Pr(>|z|)
(Intercept)  -1.5755     0.7511  -2.098   0.0359 *
verbal        0.3658     0.1708   2.141   0.0323 *


(Dispersion parameter for binomial family taken to be 1)


    Null deviance: 88.660  on 63  degrees of freedom
Residual deviance: 83.554  on 62  degrees of freedom
AIC: 87.554
```

Geeigneter als Wald-Tests sind oft Likelihood-Quotienten-Tests mit zwei verschachtelten Modellen: Der Prädiktorensatz des eingeschränkten Modells ⟨fitR⟩ ist dabei vollständig im Prädiktorensatz des umfassenderen Modells ⟨fitU⟩ enthalten, das zusätzlich noch weitere Prädiktoren berücksichtigt (Abschn. 7.3.2). Solche Modellvergleiche können mit anova(⟨fitR⟩, ⟨fitU⟩, test="Chisq") durchgeführt werden. Um das Gesamtmodell zu prüfen, ist es mit dem 0-Modell ohne Prädiktoren X_j zu vergleichen.

```
# 0-Modell
> glm0 <- glm(attFac ~ 1, family=binomial(link="logit"), datW)
> anova(glm0, glmFit, test="Chisq")
Analysis of Deviance Table
Model 1: attFac ~ 1
Model 2: attFac ~ group + verbal
  Resid. Df Resid. Dev Df Deviance Pr(>Chi)
1        63     88.660
2        62     83.554  1   5.1064  0.02384 *
```

Mit t-Tests und Varianzanalysen lassen sich Hypothesen über Erwartungswerte von Variablen in mehreren Gruppen prüfen. Für die statistischen Grundlagen dieser Themen vgl. Eid, Gollwitzer und Schmitt (2017) sowie Maxwell, Delaney und Kelley (2017). Für eine Beschreibung der in diesem Kapitel verwendeten Daten vgl. Abschn. 6.3. Die Tests setzen voraus, dass die Variable in allen Gruppen normalverteilt mit derselben Varianz ist. Bevor auf Tests zum Vergleich von Erwartungswerten eingegangen wird, sollen deshalb zunächst Tests für Normalverteilung und Varianzhomogenität vorgestellt werden.

8.1 Tests auf Normalverteilung

Der Kolmogorov-Smirnov-Test auf eine feste Verteilung vergleicht die kumulierten relativen Häufigkeiten von Daten einer stetigen Variable mit einer frei wählbaren Verteilungsfunktion – etwa der einer bestimmten Normalverteilung. Gegen die H_0, dass die Verteilungsfunktion gleich der angegebenen ist, kann eine ungerichtete wie gerichtete H_1 getestet werden.

```
ks.test(x=⟨Vektor⟩, y="⟨Name der Verteilungsfunktion⟩", ...,
        alternative=c("two.sided", "less", "greater"))
```

Unter x ist der Datenvektor einzugeben und unter y die Verteilungsfunktion der Variable unter H_0 (Abschn. 6.2.2). Um durch Komma getrennte Argumente an diese Verteilungsfunktion zu ihrer genauen Spezifikation übergeben zu können, dienen die ... Auslassungspunkte. Mit alternative wird die H_1 definiert, wobei sich "less" und "greater" darauf beziehen, ob y stochastisch kleiner oder größer als x ist.

Im Beispiel soll zum Test der Verteilung des IQ die Normalverteilung mit Erwartungswert 100 und Streuung 15 herangezogen werden. Die Ausgabe umfasst den empirischen Wert der zweiseitigen Teststatistik (D) sowie den zugehörigen p-Wert (p-value).

```
> ks.test(datW$iq, "pnorm", mean=100, sd=15, alternative="two.sided")
One-sample Kolmogorov-Smirnov test
```

© Springer-Verlag GmbH Deutschland, ein Teil von Springer Nature 2021
D. Wollschläger, *R kompakt*,
https://doi.org/10.1007/978-3-662-63075-4_8

```
data:  datW$iq
D = 0.3605, p-value = 1.192e-07
alternative hypothesis: two-sided
```

Der Kolmogorov-Smirnov-Test setzt voraus, dass die theoretische Verteilungsfunktion vollständig festgelegt ist, die Parameter der Verteilung also nicht auf Basis der Daten in x geschätzt werden. Aus diesem Grund existiert die Variante mit Lilliefors-Schranken ohne diese Voraussetzung – sie wird von LillieTest() aus dem Paket DescTools zur Verfügung gestellt. Der über shapiro.test() aufzurufende Shapiro-Wilk-Test ist eine andere Alternative für den Test auf eine nicht näher spezifizierte Normalverteilung.

```
> shapiro.test(datW$iq)
Shapiro-Wilk normality test
data:  datW$iq
W = 0.9573, p-value = 0.02668
```

8.2   Levene-Test auf Varianzhomogenität

Für den Levene-Test auf Varianzhomogenität in zwei oder mehr Stichproben wird das Paket car benötigt, das die Funktion leveneTest() enthält.

```
leveneTest(y=⟨Daten⟩, group=⟨Faktor⟩, data=⟨Datensatz⟩)
```

Die Daten y können in Form eines Vektors zusammen mit einer zugehörigen Gruppierungsvariable group als Objekt der Klasse factor derselben Länge wie y angegeben werden. Alternativ ist dies als Modellformel ⟨AV⟩ ~ ⟨UV⟩ oder als lineares Modell möglich, wie es lm() als Objekt zurückgibt. Stammen die in der Modellformel verwendeten Variablen aus einem Datensatz, ist dieser unter data zu nennen.

Im Beispiel soll geprüft werden, ob die verbale Leistung vor der Intervention in allen Gruppen dieselbe theoretische Varianz besitzt.

```
> library(car)                              # für leveneTest()
> leveneTest(verbal.pre ~ group, data=datW)
Levene's Test for Homogeneity of Variance (center = median)
      Df F value Pr(>F)
group  2  0.8127 0.4484
      61
```

Da der Levene-Test letztlich eine Varianzanalyse ist, beinhaltet die Ausgabe einen empirischen F-Wert (F value) mit den Freiheitsgraden von Effekt- und Residual-Quadratsumme (Df) sowie den zugehörigen p-Wert (Pr(>F)). In der beim Levene-Test durchgeführten Varianzanalyse gehen statt der ursprünglichen Werte der AV die jeweiligen Beträge ihrer Differenz zum zugehörigen Gruppenmedian ein.[1]

---

[1]Diese Variante wird auch als Brown-Forsythe-Test bezeichnet. Mit leveneTest(..., center=mean) können alternativ die Differenzen zum jeweiligen Gruppenmittelwert gewählt werden.

Für die Situation einer mehrfaktoriellen Varianzanalyse ist die Modellformel entsprechend anzupassen (Abschn. 8.6.1).

```
# prüfe alle Bedingungskombinationen von Geschlecht und Gruppe
> leveneTest(verbal.pre ~ sex * group, data=datW)
Levene's Test for Homogeneity of Variance (center = median)
      Df F value Pr(>F)
group  5  0.6399 0.6701
      58
```

8.3   *t*-Tests

8.3.1   *t*-Test für eine Stichprobe

Der einfache *t*-Test prüft, ob die in einer Stichprobe ermittelten Werte einer normalverteilten Variable mit der H_0 verträglich sind, dass diese Variable einen bestimmten Erwartungswert μ_0 besitzt.

```
t.test(x=(Vektor), alternative=c("two.sided", "less", "greater"), mu=0)
```

Unter x ist der Datenvektor einzutragen. Mit `alternative` wird festgelegt, ob die H_1 gerichtet oder ungerichtet (`"two.sided"`) ist. `"less"` (linksseitiger Test) und `"greater"` (rechtsseitiger Test) beziehen sich dabei auf den Vergleich des Erwartungswerts unter H_1 mit dem unter μ_0. Das Argument mu bestimmt μ_0.

Im Beispiel soll geprüft werden, ob der IQ den Erwartungswert 100 besitzt.

```
> muH0 <- 100                          # Erwartungswert unter H0
> t.test(datW$iq, alternative="two.sided", mu=muH0)
One Sample t-test
data:  datW$iq
t = 7.1744, df = 63, p-value = 9.919e-10
alternative hypothesis: true mean is not equal to 100
95 percent confidence interval:
107.4288 113.1649
sample estimates:
mean of x
 110.2969
```

Die Ausgabe umfasst den empirischen *t*-Wert (t) mit den Freiheitsgraden (df) und dem zugehörigen *p*-Wert (p-value). Weiterhin wird das Konfidenzintervall für μ sowie der Mittelwert genannt.

cohens_d() aus dem Paket effectsize (Ben-Shachar et al. 2020) schätzt die Effektstärke Cohens *d*.

8.3.2   *t*-Test für zwei unabhängige Stichproben

Im *t*-Test für unabhängige Stichproben werden die in zwei Gruppen ermittelten Werte einer normalverteilten Variable daraufhin geprüft, ob sie mit der H_0 verträglich sind, dass die Variable in den zugehörigen Bedingungen denselben Erwartungswert besitzt.

```
t.test(x=⟨Vektor⟩, y=⟨Vektor⟩, paired=FALSE,
    alternative=c("two.sided", "less", "greater"), var.equal=FALSE)
```

Unter x sind die Daten der ersten Stichprobe einzutragen, unter y entsprechend die der zweiten. Alternativ zu x und y kann auch eine Modellformel ⟨AV⟩ ~ ⟨UV⟩ angegeben werden. Dabei ist ⟨UV⟩ ein Faktor mit zwei Ausprägungen und derselben Länge wie ⟨AV⟩, der für jede Beobachtung die Gruppenzugehörigkeit codiert. Stammen die in der Modellformel verwendeten Variablen aus einem Datensatz, ist dieser unter data zu nennen. Mit alternative wird festgelegt, ob die H_1 gerichtet oder ungerichtet ist. "less" und "greater" beziehen sich dabei auf die Reihenfolge der zu x und y gehörenden Erwartungswerte. Mit dem Argument paired wird bestimmt, ob es sich um unabhängige (FALSE) oder abhängige (TRUE) Stichproben handelt. var.equal gibt an, ob von Varianzhomogenität in den beiden Bedingungen ausgegangen werden soll.

Im Beispiel soll geprüft werden, ob die verbale Aufmerksamkeit nach der Intervention bei Frauen geringer als bei Männern ist. Für gerichtete Tests ist zu beachten, dass sich die Reihenfolge der Gruppen aus der Reihenfolge der Faktorstufen bestimmt – hier f vor m. Zunächst sei Varianzhomogenität vorausgesetzt.

```
> t.test(attention.post ~ sex, data=datW, alternative="less",
+       var.equal=TRUE)
Two Sample t-test
data:  attention.post by sex
t = -2.678, df = 62, p-value = 0.004734
alternative hypothesis: true difference in means is less than 0
95 percent confidence interval:
-Inf -2.555263
sample estimates:
mean in group f   mean in group m
     32.93125          39.71875
```

Das Vertrauensintervall bezieht sich auf die Differenz der Erwartungswerte und ist je nach H_1 ein- oder zweiseitig. Ohne Voraussetzung von Varianzhomogenität verwendet R die als Welch-Test bezeichnete Variante des *t*-Tests mit einer modifizierten Berechnung der Teststatistik sowie der Freiheitsgrade.

```
> t.test(attention.post ~ sex, data=datW, alternative="less",
+       var.equal=FALSE)                                    # ...
```

cohens_d() aus dem Paket effectsize schätzt die Effektstärke Cohens *d*.

8.3.3 t-Test für zwei abhängige Stichproben

Der t-Test für abhängige Stichproben prüft, ob die Erwartungswerte einer in zwei Bedingungen paarweise erhobenen Variable identisch sind. Er wird wie jener für unabhängige Stichproben durchgeführt, jedoch ist hier das Argument `paired=TRUE` für `t.test()` zu verwenden. Der Test setzt voraus, dass sich die in x und y angegebenen Daten einander paarweise zuordnen lassen, weshalb x und y dieselbe Länge besitzen müssen.

Im Beispiel soll geprüft werden, ob sich die Aufmerksamkeit vor und nach der Intervention unterscheidet. Dies soll zunächst mit den Daten im Wide-Format geschehen. Das ausgegebene Konfidenzintervall bezieht sich auf den Erwartungswert der Variable der personenweisen Differenzen von X und Y.

```
# prä-post Vergleich mit Daten im Wide-Format
> with(datW, t.test(attention.pre, attention.post, paired=TRUE))
Paired t-test
data:  attention.pre and attention.post
t = -3.4515, df = 63, p-value = 0.001001
alternative hypothesis: true difference in means is not equal to 0
95 percent confidence interval:
-5.824952 -1.553173
sample estimates:
mean of the differences
             -3.689062
```

Um dieselbe Analyse mit Daten im Long-Format und einer Modellformel ⟨AV⟩ ~ ⟨UV⟩ durchführen zu können, muss der Datensatz aller 3·5 Messzeitpunkte (Abschn. 6.3) zunächst so reduziert werden, dass er pro Person nur noch die Werte der Variablen zu den zwei relevanten Phasen beinhaltet. Der Gruppierungsfaktor ist dann der Messzeitpunkt.

```
# wähle zunächst nur die relevanten Variablen und Phasen aus
> datSub <- subset(datL, phase %in% c("pre", "post"),
+                  select=c(ID, attention, phase))

# eliminiere doppelte Einträge (aus 5 Messzeitpunkten pro Phase)
> datUnique <- droplevels(unique(datSub))
> t.test(attention ~ phase, data=datUnique, paired=TRUE) # t-Test...
```

`cohens_d()` aus dem Paket `effectsize` schätzt die Effektstärke Cohens d.

8.4 Einfaktorielle Varianzanalyse

Bestehen Hypothesen über die Erwartungswerte einer normalverteilten Variable in mehr als zwei Bedingungen, kommt eine einfaktorielle Varianzanalyse (ANOVA) in Betracht. Für die analoge multivariate Varianzanalyse mit mehreren AVn vgl. Abschn. 10.5.

Durch die enge Verwandtschaft von linearer Regression und Varianzanalyse ähneln sich die Befehle für beide Analysen in R stark. Zur Unterscheidung ist die Art der Variablen auf der rechten Seite der Modellformel bedeutsam (Abschn. 6.1): Im Fall der Regression sind dies quantitative Prädiktoren (numerische Vektoren), im Fall der Varianzanalyse dagegen kategoriale Gruppierungsvariablen, also Objekte der Klasse factor. Damit R auch bei Gruppierungsvariablen mit numerisch codierten Stufen die richtige Interpretation als Faktor und nicht als quantitativer Prädiktor vornehmen kann, ist darauf zu achten, dass die Gruppierungsfaktoren tatsächlich die Klasse factor besitzen.

8.4.1 Auswertung mit aov()

Eine Varianzanalyse kann mit aov() durchgeführt werden.

```
aov(formula=⟨Modellformel⟩, data=⟨Datensatz⟩)
```

Unter formula werden Daten und Gruppierungsvariable als Modellformel ⟨AV⟩ ~ ⟨UV⟩ eingetragen, wobei ⟨UV⟩ ein Faktor derselben Länge wie ⟨AV⟩ ist und für jede Beobachtung in ⟨AV⟩ die zugehörige Gruppe angibt. Unter data ist ggf. der Datensatz als Quelle der Variablen anzugeben.

Das von aov() zurückgegebene Objekt ist eine Liste, die u. a. die berechneten Quadratsummen und Freiheitsgrade enthält. Auf diese Liste lassen sich dieselben Funktionen zur Extraktion weiterer Informationen anwenden wie bei lm() (Abschn. 7.2). Um von Gruppeneffekt und Residuen auch ihre inferenzstatistischen Größen zu erhalten, muss summary() auf das Ergebnis angewendet werden.

Als Beispiel sollen die Werte der zentralen Leistungs-AV zum ersten Messzeitpunkt in der follow-up Phase zwischen den Gruppen verglichen werden.

```
> CRp <- aov(DV.fup.1 ~ group, data=datW)
> summary(CRp)
           Df Sum Sq Mean Sq F value   Pr(>F)
group       2  42.80  21.399    22.5 4.79e-08 ***
Residuals  61  58.02   0.951
```

Die Kennwerte von Gruppeneffekt (Zeile group) und Residuen (Zeile Residuals) finden sich in den Spalten Df (Freiheitsgrade), Sum Sq (Quadratsumme), Mean Sq (mittlere Quadratsumme), F value (Teststatistik: F-Wert) und Pr(>F) (p-Wert). eta_ squared() aus dem Paket effectsize schätzt die Effektstärke $\hat{\eta}^2$.

Eine tabellarische Übersicht über den Gesamtmittelwert, die Mittelwerte in den einzelnen Bedingungen und deren Zellbesetzung erzeugt model.tables().

```
model.tables(x=⟨aov-Objekt⟩, type="⟨Schätzer⟩", se=FALSE)
```

Im ersten Argument x muss das Ergebnis einer durch aov() vorgenommenen Modellanpassung stehen. Über das Argument type wird bestimmt, ob die Mittelwerte ("means") oder geschätzten Effektgrößen (Voreinstellung "effects") ausgegeben werden sollen. Sollen Standardfehler genannt werden, ist se=TRUE zu setzen.

```
> model.tables(CRp, type="means")
Tables of means
Grand mean
4.976562

group     A      B  ctrl
     5.994  5.193  3.86
rep  16.000 28.000 20.00
```

8.4.2   Auswertung mit anova()

Äquivalent zum Aufruf von summary((aov-Modell)) ist die Verwendung der anova() Funktion, wenn sie auf ein mit lm() formuliertes lineares Modell angewendet wird. Das Ergebnis unterscheidet sich auf der Konsole nur wenig von der Ausgabe von summary. ((aov-Modell)). anova() gibt jedoch einen Datensatz zurück, aus dem sich besonders einfach Freiheitsgrade, Quadratsummen und p-Werte für weitere Rechnungen extrahieren lassen.

```
> (anovaCRp <- anova(lm(DV.fup.1 ~ group, data=datW)))
Analysis of Variance Table
Response: DV.fup.1
           Df Sum Sq Mean Sq F value    Pr(>F)
group       2 42.799 21.3994    22.5 4.794e-08 ***
Residuals 61 58.016  0.9511

> anovaCRp["Residuals", "Sum Sq"]             # Residual-Quadratsumme
[1] 58.01595
```

8.4.3   Grafische Prüfung der Voraussetzungen

Eine Varianzanalyse setzt u. a. voraus, dass die Fehler unabhängige, normalverteilte Variablen mit Erwartungswert 0 und fester Streuung sind. Ob empirische Daten einer Stichprobe mit diesen Annahmen konsistent sind, kann heuristisch durch eine Reihe von Diagrammen abgeschätzt werden, wie sie auch in der Regressionsdiagnostik Verwendung finden (Abschn. 7.7). Dazu können die (ggf. studentisierten) Residuen gegen die Gruppenmittelwerte abgetragen werden – bei Modellgültigkeit sollten sie unabhängig vom Gruppenmittelwert zufällig um 0 streuen. Ebenso kann die empirische Verteilung der Residuen in jeder Gruppe mit Hilfe von Boxplots veranschaulicht werden (Abschn. 11.2.4) – diese Verteilungen sollten einander ähnlich sein. Schließlich lassen sich die Residuen mittels eines Quantil-Quantil-Plots danach beurteilen, ob sie mit der Annahme von Normalverteiltheit der Fehler verträglich sind (Abb. 8.1, vgl. Abschn. 11.2.5).

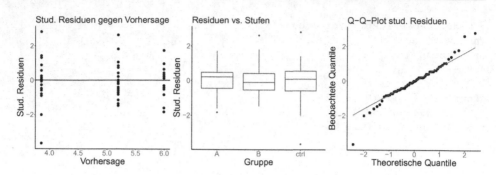

Abb. 8.1 Grafische Prüfung der Voraussetzungen für die einfaktorielle Varianzanalyse

8.4.4   Paarvergleiche mit *t*-Tests und α-Adjustierung

Besteht nach einer ANOVA die Frage, welche paarweisen Gruppenunterschiede vorliegen, können *t*-Tests durchgeführt werden, um die Unterschiede jeweils zweier Gruppen auf Signifikanz zu prüfen.[2] Das α-Niveau ist ggf. zu adjustieren, um zu verhindern, dass das tatsächliche α-Niveau über dem nominellen liegt. Die Funktion `pairwise.t.test()` testet alle möglichen Paarvergleiche und bietet verschiedene Verfahren zur α-Adjustierung an.

```
pairwise.t.test(x=⟨Vektor⟩, g=⟨Faktor⟩, p.adjust.method="holm",
                paired=FALSE, pool.sd=!paired, alternative="two.sided")
```

Der Vektor x muss die Daten der AV enthalten, g ist der zugehörige Faktor derselben Länge wie x, der für jedes Element von x codiert, in welcher Bedingung der Wert erhoben wurde. Über das Argument `p.adjust.method` wird die α-Adjustierung gesteuert, als Methoden stehen u. a. jene nach Holm (Voreinstellung) und Bonferroni zur Auswahl, für weitere vgl. `?p.adjust`. Ist von Varianzhomogenität auszugehen und daher `pool.sd=TRUE` gesetzt, wird die Fehlerstreuung auf Basis aller, also nicht nur anhand der beiden beim jeweiligen *t*-Test beteiligten Gruppen bestimmt. Dies ist jedoch nur möglich, wenn keine abhängigen Stichproben vorliegen, was mit dem Argument `paired` anzuzeigen ist. Für gerichtete Tests ist das Argument `alternative` auf `"less"` oder `"greater"` zu setzen – Voreinstellung ist `"two.sided"` für ungerichtete Tests.

```
# paarweise t-Tests mit alpha-Adjustierung nach Bonferroni
> with(datW, pairwise.t.test(DV.fup.1, group,
+                            p.adjust.method="bonferroni"))
Pairwise comparisons using t tests with pooled SD
data:  DV.fup.1 and group
     A      B
```

---

[2]Für Einzelvergleiche in Form allgemeiner Kontraste vgl. die Funktion `glht()` aus dem Paket `multcomp` (Hothorn, Bretz, und Westfall 2008) sowie `ScheffeTest()` aus dem Paket `DescTools`.

```
B    0.033   -
ctrl 4.6e-08 5.1e-05
P value adjustment method: bonferroni
```

Die in Form einer Matrix ausgegebenen p-Werte für den Vergleich der jeweils in Zeile und Spalte angegebenen Gruppen berücksichtigen bereits die α-Adjustierung, sie können also direkt mit dem gewählten Signifikanzniveau verglichen werden.

8.4.5   Simultane Konfidenzintervalle nach Tukey

Die Konstruktion simultaner Vertrauensintervalle nach Tukey für die paarweisen Differenzen der Gruppenerwartungswerte stellt eine weitere Möglichkeit dar, nach Unterschieden zwischen jeweils zwei Gruppen zu suchen.

```
TukeyHSD(x=⟨aov-Objekt⟩, which="⟨Faktor⟩", conf.level=0.95)
```

Als Argument x erwartet `TukeyHSD()` ein von `aov()` erstelltes Objekt. Wurde in ihm mehr als ein Faktor berücksichtigt, kann mit `which` in Form eines Vektors aus Zeichenketten angegeben werden, welche dieser Faktoren für die Bildung von Gruppen herangezogen werden sollen. Über `conf.level` wird die Breite des Vertrauensintervalls für die jeweilige Differenz zweier Erwartungswerte festgelegt.

```
> (tHSD <- TukeyHSD(CRp))
Tukey multiple comparisons of means
95% family-wise confidence level
Fit: aov(formula = DV.fup.1 ~ group, data = datW)

$group
            diff       lwr         upr       p adj
B-A    -0.8008929 -1.535084 -0.06670197 0.0293792
ctrl-A -2.1337500 -2.919524 -1.34797552 0.0000000
ctrl-B -1.3328571 -2.018737 -0.64697695 0.0000504
```

Die Ausgabe umfasst für jeden Gruppenvergleich die beobachtete Mittelwertsdifferenz, ihr Vertrauensintervall sowie den zugehörigen p-Wert. Die Konfidenzintervalle können grafisch veranschaulicht werden, indem das Ergebnis von `TukeyHSD()` einem Objekt zugewiesen und dies an die `plot()` Funktion übergeben wird (Abb. 8.2). Die gestrichelt gezeichnete senkrechte Linie markiert die 0 – Intervalle, die die 0 enthalten, entsprechen einem nicht signifikanten Paarvergleich.

Abb. 8.2 Grafische
Darstellung simultaner
Vertrauensintervalle nach
Tukey

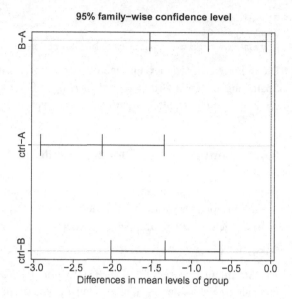

8.5   Einfaktorielle Varianzanalyse mit abhängigen Gruppen

In der einfaktoriellen Varianzanalyse mit abhängigen Gruppen werden in p Bedingungen
Beobachtungen gemacht. Jede Menge aus p abhängigen Beobachtungen (eine aus jeder
Bedingung) ist ein *Block.* Im Vergleich zur Situation mit unabhängigen Gruppen wirkt hier
ein systematischer Effekt mehr am Zustandekommen einer Beobachtung mit: Zusätzlich zum
Effekt der Zugehörigkeit zu einer Bedingung ist dies der Blockeffekt aus der Zugehörigkeit
einer Beobachtung zu einem Block. Eine Alternative zur Varianzanalyse mit Messwiederholung sind gemischte Modelle und verallgemeinerte Schätzgleichungen (Abschn. 7.4).

8.5.1   Univariat formulierte Auswertung

Für die Durchführung der Varianzanalyse mit abhängigen Gruppen mit `aov()` muss der
Datensatz so strukturiert sein, dass die Messwerte eines Blocks aus verschiedenen Messzeitpunkten in separaten Zeilen stehen (Long-Format, Abschn. 4.9). Der Messzeitpunkt muss
mit einem Objekt der Klasse `factor` codiert werden. Weiterhin muss es eine Variable
geben, die codiert, von welcher Person, bzw. allgemeiner aus welchem Block ein Wert der
AV stammt. Dieser Blockbildungsfaktor sei zukünftig als ⟨Block⟩ bezeichnet und muss
ein Objekt der Klasse `factor` sein.

Weil die Fehlerstruktur der Messwerte blockweise Abhängigkeiten aufweist, ändert sich
die Modellformel in den Aufrufen von `aov()` dahingehend, dass explizit anzugeben ist,

aus welchen additiven Komponenten sich die Quadratsumme innerhalb der Gruppen zusammensetzt. Hier drückt `Error(⟨Block⟩/⟨UV⟩)` aus, dass ⟨Block⟩ in ⟨UV⟩ verschachtelt ist und der durch die Variation des Faktors entstehende Effekt in der AV jeweils innerhalb der durch ⟨Block⟩ definierten Blöcke analysiert werden muss.

```
aov(⟨AV⟩ ~ ⟨UV⟩ + Error(⟨Block⟩/⟨UV⟩), data=⟨Datensatz⟩)
```

Als Beispiel soll untersucht werden, ob sich die Aufmerksamkeit in den Phasen vor und nach der Intervention bzw. im follow-up unterscheidet. Dafür muss der Datensatz aller $3 \cdot 5$ Messzeitpunkte (Abschn. 6.3) zunächst so reduziert werden, dass er pro Person nur noch die Werte der Variablen zu den drei Phasen beinhaltet.

```
# wähle zunächst nur die relevanten Variablen aus und
# eliminiere doppelte Einträge (aus 5 Messzeitpunkten pro Phase)
> datSub    <- subset(datL, select=c(ID, attention, phase))
> datUnique <- unique(datSub)
> summary(aov(attention ~ phase + Error(ID/phase), data=datUnique))
Error: ID
          Df Sum Sq Mean Sq F value Pr(>F)
Residuals 63  16705   265.2

Error: ID:phase
           Df Sum Sq Mean Sq F value   Pr(>F)
phase       2   1352   676.1   17.18 2.53e-07 ***
Residuals 126    959    39.4
```

Die beim Test eines Effekts jeweils verwendete Quelle der Fehlervarianz wird durch die `Error:⟨Effekt⟩` Überschriften kenntlich gemacht, ihre Quadratsumme findet sich in der Zeile `Residuals`. Es ist zu erkennen, dass hier die Quadratsumme des festen Effekts (`phase`) gegen die Quadratsumme der Interaktion von festem und Random-Faktor getestet wird (`Error: ID:phase`). `eta_squared()` aus dem Paket `effectsize` schätzt als Effektstärke das generalisierte $\hat{\eta}^2$.

Die Gültigkeit der Ergebnisse hängt davon ab, ob neben anderen Voraussetzungen auch die Annahme von Zirkularität der theoretischen Kovarianzmatrix der AV gilt. Die sog. ε-Korrektur soll verhindern, dass die tatsächliche Wahrscheinlichkeit eines Fehlers erster Art höher als das nominelle α-Niveau ist, auch wenn keine perfekte Zirkularität vorliegt. Vergleiche Abschn. 8.5.2 für den Mauchly-Test auf Zirkularität sowie für eine ε-Korrektur.

8.5.2 Multivariat formulierte Auswertung

Die Funktion `Anova()` aus dem Paket `car` erlaubt ebenfalls die Durchführung von Varianzanalysen mit Messwiederholung. Ein Vorteil besteht darin, direkt angeben zu können, bzgl. welcher Faktoren eines Versuchsplans abhängige Messungen vorliegen. Weiterhin berechnet `Anova()` den Mauchly-Test auf Zirkularität und die Schätzungen $\hat{\varepsilon}$ als Maß für die

Abweichung der Kovarianzmatrix von Zirkularität mit den Methoden von Greenhouse und Geisser sowie von Huynh und Feldt samt der korrigierten *p*-Werte.

```
Anova(mod=⟨lm-Modell⟩, type=c("II", "III"), idata=⟨Datensatz⟩,
    idesign=⟨Modellformel⟩)
```

Unter `mod` ist ein mit `lm()` erstelltes lineares Modell zu übergeben, das bei abhängigen Designs multivariat formuliert werden muss – statt einer einzelnen gibt es also mehrere AVn. In der Modellformel ⟨AV⟩ ~ ⟨UV⟩ werden dazu auf der linken Seite der ~ die Daten der AV als Matrix zusammengefügt, wobei jede Spalte die Werte der AV in einer Gruppe (z. B. zu einem Messzeitpunkt) beinhaltet. Der Datensatz muss dazu im Wide-Format vorliegen. Auf der rechten Seite der ~ werden die Zwischen-Gruppen-Faktoren aufgeführt, wenn es sich um ein gemischtes Design handelt (Abschn. 8.8). Liegt ein reines Intra-Gruppen Design vor, ist rechts der ~ nur die Konstante 1 anzugeben. Sind etwa die Werte einer an denselben Personen gemessenen AV zu drei Messzeitpunkten in den Variablen `t1`, `t2` und `t3` des Datensatzes `dat` gespeichert, lautet das Modell `lm(cbind(t1, t2, t3) ~ 1, data=dat)`.

Mit `type` kann der Quadratsummen-Typ beim Test festgelegt werden (Typ II oder Typ III), der im mehrfaktoriellen Fall mit ungleichen Zellbesetzungen relevant ist (Abschn. 8.6.2). Die Argumente `idata` und `idesign` dienen der Spezifizierung der Intra-Gruppen Faktoren. Hierfür erwartet `idata` einen Datensatz, der die Struktur der unter `mod` in einer Matrix zusammengefassten Daten der AV beschreibt. Hier beinhaltet `idata` eine Variable der Klasse `factor`, die die Stufen des Intra-Gruppen Faktors codiert. In jeder Zeile von `idata` gibt dieser Faktor an, aus welcher Bedingung die zugehörige Spalte der Datenmatrix stammt. Im obigen Design mit drei Messzeitpunkten könnte das Argument damit auf `data.frame(phase=factor(1:3))` gesetzt werden – die erste Spalte der Datenmatrix entspricht der ersten Zeile von `idata`, also der Bedingung 1, usw. Unter `idesign` wird eine Modellformel mit den Intra-Gruppen Vorhersagetermen auf der rechten Seite der ~ angegeben, die linke Seite bleibt leer. Hier lautet das Argument also ~ `phase`.

```
# Zwischen-Gruppen-Design (hier kein Zwischen-Gruppen-Faktor)
> fitRB <- lm(cbind(attention.pre,attention.post,attention.fup) ~ 1,
+             data=datW)

> inRB <- data.frame(phase=gl(3, 1, labels=c("pre", "post", "fup")))
> library(car)                                      # für Anova()
> AnovaRB <- Anova(fitRB, idata=inRB, idesign=~phase)
```

Der Test des Modells erfolgt mit `summary()`. Als Besonderheit bei der Anwendung auf ein von `Anova()` erzeugtes Modell kann mit den Argumenten `univariate` und `multivariate` angegeben werden, ob die univariaten und multivariaten Kennwerte berechnet werden sollen.

```
> summary(AnovaRB, multivariate=FALSE, univariate=TRUE)
Univariate Type III Repeated-Measures ANOVA Assuming Sphericity
              SS num Df Error SS den Df      F   Pr(>F)
(Intercept) 208270     1    16705     63 785.463 < 2.2e-16 ***
```

```
phase         1352      2    4959    126  17.178 2.529e-07 ***

Mauchly Tests for Sphericity
      Test statistic p-value
phase         0.93201 0.11274

Greenhouse-Geisser and Huynh-Feldt Corrections for Departure
from Sphericity
        GG eps Pr(>F[GG])
phase 0.93634   5.414e-07 ***


        HF eps Pr(>F[HF])
phase 0.96399   3.89e-07 ***
```

Die Funktion Anova() setzt hier voraus, dass die Anzahl der Freiheitsgrade des Block-effekts ($n - 1$) mindestens so groß ist wie jene des Intra-Gruppen Effekts ($p - 1$ bei p Gruppen). Es müssen also mindestens so viele Blöcke wie Bedingungen vorhanden sein.

8.6 Zweifaktorielle Varianzanalyse

Bei der zweifaktorielle Varianzanalyse wird jede Person in nur einer Bedingungskombination von zwei Gruppierungsfaktoren beobachtet.

8.6.1 Auswertung

Das Modell der zweifaktoriellen Varianzanalyse erlaubt es, drei Effekte zu testen: den Haupteffekt des ersten sowie des zweiten Faktors und den Interaktionseffekt. Jeder dieser Effekte kann in die Modellformel im Aufruf von lm() oder aov() eingehen.

```
aov(⟨AV⟩ ~ ⟨UV1⟩ + ⟨UV2⟩ + ⟨UV1⟩:⟨UV2⟩, data=⟨Datensatz⟩)
aov(⟨AV⟩ ~ ⟨UV1⟩ * ⟨UV2⟩, data=⟨Datensatz⟩)          # äquivalent
```

Als Beispiel soll untersucht werden, ob es Haupteffekte und eine Interaktion für das Geschlecht und die Gruppenzugehörigkeit bzgl. der zentralen Leistungs-AV zum ersten Messzeitpunkt in der follow-up Phase gibt.

```
> summary(aov(DV.fup.1 ~ sex*group, data=datW))
            Df Sum Sq Mean Sq F value   Pr(>F)
sex          1   5.58   5.581   7.396  0.00861 **
group        2  46.59  23.296  30.872 7.41e-10 ***
sex:group    2   4.87   2.437   3.229  0.04681 *
Residuals   58  43.77   0.755
```

eta_squared() aus dem Paket effectsize schätzt als Effektstärke das einfache und das partielle $\hat{\eta}^2$ jedes Effekts. Für die varianzanalytische Auswertung eines ana-

Abb. 8.3 Darstellung der der Gruppenmittelwerte

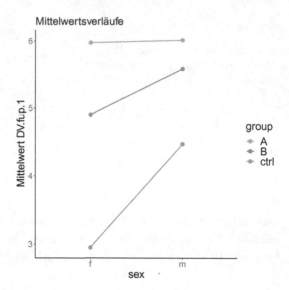

logen dreifaktoriellen Designs ist lediglich die Modellformel mit den zu berücksichtigenden Effekten anzupassen. Sollen alle Haupteffekte, Interaktionseffekte erster Ordnung und der Interaktionseffekt zweiter Ordnung eingehen, könnte die Modellformel etwa ⟨AV⟩ ~ ⟨UV1⟩*⟨UV2⟩*⟨UV3⟩ lauten.

Die einer mehrfaktoriellen Varianzanalyse zugrundeliegende Struktur der Daten lässt sich deskriptiv zum einen in Form von Mittelwerts- bzw. Effekttabellen mit `model.tables()` darstellen, wobei die Zellbesetzungen mit aufgeführt werden (Abschn. 8.4.1; Abb. 8.3).

8.6.2   Quadratsummen vom Typ I, II und III

In mehrfaktoriellen Designs mit unbalancierten Zellbesetzungen offenbart sich, dass R für Haupteffekte sequentielle Quadratsummen vom Typ I berechnet, für die bei unbalancierten Zellbesetzungen die Reihenfolge der im Modell berücksichtigten Terme bedeutsam ist. Die Quadratsumme eines Effekts wird hier als Reduktion der Quadratsumme der Residuen (Residual Sum of Squares, RSS) beim Wechsel zwischen den folgenden beiden Modellen berechnet: dem Modell mit allen Vorhersagetermen, die in der Modellformel vor dem zu testenden Effekt auftauchen und dem Modell, in dem zusätzlich dieser Effekt selbst berücksichtigt wird (Abschn. 7.3.2).

Quadratsummen vom Typ II für Haupteffekte berechnen sich als RSS-Differenz beim Wechsel zwischen den zwei folgenden Modellen: dem Modell mit allen Haupteffekten, aber ohne deren Interaktion sowie demselben Modell ohne den jeweils interessierenden Haupteffekt (egal wo er in der Modellformel steht). Die Reihenfolge der Effekte im Modell ist dabei irrelevant. Für den Test der Interaktion wird das vollständige Modell (beide Haupteffekte und Interaktion) mit dem Modell verglichen, das nur beide Haupteffekte berücksichtigt.

Einige andere Programme wie SAS und SPSS dagegen verwenden in der Voreinstellung Quadratsummen vom Typ III. Die Quadratsumme eines Effekts wird hier als RSS-Reduktion beim Wechsel zwischen zwei anderen Modellen berechnet: dem Modell mit allen Vorhersagetermen außer dem interessierenden Effekt (egal ob vor oder nach diesem in der Modellformel stehend) und dem vollständigen Modell mit allen Termen. Die Reihenfolge der Effekte im Modell ist dabei irrelevant.

Es handelt sich bei Quadratsummen vom Typ I, II und III letztlich nicht um verschiedene Berechnungsmethoden desselben Kennwertes, stattdessen dienen sie Tests inhaltlich unterschiedlicher Fragestellungen, die sich bei Haupteffekten auf unterschiedliche Modellvergleiche beziehen. Der Test der höchsten Interaktion stimmt hingegen bei allen Typen überein. Im Spezialfall gleicher Zellbesetzungen liefern Quadratsummen vom Typ I, II und III dieselben Ergebnisse.

In R testet die Funktion Anova() aus dem car Paket mit Quadratsummen vom Typ III, wenn das Argument type="III" gesetzt ist (analog mit Quadratsummen vom Typ II, Abschn. 8.5.2). Dafür ist zusätzlich das contrasts Argument für lm() notwendig, um von der Dummy-Codierung (Treatment-Kontraste) zur Effektcodierung der Faktoren zu wechseln.

```
# lineares Modell mit Effektcodierung
> fitIII <- lm(DV.fup.1 ~ sex*group, data=datW,
+                     contrasts=list(sex=contr.sum, group=contr.sum))

> library(car)                              # für Anova()
> Anova(fitIII, type="III")                 # QS Typ III
Anova Table (Type III tests)

Response: DV.fup.1
               Sum Sq Df   F value     Pr(>F)
(Intercept) 1478.50  1 1959.3084 < 2.2e-16 ***
sex            8.29   1   10.9812   0.00159 **
group         49.35   2   32.7015 3.097e-10 ***
sex:group      4.87   2    3.2292   0.04681 *
Residuals     43.77  58
```

8.7   Zweifaktorielle Varianzanalyse mit zwei Intra-Gruppen Faktoren

In der zweifaktoriellen Varianzanalyse mit zwei Intra-Gruppen Faktoren wird jede Person in jeder der von zwei Faktoren gebildeten Bedingungskombinationen beobachtet. Im Vergleich zur analogen Situation ohne Messwiederholung wirkt hier ein systematischer Effekt mehr am Zustandekommen einer Beobachtung mit: Zusätzlich zu den drei Effekten, die auf die

Gruppenzugehörigkeit bzgl. der beiden Faktoren zurückgehen (beide Haupteffekte und der Interaktionseffekt), ist dies der Blockeffekt.

8.7.1   Univariat formulierte Auswertung

Wie in der einfaktoriellen ANOVA mit abhängigen Gruppen (Abschn. 8.5) müssen die Daten im Long-Format (Abschn. 4.9) inkl. eines Blockbildungsfaktors ⟨Block⟩ der Klasse factor vorliegen. In der Modellformel muss explizit angegeben werden, aus welchen additiven Komponenten sich die Quadratsumme innerhalb der Zellen zusammensetzt. Hier drückt Error(⟨Block⟩/(⟨UV1⟩*⟨UV2⟩)) aus, dass ⟨Block⟩ in den durch die Kombination von ⟨UV1⟩ und ⟨UV2⟩ entstehenden Bedingungen verschachtelt ist: Die durch die kombinierte Variation von Faktor 1 und Faktor 2 entstehenden Effekte in der AV (beide Haupteffekte und der Interaktionseffekt) sind daher jeweils innerhalb der durch ⟨Block⟩ definierten Blöcke zu analysieren.

```
aov(⟨AV⟩ ~ ⟨UV1⟩*⟨UV2⟩ + Error(⟨Block⟩/(⟨UV1⟩*⟨UV2⟩)),
       data=⟨Datensatz⟩)
```

Im Beispiel soll untersucht werden, ob es Haupteffekte und eine Interaktion der beiden Messwiederholungsfaktoren gibt (Phase der Untersuchung und Messzeitpunkt pro Phase, Abschn. 6.3).

```
> summary(aov(DV ~ phase*hour + Error(ID/(phase*hour)), data=datL))
Error: ID
          Df Sum Sq Mean Sq F value Pr(>F)
Residuals 63   490.9   7.792

Error: ID:phase
           Df Sum Sq Mean Sq F value   Pr(>F)
phase       2   79.3   39.65   14.83 1.65e-06 ***
Residuals 126  337.0    2.67

Error: ID:hour
          Df Sum Sq Mean Sq F value   Pr(>F)
hour       4  100.0  24.994   17.86 6.32e-13 ***
Residuals 252  352.6   1.399

Error: ID:phase:hour
            Df Sum Sq Mean Sq F value Pr(>F)
phase:hour   8   15.1   1.892   1.468  0.166
Residuals  504  649.2   1.288
```

Die beim Test eines Effekts jeweils verwendete Quelle der Fehlervarianz wird durch die Error:⟨Effekt⟩ Überschriften kenntlich gemacht, ihre Quadratsumme findet sich in der Zeile Residuals. Die Quadratsumme des festen Faktors phase wird mit der Quadratsumme aus der Interaktion von phase und dem Random-Faktor ID in der Rolle der

Residual-Quadratsumme verglichen. Analoges gilt für den festen Faktor hour. Die Quadratsumme der Interaktion der beiden festen Faktoren wird entsprechend mit der Quadratsumme
der Interaktion zweiter Ordnung vom Random-Faktor und beiden festen Faktoren getestet.
eta_squared() aus dem Paket effectsize schätzt als Effektstärke das einfache,
generalisierte und partielle $\hat{\eta}^2$ jedes Effekts.

Auch bei einer zweifaktoriellen ANOVA mit Messwiederholung muss für jeden Test der
drei möglichen Effekte die Voraussetzung der Zirkularität der zugehörigen theoretischen
Kovarianzmatrix erfüllt sein. Vergleiche Abschn. 8.7.2 für den Mauchly-Test auf Zirkularität
sowie für eine ε-Korrektur.

Für die varianzanalytische Auswertung eines analogen dreifaktoriellen Designs ist lediglich die Modellformel mit den zu berücksichtigenden Effekten anzupassen. Sollen alle
Haupteffekte, Interaktionseffekte erster Ordnung und der Interaktionseffekt zweiter Ordnung eingehen, könnte die Modellformel
⟨AV⟩ ~ ⟨UV1⟩*⟨UV2⟩*⟨UV3⟩ + Error(⟨Block⟩/(⟨UV1⟩*⟨UV2⟩*⟨UV3⟩)) lauten.

8.7.2   Multivariat formulierte Auswertung

Für eine Beschreibung der Funktion Anova() aus dem car Paket vgl. Abschn. 8.5.2. Die
Funktion berechnet auch den Mauchly-Test auf Zirkularität sowie die ε-Korrektur nach
Greenhouse-Geisser und nach Huynh-Feldt.

Im Vergleich zur einfaktoriellen ANOVA mit Messwiederholung ändert sich hier im
wesentlichen das Intra-Gruppen Design unter idata und idesign. Da nun zwei Intra-
Gruppen Faktoren vorliegen, muss der unter idata anzugebende Datensatz zwei Variablen
der Klasse factor beinhalten. In jeder Zeile von idata geben diese Faktoren an, aus
welcher Bedingungskombination der beiden Faktoren die zugehörige Spalte der Datenmatrix
im Wide-Format stammt. Unter idesign ist es nun möglich, in der Modellformel beide
Haupteffekte und deren Interaktion einzutragen.

```
# Datensatz im Wide-Format
> fitRBF <- lm(cbind(DV.pre.1,DV.pre.2,DV.pre.3,DV.pre.4,DV.pre.5,
+              DV.post.1,DV.post.2,DV.post.3,DV.post.4,DV.post.5,
+              DV.fup.1,DV.fup.2,DV.fup.3,DV.fup.4,DV.fup.5) ~ 1,
+              data=datW)

> inRBF <- expand.grid(hour=gl(5, 1),
+                      phase=gl(3, 1, labels=c("pre","post","fup")))

> library(car)                                    # für Anova()
> AnovaRBF <- Anova(fitRBF, idata=inRBF, idesign=~phase*hour)
> summary(AnovaRBF, multivariate=FALSE, univariate=TRUE)        # ...
```

Die Funktion Anova() setzt hier voraus, dass die Anzahl der Freiheitsgrade des Blockeffekts $(n-1)$ mindestens so groß ist wie jene der Interaktion beider Intra-Gruppen Faktoren

$((p - 1) \cdot (q - 1)$ mit p Stufen des ersten und q Stufen des zweiten Faktors). Es müssen also mindestens $(p - 1) \cdot (q - 1) + 1$ Blöcke vorhanden sein.

8.8   Zweifaktorielle Varianzanalyse mit Split-Plot-Design

Ein Split-Plot-Design liegt im zweifaktoriellen Fall vor, wenn die Bedingungen eines Zwischen-Gruppen-Faktors mit jenen eines Faktors kombiniert werden, bzgl. dessen Stufen abhängige Beobachtungen resultieren – etwa weil es sich um einen Messwiederholungsfaktor handelt.

8.8.1   Univariat formulierte Auswertung

Wie bei der zweifaktoriellen ANOVA mit Messwiederholung (Abschn. 8.7) müssen die Daten im Long-Format (Abschn. 4.9) inkl. eines Blockbildungsfaktors ⟨Block⟩ der Klasse factor vorliegen. In der Modellformel muss explizit angegeben werden, aus welchen additiven Komponenten sich die Quadratsumme innerhalb der Zellen zusammensetzt. Hier drückt Error(⟨Block⟩/⟨UV2⟩) aus, dass ⟨Block⟩ in ⟨UV2⟩ verschachtelt ist: Der Effekt des zweiten Faktors ist daher jeweils innerhalb der durch ⟨Block⟩ definierten Blöcke zu analysieren.

```
aov(⟨AV⟩ ~ ⟨UV1⟩*⟨UV2⟩ + Error(⟨Block⟩/⟨UV2⟩), data=⟨Datensatz⟩)
```

Als Beispiel soll untersucht werden, ob es Haupteffekte und eine Interaktion der Untersuchungs-Phase (Messwiederholungs-Faktor) und Gruppenzugehörigkeit (Zwischen-Gruppen-Faktor) bzgl. der Aufmerksamkeit gibt. Dafür muss der Datensatz aller $3 \cdot 5$ Messzeitpunkte (Abschn. 6.3) zunächst so reduziert werden, dass er pro Person nur noch die Werte der Variablen zu den drei Phasen beinhaltet.

```
# wähle zunächst nur die relevanten Variablen aus und
# eliminiere doppelte Einträge (aus 5 Messzeitpunkten pro Phase)
> datSub    <- subset(datL, select=c(ID, group, attention, phase))
> datUnique <- unique(datSub)
> summary(aov(attention ~ group*phase + Error(ID/phase),
+         data=datUnique))
Error: ID
          Df Sum Sq Mean Sq F value Pr(>F)
group      2   1247   623.4    2.46 0.0939 .
Residuals 61  15458   253.4


Error: ID:phase
             Df Sum Sq Mean Sq F value   Pr(>F)
phase         2   1352   676.1  16.773 3.67e-07 ***
group:phase   4     41    10.3   0.257    0.905
Residuals   122   4918    40.3
```

Die beim Test eines Effekts jeweils verwendete Quelle der Fehlervarianz wird durch die `Error:⟨Effekt⟩` Überschriften kenntlich gemacht, ihre Quadratsumme findet sich in der Zeile `Residuals`. Die Ausgabe macht deutlich, dass die Quadratsumme des Effekts des Zwischen-Gruppen-Faktors mit der Quadratsumme des Random-Faktors `ID` in der Rolle der Residual-Quadratsumme verglichen wird. Sowohl die Quadratsumme des Intra-Gruppen Faktors als auch die der Interaktion beider Faktoren wird mit der Quadratsumme aus der Interaktion von `phase` und `ID` in der Rolle der Residual-Quadratsumme verglichen. `aov()` berechnet Quadratsummen vom Typ I. `eta_squared()` aus dem Paket `effectsize` schätzt als Effektstärke das einfache, generalisierte und partielle $\hat{\eta}^2$.

Auch im Split-Plot Design muss für den Test der Effekte, an denen der Messwiederholungsfaktor beteiligt ist, die Voraussetzung der Zirkularität der zugehörigen Kovarianzmatrix erfüllt sein. Vergleiche Abschn. 8.8.2 für den Mauchly-Test auf Zirkularität sowie für eine ε-Korrektur.

8.8.2 Multivariat formulierte Auswertung

Für eine Beschreibung der Funktion `Anova()` aus dem `car` Paket vgl. Abschn. 8.5.2. Als wesentlicher Unterschied zur einfaktoriellen ANOVA mit Messwiederholung ergibt sich hier die Änderung des mit `lm()` multivariat spezifizierten Zwischen-Gruppen-Designs. In der Modellformel ist nun auf der rechten Seite der ~ der Zwischen-Gruppen-Faktor zu nennen.

```
# Zwischen-Gruppen-Design
> fitSPF <- lm(cbind(attention.pre, attention.post,
+                    attention.fup) ~ group, data=datW)

> inSPF <- data.frame(phase=gl(3, 1, labels=c("pre","post","fup")))
> library(car)                                      # für Anova()
> AnovaSPF <- Anova(fitSPF, idata=inSPF, idesign=~phase)
> summary(AnovaSPF, multivariate=FALSE, univariate=TRUE)       # ...
```

Die Funktion `Anova()` gibt in der Voreinstellung Quadratsummen vom Typ II aus, kann aber auch Typ III berechnen (Abschn. 8.6.2). Sie setzt hier voraus, dass die Anzahl der Freiheitsgrade des Blockeffekts ($(n_j - 1)\,p$ bei gleichen Gruppengrößen n_j und p Stufen des Zwischen-Gruppen-Faktors) mindestens so groß ist wie die des Intra-Gruppen Effekts ($q - 1$ mit q Stufen des Intra-Gruppen Faktors). Es müssen also mindestens $\frac{q-1}{p} + 1$ Blöcke pro Gruppe vorhanden sein.

8.9 Kovarianzanalyse

Bei der Kovarianzanalyse werden die Daten einer AV in einem linearen Modell aus quantitativen und kategorialen Variablen vorhergesagt. Die Modellierung erfolgt mit den aus Regressions- und Varianzanalyse bekannten Funktionen, wobei in der ⟨AV⟩ ~ ⟨UV⟩

Modellformel in der Rolle von ⟨UV⟩ sowohl quantitative Variablen wie Faktoren als Vorhersageterme auftauchen.

Als Beispiel sollen die Werte der zentralen Leistungs-AV nach der Intervention zwischen den Gruppen verglichen werden, wobei die Werte vor der Intervention als Kovariate dienen.

Als Veranschaulichung wird die Verteilung der Vorher- und Nachher-Werte in den Gruppen durch Boxplots dargestellt, um daraufhin mit anova() die Varianzanalyse zunächst ohne, dann die Kovarianzanalyse mit Kovariate zu berechnen (Abb. 8.4, Abschn. 11.2.4). Dabei sei vorausgesetzt, dass der Steigungsparameter in allen Gruppen identisch ist, im Modell findet also kein Interaktionsterm von Treatment-Variable und Kovariate Berücksichtigung.

```
> fitFull <- lm(DV.post ~ group + DV.pre,data=datW) # vollst. Modell
> fitGrp  <- lm(DV.post ~ group,          data=datW) # ohne Kovariate
> fitRegr <- lm(DV.post ~         DV.pre,data=datW) # ohne Gruppe
> anova(fitGrp)                              # Test ohne Kovariate
Analysis of Variance Table
Response: DV.post
          Df Sum Sq Mean Sq F value   Pr(>F)
group      2  13.37  6.6850  8.2116 0.000695 ***
Residuals 61  49.66  0.8141

> anova(fitFull)                         # Test mit Kovariate, QS Typ I
Analysis of Variance Table
Response: DV.post
          Df Sum Sq Mean Sq F value   Pr(>F)
group      2 13.370  6.6850  9.4312 0.0002744 ***
DV.pre     1  7.131  7.1307 10.0601 0.0023882 **
Residuals 60 42.529  0.7088
```

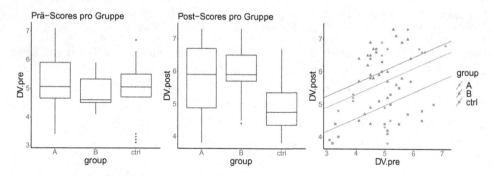

Abb. 8.4 Kovarianzanalyse: Boxplots zum Vergleich der AV-Verteilungen in den Gruppen. Streudiagramm post vs. prä mit gruppenweisen Regressionsgeraden

Zur Berechnung von Quadratsummen vom Typ III kann auf die Funktion `Anova()` aus dem `car` Paket zurückgegriffen werden.[3]

```
# Effektcodierung für Quadratsummen vom Typ III
> fitFiii <- lm(DV.post ~ group + DV.pre, data=datW,
+                    contrasts=list(group=contr.sum))

> Anova(fitFiii, type="III")
Anova Table (Type III tests)
Response: DV.post
              Sum Sq Df F value    Pr(>F)
(Intercept)   22.375  1 31.5661 5.277e-07 ***
group         13.712  2  9.6724 0.0002286 ***
DV.pre         7.131  1 10.0601 0.0023882 **
Residuals     42.529 60
```

Mit `summary((lm-Modell))` lassen sich die in den verschiedenen Gruppen angepassten Regressionsparameter ausgeben und einzeln auf Signifikanz testen.

```
> summary(fitFull)
Residuals:
     Min       1Q    Median        3Q       Max
-1.93753 -0.60951 -0.04054   0.62569   1.85879


Coefficients:
            Estimate Std. Error t value Pr(>|t|)
(Intercept)   3.7020     0.6791   5.451 9.92e-07 ***
groupB        0.3423     0.2660   1.287  0.20310
groupctrl    -0.7367     0.2835  -2.599  0.01176 *
DV.pre        0.3991     0.1258   3.172  0.00239 **
---
Residual standard error: 0.8419 on 60 degrees of freedom
Multiple R-squared: 0.3253,     Adjusted R-squared: 0.2915
F-statistic: 9.641 on 3 and 60 DF,  p-value: 2.758e-05
```

Die unter `Coefficients` aufgeführten Testergebnisse sind so zu interpretieren, dass Gruppe *A* als Referenzgruppe verwendet wurde, da sie die erste Faktorstufe in `group` darstellt (Abschn. 3.5.4, vgl. die Vignette des Pakets `codingMatrices`). Ihre Koeffizienten finden sich in der Zeile `(Intercept)`. Für diese Gruppe ist der unter `Estimate` genannte Wert der *y*-Achsenabschnitt der Regressionsgerade. Die `Estimate` Werte für die Gruppen *B* und *ctrl* geben jeweils die Differenz des *y*-Achsenabschnitts in dieser Gruppe im Vergleich zur Referenzgruppe an. Der in der letzten Spalte genannte *p*-Wert gibt Auskunft auf die Frage, ob dieser Unterschied signifikant von 0 verschieden ist. Die für alle Gruppen identische Steigung ist als `Estimate` für die Kovariate `DV.pre` abzulesen. Ob sie signi-

---

[3]Da keine Interaktion von Treatment-Variable und Kovariate berücksichtigt wird, sind die Quadratsummen vom Typ II und III hier identisch.

fikant von 0 verschieden ist, ergibt sich aus dem in der letzten Spalte genannten p-Wert.[4]
Die korrigierten Gruppenmittel lassen sich mit `interactionMeans(⟨aov-Modell⟩)`
aus dem Paket `phia` De Rosario-Martinez 2015) berechnen.

---

[4]Die absolute Höhe der Gruppe der y-Achsenabschnitte lässt sich aus den Daten nicht unabhängig
schätzen, während ihre Abstände untereinander eindeutig bestimmt sind.

Nonparametrische Methoden

9

Wenn inferenzstatistische Tests zur Datenauswertung herangezogen werden sollen, aber davon ausgegangen werden muss, dass strenge Anforderungen an die Art und Qualität der erhobenen Daten nicht erfüllt sind, kommen viele konventionelle Verfahren womöglich nicht in Betracht. Für solche Situationen bieten sich Methoden aus dem Bereich der nonparametrischen Statistik an, deren Voraussetzungen gewöhnlich weniger restriktiv und die auch bei kleinen Stichproben möglich sind (Bortz et al. 2010; Büning und Trenkler 1994). Für eine Beschreibung der in diesem Kapitel verwendeten Daten vgl. Abschn. 6.3.

9.1 Häufigkeiten kategorialer Variablen analysieren

Inwieweit die gemeinsamen empirischen Auftretenshäufigkeiten der Ausprägungen kategorialer Variablen theoretischen Vorstellungen entsprechen, kann durch folgende Tests geprüft werden.

9.1.1 Binomialtest

Der Binomialtest ist auf Daten von Variablen anzuwenden, die nur zwei Ausprägungen annehmen können. Eine Ausprägung sei dabei als *Treffer* bzw. *Erfolg* bezeichnet. Der Test prüft, ob die empirische Auftretenshäufigkeit eines Treffers in einer Stichprobe gegen die H_0 einer bestimmten Trefferwahrscheinlichkeit p_0 spricht.

```
binom.test(x=⟨Anzahl Erfolge⟩, n=⟨Stichprobengröße⟩, p=0.5,
           alternative=c("two.sided", "less", "greater"))
```

Unter x ist die beobachtete Anzahl der Erfolge anzugeben, n steht für die Stichprobengröße. Alternativ zur Angabe von x und n kann als erstes Argument ein Vektor mit zwei Elementen übergeben werden, dessen Einträge die Anzahl der Erfolge und Misserfolge sind – etwa

© Springer-Verlag GmbH Deutschland, ein Teil von Springer Nature 2021
D. Wollschläger, *R kompakt*,
https://doi.org/10.1007/978-3-662-63075-4_9

das Ergebnis einer Häufigkeitsauszählung mit xtabs(). Unter p ist p_0 einzutragen. Das Argument alternative bestimmt, ob zweiseitig ("two.sided"), links- ("less") oder rechtsseitig ("greater") getestet wird. Die Aussage bezieht sich dabei auf die Reihenfolge p_1 "less" bzw. "greater" p_0, mit p_1 als Trefferwahrscheinlichkeit unter H_1.

Als Beispiel soll geprüft werden, ob die Anzahl zufällig gezogener Männer und Frauen dafür spricht, dass Frauen generell häufiger als Männer gezogen werden.

```
> (tab <- xtabs(~ sex, data=datW))         # empirische Häufigkeiten
sex
 f  m
32 32


> pH0 <- 0.5                       # Trefferwahrscheinlichkeit unter H0
> binom.test(tab, p=pH0, alternative="greater")
Exact binomial test
data:  tab
number of successes = 32, number of trials = 64, p-value = 0.5497
alternative hypothesis: true probability of success greater than 0.5
95 percent confidence interval:
 0.3911188 1.0000000
sample estimates:
probability of success
                  0.5
```

Das Ergebnis enthält neben einer Zusammenfassung der eingegebenen Daten (number of successes und number of trials, probability of success) den p-Wert (p-value). Schließlich wird je nach Fragestellung das zwei-, links- oder rechtsseitige Konfidenzintervall für die Trefferwahrscheinlichkeit genannt.

9.1.2 χ^2-Test auf eine feste Verteilung

Der χ^2-Test auf eine feste Verteilung prüft Daten kategorialer Variablen daraufhin, ob die empirischen Auftretenshäufigkeiten der einzelnen Kategorien verträglich mit einer theoretischen Verteilung unter H_0 sind, die die Wahrscheinlichkeit jeder Kategorie angibt. Als ungerichtete H_1 ergibt sich, dass die tatsächliche Verteilung nicht gleich der unter H_0 ist.

```
chisq.test(x=⟨Häufigkeiten⟩, p=⟨Wahrscheinlichkeiten⟩,
           simulate.p.value=FALSE)
```

Unter x ist der Vektor anzugeben, der die empirischen absoluten Auftretenshäufigkeiten der Kategorien beinhaltet. Dies kann z. B. eine Häufigkeitstabelle als Ergebnis von xtabs() sein. Unter p ist ein Vektor einzutragen, der die Wahrscheinlichkeiten für das Auftreten der Kategorien unter H_0 enthält und dieselbe Länge wie x haben muss. Treten erwartete Häufigkeiten von Kategorien (das Produkt der Klassenwahrscheinlichkeiten mit der Stichprobengröße) < 5 auf, sollte das Argument simulate.p.value auf TRUE gesetzt werden.

Andernfalls gibt R in einer solchen Situation die Warnung aus, dass die χ^2-Approximation noch unzulänglich sein kann.

Als Beispiel soll geprüft werden, ob alle Haarfarben dieselbe Auftretenswahrscheinlichkeit besitzen.

```
> (tab <- xtabs(~ hair, data=datW))      # empirische Häufigkeiten
hair
black brown   red blond
   12    27     8    17
```

```
> nCats <- length(tab)                   # Anzahl Kategorien
> pH0   <- rep(1/nCats, nCats)           # Verteilung unter H0
> chisq.test(tab, p=pH0)
Chi-squared test for given probabilities
data:  tab
X-squared = 12.625, df = 3, p-value = 0.005522
```

Die Ausgabe umfasst den Wert der mit wachsender Stichprobengröße asymptotisch χ^2-verteilten Teststatistik (X-squared) und ihre Freiheitsgrade (df, nur wenn simulate.p.value gleich FALSE ist) samt zugehörigem p-Wert (p-value).

9.1.3 χ^2-Test auf Unabhängigkeit

Beim χ^2-Test auf Unabhängigkeit wird die empirische Kontingenztafel von zwei an derselben Stichprobe erhobenen kategorialen Variablen daraufhin geprüft, ob sie verträglich mit der H_0 ist, dass beide Variablen unabhängig sind. Die H_1 ist ungerichtet.

```
chisq.test(x, y=NULL, simulate.p.value=FALSE)
```

Unter x kann eine zweidimensionale Kontingenztafel eingegeben werden – etwa als Ergebnis von xtabs(), oder eine Matrix mit den Häufigkeiten der Stufenkombinationen zweier Variablen. Alternativ kann x ein Objekt der Klasse factor mit den Ausprägungen der ersten Variable sein. In diesem Fall muss auch y angegeben werden, das dann ebenfalls ein Objekt der Klasse factor derselben Länge wie x mit an denselben Beobachtungsobjekten erhobenen Daten zu sein hat. Treten erwartete Zellhäufigkeiten als Produkt der Randhäufigkeiten geteilt durch die Anzahl der Beobachtungen < 5 auf, sollte das Argument simulate.p.value=TRUE gesetzt werden. Andernfalls gibt R in einer solchen Situation die Warnung aus, dass die χ^2-Approximation noch unzulänglich sein kann.

Als Beispiel soll geprüft werden, ob Augen- und Haarfarbe zusammenhängen.

```
> cTab <- xtabs(~ hair + eye, data=datW)   # gemeinsame Häufigkeiten
> addmargins(cTab)                          # Randsummen
              eye
hair    brown blue hazel green Sum
  black     7    1     4     0  12
```

```
   brown       9    10      6      2   27
   red         2     3      2      1    8
   blond       2    12      1      2   17
   Sum        20    26     13      5   64
```

```
> chisq.test(cTab)
Pearson's Chi-squared test
data:   cTab
X-squared = 16.3489, df = 9, p-value = 0.05994
```

```
Warnmeldung:
In chisq.test(cTab) : Chi-squared approximation may be incorrect
```

Beim χ^2-Test auf Gleichheit von Verteilungen werden die empirischen eindimensionalen Häufigkeitsverteilungen einer kategorialen Variable in unterschiedlichen Stichproben daraufhin geprüft, ob sie mit der H_0 verträglich sind, dass ihre Stufen in allen Bedingungen jeweils dieselben Auftretenswahrscheinlichkeiten besitzen. Der Test wird ebenfalls mit `chisq.test()` auf Basis der Kontingenztafel der gemeinsamen Häufigkeiten durchgeführt.

9.1.4 χ^2-Test für mehrere Auftretenswahrscheinlichkeiten

Für eine in mehr als einer Bedingung erhobene dichotome Variable prüft `prop.test()`, ob die Trefferwahrscheinlichkeit in allen Bedingungen dieselbe ist. Es handelt sich also um eine Hypothese zur Gleichheit von Verteilungen einer Variable in mehreren Bedingungen. Die H_1 ist ungerichtet.

```
prop.test(x=(Anzahl Erfolge), n=(Stichprobenumfänge), p=NULL)
```

Die Argumente x, n und p beziehen sich auf die Anzahl der Treffer, die Stichprobengrößen und die Trefferwahrscheinlichkeiten unter H_0 in den Gruppen. Für sie können Vektoren gleicher Länge mit Einträgen für jede Gruppe angegeben werden. Anstelle von x und n ist auch eine Matrix mit zwei Spalten möglich, die in jeder Zeile die Zahl der Treffer und Nieten für jeweils eine Gruppe enthält. Ohne Angabe für p testet `prop.test()` die Hypothese, dass die Trefferwahrscheinlichkeit in allen Bedingungen dieselbe ist.

Als Beispiel soll die H_0 getestet werden, dass in drei Gruppen, hier gleicher Größe, jeweils dieselbe Trefferwahrscheinlichkeit vorliegt.

```
> total <- c(5000, 5000, 5000)                    # Gruppengrößen
> hits  <- c(585, 610, 539)                       # Anzahl Treffer
> prop.test(hits, total)
3-sample test for equality of proportions without continuity correction
data: hits out of total
X-squared = 5.0745, df = 2, p-value = 0.07908
alternative hypothesis: two.sided
```

```
sample estimates:
prop 1  prop 2  prop 3
0.1170  0.1220  0.1078
```

Die Ausgabe beinhaltet den Wert der asymptotisch χ^2-verteilten Teststatistik (`X-squared`) samt des zugehörigen p-Wertes (`p-value`) zusammen mit den Freiheitsgraden (`df`) und schließlich die relativen Erfolgshäufigkeiten in den Gruppen (`sample estimates`).

9.1.5 Fishers exakter Test auf Unabhängigkeit

Werden zwei dichotome Variablen in einer Stichprobe erhoben, kann mit Fishers exaktem Test die H_0 geprüft werden, dass beide Variablen unabhängig sind.[1] Dabei sind auch gerichtete Alternativhypothesen über den Zusammenhang möglich.

```
fisher.test(x, y=NULL, alternative=c("two.sided", "less", "greater"))
```

Unter x ist entweder die (2×2)-Kontingenztafel zweier dichotomer Variablen oder ein Faktor mit zwei Stufen anzugeben, der die Ausprägungen der ersten dichotomen Variable enthält. In diesem Fall muss auch ein Faktor y mit zwei Stufen und derselben Länge wie x angegeben werden, der Daten derselben Beobachtungsobjekte beinhaltet. Das Argument alternative bestimmt, ob zweiseitig, links- oder rechtsseitig getestet werden soll. Die Richtung der Fragestellung bezieht sich dabei auf die Größe des Odds Ratio in der theoretischen Kontingenztafel. Linksseitiges Testen bedeutet, dass unter H_1 das Odds Ratio < 1 ist (negativer Zusammenhang), rechtsseitiges Testen entsprechend, dass es > 1 ist (positiver Zusammenhang).

Im Beispiel soll geprüft werden, ob das Geschlecht und die per Median-Split dichotomisierte Aufmerksamkeit (hoch vs. niedrig) zusammenhängen.

```
> cTab <- xtabs(~ sex + attFac, data=datW)     # Kontingenztafel
> addmargins(cTab)                             # Randsummen
     attFac
sex  lo hi Sum
  f  23  9  32
  m  10 22  32
  Sum 33 31  64


> fisher.test(cTab, alternative="two.sided")
Fisher's Exact Test for Count Data
data:  cTab
p-value = 0.002412
alternative hypothesis: true odds ratio is not equal to 1
95 percent confidence interval:
```

---

[1] Die H_0 ist äquivalent zur Hypothese, dass das Odds Ratio der wahren Kontingenztafel beider Variablen gleich 1 ist (Abschn. 9.1.6).

```
1.709781 18.968903
sample estimates:
odds ratio
  5.453629
```

Die Ausgabe enthält neben dem *p*-Wert (p-value) das Konfidenzintervall für das Odds Ratio sowie die bedingte Maximum-Likelihood-Schätzung des Odds Ratio für die gegebenen Randhäufigkeiten (sample estimates).

Für Daten einer dichotomen Variable aus zwei unabhängigen Stichproben prüft Fishers exakter Test die H$_0$, dass die Variablen in beiden Bedingungen identische Erfolgswahrscheinlichkeit besitzen. Der Aufruf von fisher.test() ist identisch zu jenem beim Test auf Unabhängigkeit. Exakte Tests für Situationen, in denen nicht auf die Randhäufigkeiten bedingt werden soll, implementiert das Paket exact2x2 (Fay 2020).

9.1.6 Kennwerte von (2 × 2)-Konfusionsmatrizen

(2 × 2)-Kontingenztafeln als Ergebnis einer zweifachen dichotomen Klassifikation (sog. *Konfusionsmatrizen*) erlauben die Berechnung mehrerer Kennwerte, um Eigenschaften der Klassifikation zu beschreiben. Hierzu zählen die Sensitivität, Spezifität und Relevanz sowie das Odds Ratio und relative Risiko. Das Paket riskyr (Neth et al. 2019) stellt eine Vielzahl von Auswertungsfunktionen und Diagrammen zur Analyse sowie zum besseren Verständnis von Konfusionsmatrizen bereit.

Als Beispiel sei die Konfusionsmatrix von tatsächlichen und vorhergesagten Kategorien aus der logistischen Regression zur Vorhersage einer hohen vs. niedrigen Aufmerksamkeit herangezogen (Abschn. 7.9, insbesondere 7.9.3). Dabei sollen die Abkürzungen TP (*true positive, hit*) für richtig hohe, TN (*true negative*) für richtig niedrige, FP (*false positive*) für falsch hohe und FN (*false negative, miss*) für falsch niedrige vorhergesagte Kategorisierungen stehen.

```
# logistische Regression anpassen
> glmFit <- glm(attFac ~ verbal + group, family=binomial, data=datW)
> Phat   <- fitted(glmFit)           # vorhergesagte Wahrscheinlichkeit

# vorhergesagte Gruppenzugehörigkeit - Schwelle p=0.5
> facHat <- cut(Phat, breaks=c(-Inf, 0.5, Inf), labels=c("lo", "hi"))
> cTab   <- xtabs(~ attFac + facHat, data=datW)     # Kontingenztafel
> addmargins(cTab)                    # Randsummen hinzufügen
       facHat                #                 Vorhersage
attFac lo hi Sum             # Aufmerksamk.  "niedrig"  "hoch"
   lo  23 10  33             #      niedrig      TN         FP
   hi  13 18  31             #         hoch      FN         TP
  Sum 36 28  64

> TN <- cTab["lo", "lo"]              # true negative
```

```
> TP <- cTab["hi", "hi"]          # true positive / hit
> FP <- cTab["lo", "hi"]          # false positive
> FN <- cTab["hi", "lo"]          # false negative / miss
```

Sensitivität, Spezifität und Relevanz

Der Basisumfang von R stellt zur Ermittlung der folgenden Kennwerte keine eigenen Funktionen bereit, eine manuelle Berechnung ist jedoch unkompliziert. Die Prävalenz eines Merkmals ist der Anteil der Treffer (hier: der hoch Aufmerksamen) an der Gesamtzahl von Beobachtungen.

```
> (prevalence <- sum(contT1["hi", ]) / sum(contT1))
[1] 0.484375
```

Die Sensitivität, in anderem Kontext auch *Recall* genannt, ist der Quotient aus TP und der Summe von TP und FN, also das Verhältnis von richtig entdeckten zu allen zu entdeckenden Elementen.

```
> (sensitivity <- recall <- TP / (TP+FN))
[1] 0.5806452
```

Die Spezifität ist der Quotient aus TN und der Summe von TN und FP, also hier das Verhältnis von richtig als niedrig Eingestuften zu allen Personen mit niedriger Aufmerksamkeit.

```
> (specificity <- TN / (TN+FP))
[1] 0.6969697
```

Die Relevanz, je nach Kontext auch als Präzision oder positiver Vorsagewert bezeichnet, ist der Quotient aus TP und der Summe von TP und FP. Er gibt damit hier an, welcher Anteil der als hoch aufmerksam Diagnostizierten tatsächlich hoch aufmerksam ist.

```
> (relevance <- precision <- TP / (TP+FP))
[1] 0.6428571
```

Der Anteil richtiger Diagnosen an allen Diagnosen wird auch als Rate der korrekten Klassifikation bezeichnet und ist der Quotient aus der Summe der Diagonalelemente und der Summe aller Elemente.

```
> (CCR <- sum(diag(contT1)) / sum(contT1))
[1] 0.640625
```

Das $F1$-Maß als harmonisches Mittel (der Kehrwert des Mittelwertes der Kehrwerte) von Präzision und Recall wird bisweilen als integriertes Gütemaß für eine Klassifikation herangezogen.

```
> (F1val <- 1 / mean(1 / c(precision, recall)))
[1] 0.6101695
```

Odds Ratio

Das Odds Ratio (OR, Chancenverhältnis) ist ein Zusammenhangsmaß für zwei dichotome Variablen und ergibt sich aus der (2×2)-Kontingenztafel ihrer gemeinsamen Häufigkeiten: $\left(\begin{smallmatrix} a & b \\ c & d \end{smallmatrix} \right)$. Das OR berechnet sich durch Division der sog. Wettquotienten (Chancen) $\frac{a}{b}$ und $\frac{c}{d}$, also als $\frac{a \cdot d}{b \cdot c}$. Es lässt sich mit der Funktion OddsRatio() aus dem Paket DescTools ermitteln. Sie akzeptiert als Argument die Kontingenztafel absoluter Häufigkeiten und gibt ein Konfidenzintervall zum Niveau conf.level aus.

Beispiel sei wie in Abschn. 9.1.6 die Konfusionsmatrix der logistischen Regression in Abschn. 7.9.3.

```
> library(DescTools)                        # für OddsRatio()
> OddsRatio(cTab, conf.level=0.95)          # Odds Ratio mit CI
odds ratio      lwr.ci      upr.ci
 3.184615    1.137384    8.916754
```

Yules Q ist mit YuleQ() aus dem Paket DescTools zu berechnen. Die Berechnung des relativen Risikos übernimmt RelRisk() aus demselben Paket.

```
> library(DescTools)                        # für RelRisk()
> RelRisk(cTab)                             # relatives Risiko
[1] 1.662005
```

9.1.7 ROC-Kurve und AUC

Das Paket pROC (Robin et al. 2011) ermöglicht die Berechnung von ROC-Kurven bei einer dichotomen Klassifikation auf Basis einer logistischen Regression (Abschn. 7.9). ROC-Kurven stellen die Sensitivität gegen $1 -$ Spezifität der Klassifikation dar, wenn die Klassifikationsschwelle für die vorhergesagte Trefferwahrscheinlichkeit variiert. roc($\langle$glm-Fit$\rangle$\$y, $\langle$glm-Fit$\rangle$\$fitted.values) berechnet zudem die Fläche unter der ROC-Kurve (AUC) als integriertes Gütemaß der Klassifikation. Dabei ist $\langle$glm-Fit$\rangle$ das Ergebnis der Anpassung einer logistischen Regression. Weitere Optionen und Funktionen erlauben es, den Konfidenzbereich etwa für die Sensitivität zu ermitteln und grafisch darzustellen (Abb. 9.1).

```
> N       <- 100                            # Stichprobengröße
> height <- rnorm(N, 175, 7)                # Körpergröße
> age     <- rnorm(N, 30, 8)
> weight <- 0.4*height + 0.3*age + rnorm(N, 0, 3)   # Gewicht

# Median-Split Gewicht
> wFac <- cut(weight, breaks=c(-Inf, median(weight), Inf),
+             labels=c("lo", "hi"))

# Datensatz und logistische Regression
```

```
> regDf    <- data.frame(wFac, height, age)
> fit_glm <- glm(wFac ~ height + age, family=binomial(link="logit"),
+                  data=regDf)

> library(pROC)                              # für roc(), ci.se()
> (rocRes <- roc(fit_glm$y, fit_glm$fitted.values,
+                  plot=TRUE, ci=TRUE, main="ROC-Kurve",
+                  xlab="1-Spezifität (TN / (TN+FP))",
+                  ylab="Sensitivität (TP / (TP+FN))"))
# ... (gekürzte Ausgabe)
Data: fit_glm$fitted.values in 50 controls (fit_glm$y 0)
       < 50 cases (fit_glm$y 1).
Area under the curve: 0.9132
95% CI: 0.8586-0.9678 (DeLong)

# stelle Konfidenzbereich für die Sensitivität dar
> rocCI <- ci.se(rocRes)                      # CIs für Sensitivität
> plot(rocCI, type="shape")
```

Abb. 9.1 ROC-Kurve für eine dichotome Klassifikation samt Konfidenzbereich für die Sensitivität

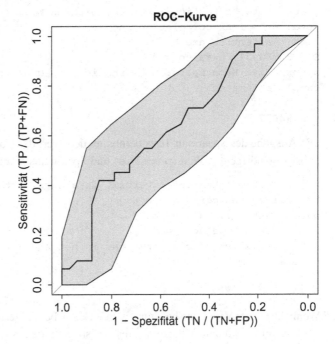

9.2   Maße für Zusammenhang und Übereinstimmung

9.2.1   Zusammenhang stetiger ordinaler Variablen: Spearmans ρ und Kendalls τ

Zur Berechnung der Kovarianz und Korrelation zweier stetiger ordinaler Variablen nach Spearman (ρ) bzw. nach Kendall (τ_b) dienen die Funktionen cov() und cor(), für die dann das Argument method auf "spearman" bzw. auf "kendall" zu setzen ist.

Als Beispiel soll hier der Zusammenhang von Aufmerksamkeit und verbaler Leistung untersucht werden.

```
> with(datW, cor(attention, verbal, method="spearman"))      # rho
[1] 0.2996037
```

```
> with(datW, cor(attention, verbal, method="kendall"))       # tau-b
[1] 0.2035153
```

Spearmans ρ und Kendalls τ_b als empirische Maße des Zusammenhangs werden durch cor.test() daraufhin geprüft, ob sie gegen die H_0 sprechen, dass der theoretische Zusammenhang 0 ist (Abschn. 7.1). Dafür ist bei cor.test() das Argument method auf "spearman" bzw. "kendall" zu setzen.

```
> cor.test(~ attention + verbal, data=datW, method="spearman") # rho
Spearman's rank correlation rho
data:  attention and verbal
S = 30593.31, p-value = 0.01617
alternative hypothesis: true rho is not equal to 0
sample estimates:
      rho
0.2996037
```

Die Ausgabe des Spearman-Tests beinhaltet den Wert der Hotelling-Pabst-Teststatistik (S) nebst zugehörigem p-Wert (p-value) und Spearmans ρ (rho).

```
> cor.test(~ attention + verbal, data=datW, method="kendall") # tau-b
Kendall's rank correlation tau
data:  attention and verbal
z = 2.3543, p-value = 0.01856
alternative hypothesis: true tau is not equal to 0
sample estimates:
      tau
0.2035153
```

Wenn die exakte Verteilung bestimmt werden kann, beinhaltet die Ausgabe des Kendall-Tests die Anzahl konkordanter Paare als Teststatistik (T), den zugehörigen p-Wert (p-value) sowie Kendalls τ_b (tau). Bei einer Approximation der Verteilung durch die Standardnormalverteilung wird statt T deren z-Transformierte (z) genannt.

9.2.2 Zusammenhang kategorialer Variablen: ϕ, Cramérs V, Kontingenzkoeffizient

Als Maße des Zusammenhangs von zwei ungeordneten kategorialen Variablen dienen der ϕ-Koeffizient, dessen Verallgemeinerung Cramérs V und der Kontingenzkoeffizient CC. Die Kennwerte (und einige weitere) lassen sich mit Assocs() aus dem Paket DescTools auf Basis einer Kontingenztafel der gemeinsamen Häufigkeiten ermitteln.

Als Beispiel diene hier die gemeinsame Verteilung von Haar- und Augenfarbe.

```
> cTab <- xtabs(~ hair + eye, data=datW)      # Kontingenztafel
> library(DescTools)                          # für Assocs()
> Assocs(cTab)
                          estimate      lwr.ci      upr.ci
Phi Coeff.                5.0540e-01          -           -
Contingency Coeff.        4.5110e-01          -           -
Cramer V                  2.9180e-01     0.0000 3.6940e-01
Goodman Kruskal Gamma     1.9920e-01 -8.8100e-02 4.8650e-01
Kendall Tau-b             1.4400e-01 -6.4700e-02 3.5260e-01
Stuart Tau-c              1.3350e-01 -6.0200e-02 3.2720e-01
Somers D C|R              1.4290e-01 -6.3800e-02 3.4950e-01
Somers D R|C              1.4510e-01 -6.5900e-02 3.5610e-01
# ...
```

9.2.3 Inter-Rater-Übereinstimmung

Wenn mehrere Personen dieselben Objekte in Kategorien einordnen, ist häufig der Grad der Übereinstimmung der Urteile relevant, bei dem man auch von Inter-Rater-Reliabilität spricht.

Prozentuale Übereinstimmung
Die prozentuale Übereinstimmung der Urteile zweier oder mehr Personen, die dieselben Beobachtungsobjekte in mehrere Kategorien einteilen, kann mit der Funktion Agree() aus dem Paket DescTools berechnet werden. Sie erwartet als Argument eine spaltenweise aus den Urteilen der Rater zusammengestellte Matrix. Als Beispiel diene jenes aus (Bortz et al. 2010, p. 458 ff.), in dem zwei Rater 100 Beobachtungsobjekte in drei Kategorien einteilen.

```
> categ <- c("V", "N", "P")                   # Rating-Kategorien
> lvls  <- factor(categ, levels=categ)        # Kategorien als Faktor
> rtr1  <- rep(lvls, c(60, 30, 10))           # Urteile Rater 1

# Urteile Rater 2
> rtr2 <- rep(rep(lvls, nlevels(lvls)), c(53,5,2, 11,14,5, 1,6,3))
> cTab <- xtabs(~ rtr1 + rtr2)                 # Kontingenztafel
> addmargins(cTab)                             # Randsummen hinzufügen
          rtr2
```

```
rtr1    V    N    P   Sum
   V   53    5    2    60
   N   11   14    5    30
   P    1    6    3    10
 Sum   65   25   10   100
```

```
> library(DescTools)                        # für Agree()
> Agree(cbind(rtr1, rtr2))
[1] 0.7
attr(,"subjects")
[1] 100
attr(,"raters")
[1] 2
```

Cohens κ

Cohens κ-Koeffizient drückt den Grad aus, mit dem die Urteile zweier Personen übereinstimmen, die dieselben Beobachtungsobjekte in mehrere ungeordnete Kategorien einteilen.
Dabei setzt κ den Anteil beobachteter Übereinstimmungen mit dem Anteil zufällig erwart-
barer Übereinstimmungen in Beziehung. κ lässt sich mit der Funktion CohenKappa() aus
dem Paket DescTools berechnen, die als Argument die Kontingenztafel der Urteile beider
Rater erwartet. Mit conf.level lässt sich zusätzlich die Breite des Konfidenzintervalls
für κ festlegen.

```
> cTab <- xtabs(~ rtr1 + rtr2)              # Kontingenztafel
> library(DescTools)                        # für CohenKappa()
> CohenKappa(cTab, conf.level=0.95)
    kappa       lwr.ci       upr.ci
0.4285714   0.2574917   0.5996511
```

Liegen geordnete Kategorien vor, kann nicht nur berücksichtigt werden, wenn keine Übereinstimmung vorliegt, sondern auch, wie sehr also die Urteile auseinander liegen. Für die
Situation mit zwei Ratern stehen in der Funktion CohenKappa() mehrere Gewichtun-
gen zur Verfügung, die über das Argument weights kontrolliert werden. Die Funktion
KappaM() aus dem Paket DescTools ermittelt den κ-Koeffizienten nach Fleiss als Maß
der Übereinstimmung von mehr als zwei Urteilern, die dieselben Objekte in mehrere ungeordnete Kategorien einteilen.

Intra-Klassen-Korrelation

Die Intra-Klassen-Korrelation (ICC) wird von der ICC() Funktion aus dem Paket
DescTools ermittelt. Als Argument ist die Matrix der Urteile zu übergeben, wobei jede
Spalte die Urteile eines Raters umfasst. Die sich auf ein Objekt beziehenden Urteile befinden sich in jeweils einer Zeile. Unterschiedliche ICC-Varianten resultieren in Abhängigkeit
davon, ob zum einen Rater bzw. Objekte als feste Faktoren oder als Random-Faktoren zu
betrachten sind, und ob zum anderen Einzeldaten oder bereits aggregierte Werte vorliegen.

```
> nRtr <- 4                              # Anzahl Rater
> nObs <- 6                              # Beobachtungen pro Rater
> rtr1 <- c(9, 6, 8, 7, 10, 6)          # ratings Rater 1
> rtr2 <- c(2, 1, 4, 1,  5, 2)          # " 2
> rtr3 <- c(5, 3, 6, 2,  6, 4)          # " 3
> rtr4 <- c(8, 2, 8, 6,  9, 7)          # " 4
> library(DescTools)                     # für ICC()
> ICC(cbind(rtr1, rtr2, rtr3, rtr4), conf.level=0.95)
Intraclass correlation coefficients
                         type    est F-val df1 df2 p-val lwr.ci upr.ci
Single_raters_absolute   ICC1  0.166  1.79   5  18 0.165 -0.133  0.723
Single_random_raters     ICC2  0.290 11.03   5  15 0.000  0.019  0.761
Single_fixed_raters      ICC3  0.715 11.03   5  15 0.000  0.343  0.946
Average_raters_absolute  ICC1k 0.443  1.79   5  18 0.165 -0.884  0.912
Average_random_raters    ICC2k 0.620 11.03   5  15 0.000  0.071  0.927
Average_fixed_raters     ICC3k 0.909 11.03   5  15 0.000  0.676  0.986
```

Die Ausgabe nennt den Wert von sechs ICC-Varianten samt der p-Werte ihres jeweiligen Signifikanztests und der Grenzen des zugehörigen zweiseitigen Vertrauensintervalls. Welcher ICC-Wert der zu einer konkreten Untersuchung passende ist, hat der Nutzer selbst zu entscheiden, wobei eine nähere Erläuterung über ?ICC zu finden ist.

9.3   Tests auf Übereinstimmung von Verteilungen

Die im Folgenden aufgeführten Tests lassen sich mit Werten von stetigen ordinalen (aber nicht notwendigerweise metrischen und normalverteilten) Variablen durchführen und testen Hypothesen über die Lage ihrer Verteilungen.

9.3.1   Wilcoxon-Vorzeichen-Rang-Test

Der Wilcoxon-Vorzeichen-Rang-Test prüft, ob die in einer Stichprobe ermittelten Werte einer Variable mit symmetrischer Verteilung mit der H_0 verträglich sind, dass ihr Median gleich einem bestimmten Wert m_0 ist.

```
wilcox.test(x=⟨Vektor⟩, alternative=c("two.sided", "less", "greater"),
            mu=0, conf.int=FALSE)
```

Unter x ist der Datenvektor einzutragen. Mit alternative wird festgelegt, ob die H_1 bzgl. des Vergleichs mit dem unter H_0 angenommenen Median mu gerichtet oder ungerichtet ist. "less" und "greater" beziehen sich dabei auf die Reihenfolge Median unter H_1 "less" bzw. "greater" m_0. Um ein Konfidenzintervall für den Median zu erhalten, ist conf.int=TRUE zu setzen.

Im Beispiel soll geprüft werden, ob der IQ den theoretischen Median 100 besitzt.

```
> medH0 <- 100                           # Median unter H0
```

```
> wilcox.test(datW$iq, alternative="greater", mu=medH0,conf.int=TRUE)
Wilcoxon signed rank test with continuity correction
data:  datW$iq
V = 1779.5, p-value = 6.465e-08
alternative hypothesis: true location is greater than 100
95 percent confidence interval:
108.5001      Inf
sample estimates:
(pseudo)median
        111.5
```

Die Ausgabe liefert die Teststatistik (V) und den p-Wert (p-value). Wurde conf.int =TRUE gesetzt, enthält die Ausgabe neben dem Konfidenzintervall für den Median unter (pseudo)median den zugehörigen Hodges-Lehmann-Schätzer.

9.3.2   Wilcoxon-Rangsummen-Test / Mann-Whitney-U-Test

Im Wilcoxon-Rangsummen-Test werden die in zwei unabhängigen Stichproben ermittelten Werte einer Variable daraufhin geprüft, ob sie mit der H_0 verträglich sind, dass die Verteilungen der Variable in den zugehörigen Bedingungen identisch sind. Der Test ist äquivalent zum Mann-Whitney-U-Test. Es kann sowohl gegen eine ungerichtete wie gerichtete H_1 getestet werden, die sich auf den Lageparameter der Verteilungen (etwa den Median) bezieht, wenn die Verteilungen in beiden Bedingungen dieselbe Form besitzen.

```
wilcox.test(x=⟨Vektor⟩, y=⟨Vektor⟩, paired=FALSE, conf.int=FALSE,
            alternative=c("two.sided", "less", "greater"))
```

Unter x sind die Daten der ersten Stichprobe einzutragen, unter y entsprechend die der zweiten. Alternativ zu x und y kann auch eine Modellformel ⟨AV⟩ ~ ⟨UV⟩ angegeben werden. Dabei ist ⟨UV⟩ ein Gruppierungsfaktor derselben Länge wie ⟨AV⟩ und gibt für jede Beobachtung in ⟨AV⟩ die zugehörige Faktorstufe an. Stammen die Variablen aus einem Datensatz, muss dieser unter data eingetragen werden. Mit alternative wird festgelegt, ob die H_1 gerichtet oder ungerichtet ist. "less" und "greater" beziehen sich dabei auf die Lageparameter in der Reihenfolge x "less" bzw. "greater" y. Mit dem Argument paired wird angegeben, ob es sich um unabhängige (FALSE) oder abhängige (TRUE) Stichproben handelt. Um ein Konfidenzintervall für die Differenz der Lageparameter zu erhalten, ist conf.int=TRUE zu setzen.

Im Beispiel soll geprüft werden, ob sich die Aufmerksamkeit in der follow-up Phase bei Frauen und Männern unterscheidet.

```
> wilcox.test(attention.fup ~ sex, data=datW, conf.int=TRUE)
Wilcoxon rank sum test with continuity correction
data:  attention.fup by sex
W = 325, p-value = 0.01227
```

```
alternative hypothesis: true location shift is not equal to 0
95 percent confidence interval:
-13.199913  -2.200023
sample estimates:
difference in location
             -7.600009
```

Die Ausgabe nennt den Wert der Teststatistik (W) gefolgt vom p-Wert (p-value). Wurde conf.int=TRUE gesetzt, enthält die Ausgabe neben dem Konfidenzintervall für die Differenz der Lageparameter unter difference in location den zugehörigen Hodges-Lehmann-Schätzer.

9.3.3 Kruskal-Wallis-H-Test

Der Kruskal-Wallis-H-Test verallgemeinert die Fragestellung eines Wilcoxon-Tests auf Situationen, in denen Werte einer Variable in mehr als zwei unabhängigen Stichproben ermittelt wurden. Unter H_0 sind die Verteilungen der Variable in den zugehörigen Bedingungen identisch. Die unspezifische H_1 besagt, dass sich mindestens zwei Lageparameter unterscheiden, wenn die Verteilungen in beiden Bedingungen dieselbe Form besitzen.

```
kruskal.test(formula=⟨Modellformel⟩, data=⟨Datensatz⟩)
```

Unter formula sind Daten und Gruppierungsvariable als Modellformel ⟨AV⟩ ~ ⟨UV⟩ zu nennen, wobei ⟨UV⟩ ein Gruppierungsfaktor derselben Länge wie ⟨AV⟩ ist und für jede Beobachtung in ⟨AV⟩ die zugehörige Faktorstufe angibt. Stammen die Variablen aus einem Datensatz, muss dieser unter data eingetragen werden.

Als Beispiel sollen die mittleren Werte der zentralen Leistungsvariable in der follow-up Phase zwischen den Gruppen verglichen werden.

```
> kruskal.test(DV.fup ~ group, data=datW)
Kruskal-Wallis rank sum test
data:  DV.fup by group
Kruskal-Wallis chi-squared = 20.4212, df = 2, p-value = 3.678e-05
```

Die Ausgabe nennt den Wert der asymptotisch χ^2-verteilten H-Teststatistik gefolgt von den Freiheitsgraden (df) und dem p-Wert (p-value).

9.3.4 Friedman-Test

Der Rangsummentest nach Friedman dient der Analyse von Daten einer Variable, die in mehreren abhängigen Stichproben erhoben wurde. Wie im Kruskal-Wallis-H-Test wird die H_0 geprüft, dass die Verteilung der Variable in allen Bedingungen identisch ist. Die unspezifische H_1 besagt, dass sich mindestens zwei Lageparameter unterscheiden.

```
friedman.test(y=⟨Daten⟩, groups=⟨Faktor⟩, blocks=⟨Faktor⟩)
```

Die Daten müssen im Long-Format vorliegen (Abschn. 4.9): Unter y ist der Vektor aller Daten anzugeben. Als zweites Argument wird für groups ein Faktor derselben Länge wie y übergeben, der die Gruppenzugehörigkeit jeder Beobachtung in y codiert. blocks ist ebenfalls ein Faktor derselben Länge wie y und gibt für jede Beobachtung in y an, zu welchem Block sie gehört   z.B. von welcher Person sie stammt, wenn Messwiederholung vorliegt. Alternativ lässt sich auch eine Modellformel der Form y ~ groups | blocks mit denselben Bedeutungen nennen. Stammen die in der Modellformel verwendeten Variablen aus einem Datensatz, muss dieser für das Argument data eingetragen werden.

Als Beispiel soll untersucht werden, ob sich die Aufmerksamkeit in den Phasen vor und nach der Intervention bzw. im follow-up unterscheidet. Dafür muss der Datensatz aller $3 \cdot 5$ Messzeitpunkte (Abschn. 6.3) zunächst so reduziert werden, dass er pro Person nur noch die Werte der Variablen zu den drei Phasen beinhaltet.

```
# wähle zunächst nur die relevanten Variablen aus und
# eliminiere doppelte Einträge (aus 5 Messzeitpunkten pro Phase)
> datSub    <- subset(datL, select=c(ID, attention, phase))
> datUnique <- unique(datSub)
> friedman.test(attention ~ phase | ID, data=datUnique)
Friedman rank sum test
data:  attention and phase and ID
Friedman chi-squared = 18.8438, df = 2, p-value = 8.093e-05
```

Die Ausgabe nennt den Wert der asymptotisch χ^2-verteilten Teststatistik gefolgt von den Freiheitsgraden (df) und dem p-Wert (p-value).

Multivariate Verfahren

10

Die Anwendung von multivariaten Verfahren (Backhaus et al. 2018; Backhaus et al. 2015) in R wird vertiefend von Everitt und Hothorn (2011) behandelt. Abschn. 11.3 zeigt, wie multivariate Daten visualisiert werden können. Für eine Beschreibung der in diesem Kapitel verwendeten Daten vgl. Abschn. 6.3.

10.1 Hauptkomponentenanalyse

Die Hauptkomponentenanalyse dient dazu, die Hauptstreuungsrichtungen multivariater Daten im durch die Variablen aufgespannten Raum zu identifizieren. Hauptkomponenten sind neue Variablen, die als Linearkombinationen der beobachteten Variablen gebildet werden. Für die Berechnung der Hauptkomponenten samt ihrer jeweiligen Streuung steht die Funktion `prcomp(⟨Matrix⟩)` zur Verfügung, wobei die spaltenweise aus den Variablen zusammengestellte Datenmatrix anzugeben ist. Sollen die Daten zunächst standardisiert werden, ist das Argument `scale=TRUE` zu verwenden.

```
> X     <- with(datW, cbind(iq, attention)) # Datenmatrix
> (pca <- prcomp(X))                         # Hauptkomponentenanalyse
Standard deviations:
[1] 11.668187  9.168439

Rotation:
                PC1         PC2
iq       -0.9576782  0.2878410
attention -0.2878410 -0.9576782
```

Die Ausgabe ist eine Liste mit zwei Komponenten: die erste enthält den Vektor der korrigierten Streuungen der Hauptkomponenten (Überschrift `Standard deviations`). Die zweite Komponente beinhaltet die als Spalten einer Matrix zusammengestellten Koeffizienten der Linearkombinationen zur Bildung der Hauptkomponenten (Überschrift `Rotation`).

© Springer-Verlag GmbH Deutschland, ein Teil von Springer Nature 2021
D. Wollschläger, *R kompakt*,
https://doi.org/10.1007/978-3-662-63075-4_10

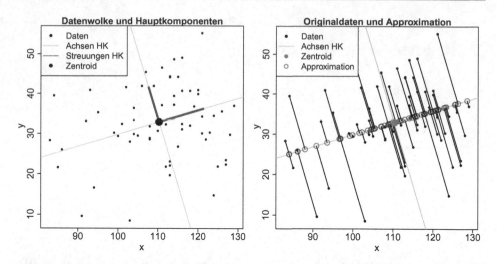

Abb. 10.1 Hauptkomponentenanalyse: Koordinatensystem mit Achsen in Richtung der ins Zentroid verschobenen Koeffizientenvektoren sowie Streuungen der Hauptkomponenten. Originaldaten und Approximation durch erste Hauptkomponente

Die Hauptkomponenten kann man in einem Koordinatensystem ablesen, das seinen Ursprung im Zentroid der Daten hat. Die Achsen weisen in Richtung der Koeffizientenvektoren und haben dieselbe Einheit wie das Standard-Koordinatensystem (Abb. 10.1). Man erhält sie mit `predict(⟨prcomp-Objekt⟩)`.

```
> head(predict(pca), n=3)              # Hauptkomponenten
          PC1          PC2
[1,] -19.080480   1.4944545
[2,]  -1.871056  -3.7824510
[3,]  25.265935  -0.3482474
```

Die Streuungen der Hauptkomponenten, den Anteil ihrer Varianz an der Gesamtvarianz sowie den kumulativen Anteil der Varianz der Hauptkomponenten an der Gesamtvarianz gibt `summary(⟨prcomp-Objekt⟩)` aus.

```
> summary(pca)
Importance of components:
                        PC1     PC2
Standard deviation    11.6682  9.1684
Proportion of Variance  0.6183  0.3817
Cumulative Proportion   0.6183  1.0000
```

Die Varianzen der Hauptkomponenten werden häufig in einem Liniendiagramm als Scree-Plot dargestellt, der mit `plot(⟨PCA⟩, type="b")` aufzurufen ist. `biplot(⟨PCA⟩)` stellt Hauptkomponenten-Scores und Ladungen gleichzeitig in einem Diagramm dar, das eine inhaltliche Interpretation fördern soll.

10.2 Faktorenanalyse

Der Faktorenanalyse liegt die Vorstellung zugrunde, dass sich die korrelativen Zusammenhänge zwischen vielen beobachtbaren Merkmalen X_j aus wenigen latenten Variablen (den *Faktoren*) speisen, die ursächlich auf die Ausprägung der X_j wirken.[1] Es sind nun zwei Varianten denkbar: Das *orthogonale* Modell unkorrelierter Faktoren oder das *schiefwinklige* Modell potentiell korrelierter Faktoren.

Bei der exploratorischen Faktorenanalyse besteht der Wunsch, bei vorausgesetzter Gültigkeit eines der beiden Modelle auf Basis vieler Messwerte der X_j eine Schätzung der Ladungsmatrix sowie ggf. der Korrelationsmatrix der Faktoren zu erhalten.[2] Die Anzahl der latenten Faktoren sei dabei vorgegeben. Die Faktorenanalyse wird mit factanal() durchgeführt, weitere Varianten enthält das Paket psych (Revelle 2020).

```
factanal(x=⟨Datenmatrix⟩, covmat=⟨Kovarianzmatrix⟩,
        n.obs=⟨Anzahl Beobachtungen⟩, factors=⟨Anzahl Faktoren⟩,
        scores="⟨Schätzung Faktorwerte⟩", rotation="⟨Rotationsart⟩")
```

Für x ist die spaltenweise aus den Daten der beobachtbaren Variablen zusammengestellte Matrix zu übergeben. Alternativ lässt sich das Argument covmat nutzen, um statt der Daten ihre Kovarianzmatrix zu übergeben. In diesem Fall ist für n.obs die Anzahl der Beobachtungen zu nennen, die covmat zugrunde liegen. Die gewünschte Anzahl an Faktoren muss für factors genannt werden. Sollen die Schätzungen der Faktorwerte ebenfalls berechnet werden, ist scores auf "regression" oder "Bartlett" zu setzen. Mit der Voreinstellung "varimax" für das Argument rotation liegt der Rechnung das Modell unkorrelierter Faktoren zugrunde.[3]

Das folgende Beispiel behandelt den Fall zweier unkorrelierter Faktoren für die Variablen IQ, Bildungsgrad, Aufmerksamkeit, verbale Leistung und die zentrale Leistungsvariable.

---

[1]Für weitere Verfahren für latente Variablen vgl. den Abschnitt Psychometric Models der CRAN Task Views (Mair 20120).

[2]Die konfirmatorische Faktorenanalyse ist mit Hilfe linearer Strukturgleichungsmodelle durchzuführen, etwa mit den Paketen sem (Fox, Nie, und Byrnes 2020), OpenMx (Boker et al. 2011) oder lavaan (Rosseel 2012).

[3]Weitere Rotationsarten, etwa für das Modell korrelierter Faktoren, stellt das Paket GPArotation (Bernaards und Jennrich 2005) zur Verfügung.

```
> X    <- with(datW, cbind(iq, education, attention, verbal, DV))
> (fa <- factanal(X, factors=2, scores="regression"))
Uniquenesses:
   iq  education  attention  verbal    DV
0.005      0.792      0.855   0.501  0.920

Loadings:
         Factor1 Factor2
iq         0.966   0.247
education  0.442   0.113
attention          0.379
verbal     0.118   0.697
DV        -0.231   0.165


               Factor1 Factor2
SS loadings      1.198   0.729
Proportion Var   0.240   0.146
Cumulative Var   0.240   0.385
```

```
Test of the hypothesis that 2 factors are sufficient. The chi square
statistic is 0.81 on 1 degree of freedom. The p-value is 0.368
```

Die Ausgabe von factanal() liefert unter der Überschrift Uniqueness die geschätzten Fehlervarianzen der X_j, die sich mit den Kommunalitäten zu 1 ergänzen. Die geschätzte Ladungsmatrix ist unter Loadings aufgeführt, wobei nur Werte über einer bestimmten absoluten Größe angezeigt werden (Abb. 10.2). Die Faktoren sind dabei entsprechend der durch sie aufgeklärten Varianz geordnet.

In der abschließenden Tabelle gibt SS loadings die jeweilige Spaltensumme der quadrierten Ladungen eines Faktors an, also die durch ihn bei allen X_j aufgeklärte Varianz. Proportion Var ist der vom Faktor aufgeklärte Anteil an der Gesamtvarianz und Cumulative Var der kumulative Anteil der durch die Faktoren aufgeklärten Varianz. Die Komponente scores der von factanal() erzeugten Liste enthält die hier über die Regressionsmethode geschätzten Faktorwerte. Weitere Methoden stellt factor.scores() aus dem Paket psych bereit. Die von factanal() ggf. verwendete Rotationsmatrix findet sich in der Komponente rotmat der zurückgegebenen Liste.

```
> head(fa$scores, n=3)                    # geschätzte Faktorwerte
         Factor1      Factor2
[1,]   1.7925240  -0.4396481
[2,]  -0.2142867   1.1094411
[3,]  -2.0781324  -0.3886542
```

Schließlich folgt in der Ausgabe von factanal() die χ^2-Teststatistik für den Test der H_0, dass das Modell mit der angegebenen Zahl an Faktoren tatsächlich gilt. Hilfestellung zur Frage, wieviele Faktoren zu wählen sind, liefert das Paket psych etwa mit der Parallelanalyse oder dem Scree-Test (Abb. 10.2).

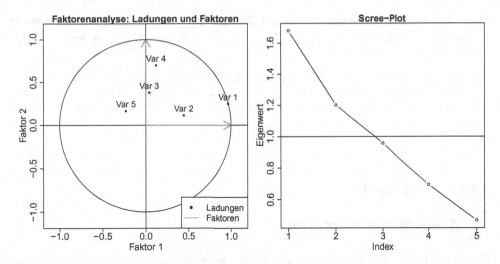

Abb. 10.2 Faktorenanalyse: Faktorladungen der Variablen. Scree-Plot der Eigenwerte der Korrelationsmatrix der Daten

10.3 Multivariate multiple Regression

Die univariate multiple Regression (Abschn. 7.3) lässt sich zur multivariaten multiplen Regression verallgemeinern, bei der nicht nur ein Kriterium vorhergesagt werden soll, sondern mehrere Kriteriumsvariablen gleichzeitig. In der Berechnung der multivariaten multiplen Regression mittels `lm()` ist die Modellformel zunächst wie im univariaten Fall aufzubauen. Im Unterschied dazu ist das Kriterium auf der linken Seite der Formel hier jedoch kein Vektor, sondern muss eine spaltenweise aus den einzelnen Kriteriumsvariablen zusammengestellte Matrix sein.

Im Beispiel sollen Aufmerksamkeit und Bildungsstand zu einer multivariaten Variable zusammengefasst und durch den IQ sowie die verbale Leistung vorhergesagt werden.

```
> Y <- with(datW, cbind(attention, education))  # Datenmatrix
> (fitM <- lm(Y ~ iq + verbal, data=datW))  # multivar. Modellformel
Coefficients:
              attention   education
(Intercept)   21.47843    0.52087
iq             0.05012    0.11584
verbal         1.43444    0.01490
```

Während die Parameterschätzungen mit denen der separaten univariaten Regressionen übereinstimmen, liefert die multivariate Regressionsanalyse als inferenzstatistischer Test andere Ergebnisse. Das von `lm()` erzeugte Objekt muss dazu an die Funktion `summary(manova())` übergeben werden, die `aov()` (Abschn. 8.4.1) auf den multivariaten Fall verallgemeinert und ebenso wie diese aufzurufen ist. Mit dem Argument test von summary() lassen sich verschiedene multivariate Teststatistiken wählen, etwa die Hotelling-Lawley-Spur mit "Hotelling-Lawley" (für weitere vgl. ?summary. manova).

```
> summary(manova(fitM), test="Hotelling-Lawley")
          Df Hotelling-Lawley approx F num Df den Df      Pr(>F)
iq         1         0.292254    8.7676      2     60 0.0004566 ***
verbal     1         0.063331    1.8999      2     60 0.1584677
Residuals 61
```

10.4   Hotellings T^2

10.4.1 Test für eine Stichprobe

Hotellings T^2-Test für eine Stichprobe prüft die Datenvektoren mehrerer gemeinsam normalverteilter Variablen daraufhin, ob sie mit der H_0 konsistent sind, dass ihr theoretisches Zentroid mit einem bestimmten Vektor übereinstimmt. Der Test lässt sich mit der Funktion HotellingsT2Test() aus dem Paket DescTools durchführen. Sie arbeitet analog zu t.test() für den univariaten t-Test (Abschn. 8.3).

```
HotellingsT2Test(X=⟨Datenmatrix⟩, mu=⟨Zentroid unter H0⟩)
```

Unter X ist die Datenmatrix einzutragen, bei der sich die Beobachtungsobjekte in den Zeilen und die Variablen in den Spalten befinden. Das Argument mu legt das theoretische Zentroid unter H_0 fest.

Im Beispiel sollen zunächst die Werte der zentralen Leistungsvariable vor und nach der Intervention sowie in der follow-up Phase zu einer multivariaten Variable zusammengefasst werden. Dann wird geprüft, ob das theoretische Zentroid gleich $(5, 5, 5)^\top$ (mit 5 als Mitte der Skala) ist.

```
> Y    <- with(datW, cbind(DV.pre, DV.post, DV.fup))   # Datenmatrix
> muH0 <- c(5, 5, 5)                           # Zentroid unter H0
> library(DescTools)                           # für HotellingsT2Test()
> HotellingsT2Test(Y, mu=muH0)
Hotelling's one sample T2-test
data:  Y
T.2 = 14.545, df1 = 3, df2 = 61, p-value = 2.963e-07
alternative hypothesis: true location is not equal to c(5,5,5)
```

Die Ausgabe nennt den empirischen Wert der Teststatistik (T.2), bei dem es sich nicht um Hotellings T^2 selbst, sondern bereits um die transformierte Statistik handelt, die dann F-verteilt ist. Weiterhin sind die Freiheitsgrade der zugehörigen F-Verteilung (df1, df2) und der entsprechende p-Wert (p-value) aufgeführt.

10.4.2 Test für zwei Stichproben

Hotellings T^2-Test für zwei unabhängige Stichproben prüft die in zwei Bedingungen erhobenen Datenvektoren mehrerer gemeinsam normalverteilter Variablen mit identischen Kovarianzmatrizen daraufhin, ob sie mit der H_0 konsistent sind, dass ihre theoretischen Zentroide übereinstimmen. Der Aufruf von `HotellingsT2Test()` aus dem Paket `DescTools` lautet dafür:

`HotellingsT2Test(X=⟨Datenmatrix⟩, Y=⟨Datenmatrix⟩)`

Unter `X` ist die Datenmatrix aus der ersten Bedingung einzutragen, bei der sich die Beobachtungsobjekte in den Zeilen und die Variablen in den Spalten befinden. Für `Y` ist die ebenso aufgebaute Datenmatrix aus der zweiten Bedingung zu nennen. Alternativ zu `X` und `Y` kann auch eine Modellformel ⟨AV⟩ ~ ⟨UV⟩ angegeben werden. Dabei ist ⟨UV⟩ ein Faktor mit zwei Ausprägungen und derselben Länge wie die Datenmatrix ⟨AV⟩, der für jede Zeile dieser Matrix die Gruppenzugehörigkeit codiert.

Im Beispiel sollen zunächst die Werte der zentralen Leistungsvariable vor und nach der Intervention sowie in der follow-up Phase zu einer multivariaten Variable zusammengefasst werden. Dann wird geprüft, ob sich deren Zentroide zwischen Männern und Frauen unterscheiden.

```
> Y   <- with(datW, cbind(DV.pre, DV.post, DV.fup))    # Datenmatrix
> sex <- with(datW, sex)          # Gruppierungsfaktor
> library(DescTools)              # für HotellingsT2Test()
> HotellingsT2Test(Y ~ sex)
Hotelling's two sample T2-test
data:  Y by sex
T.2 = 2.3161, df1 = 3, df2 = 60, p-value = 0.08473
alternative hypothesis: true location difference not equal c(0,0,0)
```

Die Ausgabe nennt den empirischen Wert der bereits transformierten Teststatistik (`T.2`), die Freiheitsgrade der passenden F-Verteilung (`df1`, `df2`) und den zugehörigen p-Wert (`p-value`).

Der multivariate T^2-Test für zwei abhängige Stichproben kann auf die Situation einer Stichprobe zurückgeführt werden: Dazu bildet man variablenweise pro Beobachtungsobjekt die Differenz der Daten aus beiden Bedingungen und stellt die Differenzvariablen spaltenweise zu einer neuen Matrix zusammen. Hotellings T^2-Test für eine Stichprobe ist mit diesen Differenzdaten dann mit der H_0 durchzuführen, dass ihr theoretisches Zentroid der Vektor **0** ist.

10.5   Multivariate Varianzanalyse

Die einfaktorielle multivariate Varianzanalyse prüft die in mehreren Bedingungen eines Faktors erhobenen Datenvektoren mehrerer gemeinsam normalverteilter Variablen mit identischen Kovarianzmatrizen daraufhin, ob sie mit der H_0 konsistent sind, dass ihre theoretischen Zentroide übereinstimmen. Zur Durchführung eignet sich die Funktion `manova()` als Verallgemeinerung von `aov()`. Dabei ist der linke Teil der Modellformel mit der modellierten Zielgröße multivariat zu formulieren, also eine spaltenweise aus den Variablen zusammengestellte Matrix mit den Beobachtungsobjekten in den Zeilen zu übergeben. Auf der rechten Seite der Modellformel ist ein Faktor zu nennen, der für jede Zeile dieser Matrix codiert, aus welcher Bedingung der Datenvektor stammt.

Im Test der von `manova()` durchgeführten Modellanpassung mit `summary()` können verschiedene Teststatistiken über das Argument `test` gewählt werden: Voreinstellung ist `"Pillai"` für die Pillai-Bartlett-Spur, andere Optionen sind `"Wilks"` für Wilks' Λ, `"Roy"` für Roys Maximalwurzel und `"Hotelling-Lawley"` für die Hotelling-Lawley-Spur.

Im Beispiel sollen zunächst die Werte der zentralen Leistungsvariable vor und nach der Intervention sowie in der follow-up Phase zu einer multivariaten Variable zusammengefasst werden. Dann wird geprüft, ob sich deren Zentroide zwischen den Gruppen unterscheiden.

```
> Y <- with(datW, cbind(DV.pre, DV.post, DV.fup))     # Datenmatrix
> summary(manova(Y ~ group, data=datW), test="Wilks") # Wilks' Lambda
          Df   Wilks approx F num Df den Df    Pr(>F)
group      2 0.33882    14.12      6    118 4.559e-12 ***
Residuals 61
```

Die zweifaktorielle multivariate Varianzanalyse ist wie die einfaktorielle MANOVA mit `manova()` durchzuführen, lediglich die Spezifikation der rechten Seite der Modellformel erweitert sich um die zusätzlich zu berücksichtigenden Effekte wie im einfaktoriellen Fall (Abschn. 8.6.1).[4]

---

[4] Auch bei der multivariaten zweifaktoriellen Varianzanalyse berechnet R in der Voreinstellung Quadratsummen vom Typ I (Abschn. 8.6.2). Die Funktion `Manova()` aus dem `car` Paket erlaubt es, Quadratsummen vom Typ II und III zu berechnen (Abschn. 8.5.2).

Diagramme mit `ggplot2` erstellen

Daten lassen sich in R mit Hilfe einer Vielzahl von Diagrammtypen grafisch darstellen, wobei hier nur auf eine Auswahl eingegangen werden kann. Für eine umfassende Dokumentation vgl. Murrell (2018) und Unwin (2015).[1]

Dieses Kapitel demonstriert das beliebte Zusatzpaket `ggplot2` (Wickham und Sievert 2016), das von Chang (2018) mit vielen Beispielen eingehend vorgestellt wird, die auch Online verfügbar sind.[2] Der Online-Appendix unter http://dwoll.de/r/ zeigt, wie sich Diagramme mit dem Basisumfang von R erstellen lassen. Eine Beschreibung der in diesem Kapitel verwendeten Daten findet sich in Abschn. 6.3.

11.1 Grundprinzip

In `ggplot2` wird ein Diagramm als Liste repräsentiert, die alle Informationen über die Darstellung beinhaltet und sich als Objekt speichern oder verändern lässt. `ggplot`-Objekte erscheinen erst dann sichtbar als Diagramm, wenn `print(⟨ggplot-Objekt⟩)` explizit oder implizit (Abschn. 1.3.3) aufgerufen wird.

11.1.1 Grundschicht

Für alle Diagrammtypen ist im ersten Schritt mit `ggplot()` eine Grundschicht zu erzeugen, die die darzustellenden Daten festlegt und definiert, wie Eigenschaften der Daten in verschiedene visuelle Attribute umgesetzt werden. Einer Grundschicht lassen sich dann

---

[1] Viele Beispiele zeigt https://www.r-graph-gallery.com/.
[2] https://r-graphics.org/.

© Springer-Verlag GmbH Deutschland, ein Teil von Springer Nature 2021
D. Wollschläger, *R kompakt*,
https://doi.org/10.1007/978-3-662-63075-4_11

weitere Schichten hinzufügen, um ein konkretes Diagramm zu erhalten und Diagrammoptionen zu ändern.[3]

```
ggplot(⟨Datensatz⟩, aes(x=⟨x-Koordinaten⟩, y=⟨y-Koordinaten⟩,
                    colour=⟨Variable⟩,
                      fill=⟨Variable⟩,
                     shape=⟨Faktor⟩,
                  linetype=⟨Faktor⟩,
                     group=⟨Faktor⟩)))
```

Als erstes Argument wird der Datensatz erwartet, aus dem die im Diagramm dargestellten Variablen stammen müssen. Bei Daten aus Messwiederholungen sollte der Datensatz im Long-Format vorliegen (Abschn. 4.9). Das zweite Argument bestimmt mit der Funktion `aes()`, welche Werte für die x- und y-Koordinaten herangezogen werden. Zusätzliche Argumente für `aes()` kontrollieren die Zuordnung von weiteren Variablen zu visuellen Attributen der Diagrammelemente, die dann automatisch in der Legende erklärt werden.[4] Zu beachten ist hierbei, dass alle Variablennamen ohne Anführungszeichen verwendet werden.

- `colour`: Eine übergebene Variable sorgt dafür, dass die Datenpunkte getrennt nach ihrer Ausprägung eingefärbt sind. Welche Farbe welcher Gruppe zugeordnet ist, wählt `ggplot()` automatisch selbst (Abschn. 11.5.4). Möglich sind stetige Variablen wie auch Faktoren.
- `fill`: Bei flächigen Diagrammelementen – etwa Säulen – kontrolliert die übergebene Variable analog zu `colour` deren Füllfarbe.
- `shape`: Der übergebene Faktor bestimmt bei Punktdiagrammen die Art der Datenpunktsymbole (Abschn. 11.5.4).
- `linetype`: Der übergebene Faktor bestimmt den Linientyp bei Liniendiagrammen (Abschn. 11.5.4).
- `group`: Ein Faktor sorgt dafür, dass in hinzugefügten Schichten jeweils alle Datenpunkte einer Gruppe (Faktorstufe) als zusammengehörig betrachtet werden. Unterschiedliche Gruppen werden dagegen getrennt behandelt, was etwa für Liniendiagramme oder Boxplots relevant ist.[5]

Als Grundschicht soll hier die zentrale Leistungs-Variable nach der Intervention gegen die Messwerte vor der Intervention aufgetragen werden, wobei das Geschlecht die Farbe der Datenpunktsymbole und die Gruppenzugehörigkeit die Art der Datenpunktsymbole bestimmt. Die Grundschicht allein erzeugt ein leeres Diagramm.

---

[3]Das Paket `esquisse` (Meyer und Perrier 2020) enthält ein RStudio *Add-In*, mit dem `ggplot2`-Diagramme interaktiv aufgebaut werden können.

[4]`vignette("ggplot2-specs")` erläutert die visuellen Attribute.

[5]Übergibt man statt eines Faktors die 1, gehören alle Datenpunkte zusammen, z. B. für ein Liniendiagramm einer einzelnen Datenreihe.

```
> library(ggplot2)                                         # für ggplot()
> ggplot(datW, aes(x=DV.pre, y=DV.post, colour=sex, shape=group))
```

11.1.2 Diagramme speichern

Alles, was sich in einem Grafikfenster anzeigen lässt, kann auch als Datei in unterschiedlichen Formaten gespeichert werden – in RStudio im *Plots* Tab mit dem Eintrag *Export*. Eine Alternative dazu ist ggsave().

```
ggsave("⟨Dateiname⟩", plot, device, width=⟨Breite⟩, height=⟨Höhe⟩,
       units="⟨Maßeinheit⟩", dpi=⟨Auflösung⟩)
```

Nach dem Dateinamen im ersten Argument kann optional ein ggplot-Objekt als zweites Argument plot übergeben werden. Fehlt dies, speichert die Funktion automatisch das letzte dargestellte ggplot-Diagramm. Anhand der gewählten Endung des Dateinamens (etwa "⟨Name⟩.pdf") wählt ggsave() selbst automatisch das passende Grafikformat. Dies kann aber auch für device explizit angegeben werden. Breite und Höhe der Grafikdatei lassen sich über width und height kontrollieren, wobei die gemeinte Maßeinheit für units zu nennen ist – Voreinstellung ist "in" für inch, andere Möglichkeiten sind "cm" und "mm". Die Auflösung beträgt in der Voreinstellung 300 dpi (*dots per inch*) und kann über dpi erhöht oder gesenkt werden.

11.2 Diagrammtypen

Jede der folgenden Funktionen fügt einer mit ggplot() erstellten Grundschicht einen konkreten Diagrammtyp hinzu (für weitere vgl. Wickham und Sievert 2016), wenn sie mit dieser Schicht über + verknüpft wird. Dafür besitzen die genannten Funktionen eigene Argumente, um Eigenschaften zu kontrollieren, die spezifisch für den jeweiligen Diagrammtyp sind (s. u. für Beispiele und die jeweils zugehörige Hilfe-Seite für Details).

- geom_point() für ein Punkt- oder Streudiagramm
- geom_bar() für ein Säulendiagramm
- geom_histogram() für ein Histogramm
- geom_density() für einen Kerndichteschätzer
- geom_line() für ein Liniendiagramm
- geom_boxplot() für einen Boxplot

Die Diagrammtypen lassen sich auch kombinieren: So kann etwa einer Grundschicht sowohl ein Boxplot als auch ein Punktdiagramm für die Rohdaten hinzugefügt werden, die das Diagramm dann beide darstellt.

Alle `geom_⟨Name⟩()` Funktionen verwenden in der Voreinstellung den in der Grundschicht definierten Datensatz. Sie können aber auch auf einen eigenen Datensatz Bezug
nehmen, der für das Argument `data` zu nennen ist. Analog lässt sich über `aes()` eine
eigene Zuordnung von Variablen des Datensatzes zu visuellen Attributen des Diagramms
festlegen.

11.2.1 Punkt-, Streu- und Liniendiagramme

Als Beispiel soll zunächst mit `geom_point()` ein Streudiagramm erzeugt werden (Abb.
11.1).

```
# Grundschicht mit Streudiagramm mit größeren Datenpunktsymbolen
> ggplot(datW, aes(x=DV.pre, y=DV.post, colour=sex, shape=group)) +
+       geom_point(size=3)
```

Das mit `geom_line()` erzeugte Liniendiagramm zeigt die Gruppenmittelwerte der
Leistungs-Variable vor der Intervention getrennt für Männer und Frauen (Abb. 11.1). Dafür
soll zunächst ein geeignet aggregierter Datensatz erzeugt werden (Abschn. 4.10).

```
> library(dplyr)   # für group_by(), summarise()
> groupM <- datW |>                # Datensatz der Gruppenmittelwerte
+       group_by(sex, group) |>
+       summarise(DV.pre=mean(DV.pre)) |>
+       ungroup()

> groupM
# A tibble: 6 x 3
  sex     group DV.pre
  <fct>   <fct>  <dbl>
1 f       A       4.42
2 f       B       4.89
3 f       ctrl    4.99
4 m       A       5.84
5 m       B       4.82
6 m       ctrl    4.9

> ggplot(groupM,
+         aes(x=group, y=DV.pre, color=sex, shape=sex, group=sex)) +
+       geom_point() +
+       geom_line()
```

11.2.2 Säulendiagramm

Für ein Säulendiagramm mit `geom_bar()` ist im vorherigen Aufruf von `ggplot(...,`
`aes(x=⟨Variable⟩))` für x die Variable anzugeben, die die Höhe der Säulen bestimmt.

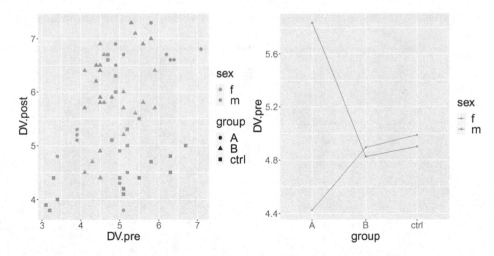

Abb. 11.1 Streudiagramm mit geom_point() und Liniendiagramm mit geom_line()

In der üblichen Verwendung ist dies eine kategoriale Variable, deren absolute Häufigkeiten von geom_bar(stat="count") automatisch ausgezählt und als Säulenhöhe visualisiert werden. Relative Häufigkeiten erhält man mit geom_bar(stat="count", aes(y=(..count..) / sum(..count..))).

Dagegen stellt geom_bar(stat="identity") die nicht weiter aggregierten Werte von x selbst als Säulenhöhe dar – etwa wenn dies bereits vorher berechnete Häufigkeiten sind (Abb. 11.2). geom_bar(position=position_dodge()) sorgt für ein gruppiertes Säulendiagramm, während die Voreinstellung mit position_stack() ein gestapeltes ist (Abschn. 11.5.1). Sollen im gestapelten Säulendiagramm alle Säulen auf die Länge 1 normiert sein, damit die Segmente die bedingten relativen Anteile der ausgezählten kategorialen Variable darstellen, ist position_fill() zu verwenden (Abb. 11.9).

```
# gestapeltes Säulendiagramm
> ggplot(datW, aes(x=hair, group=sex, fill=sex)) +
+     geom_bar(stat="count", position=position_stack())

# gestapeltes und normiertes Säulendiagramm
> ggplot(datW, aes(x=hair, group=sex, fill=sex)) +
+     geom_bar(stat="count",
+              aes(y=(..count..) / sum(..count..)),
+              position=position_fill())

# gruppiertes Säulendiagramm
> ggplot(datW, aes(x=hair, group=sex, fill=sex)) +
+     geom_bar(stat="count",
+              aes(y=(..count..) / sum(..count..)),
+              position=position_dodge())
```

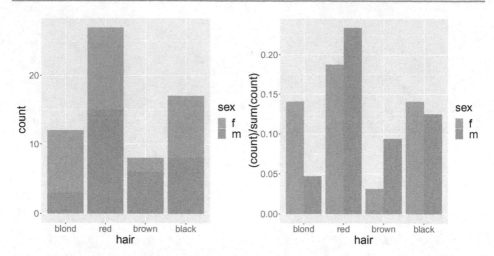

Abb. 11.2 Gestapeltes Säulendiagramm der absoluten Häufigkeiten sowie gruppiertes Säulendiagramm der relativen Häufigkeiten mit `geom_bar()`

11.2.3 Histogramm

Bei einem Histogramm mit `geom_histogram()` ist im vorherigen Aufruf `ggplot(..., aes(x=⟨Variable⟩))` für x die Variable anzugeben, deren Häufigkeit von Werte-Intervallen das Histogramm darstellt. Um die geschätzte Dichte (die relative Häufigkeit geteilt durch die Intervallbreite) statt der absoluten Häufigkeiten der Kategorien darzustellen, kann man `geom_histogram(aes(y=..density..))` verwenden. In `geom_histogram()` lässt sich über `binwidth=⟨Breite⟩` die Breite der Intervalle kontrollieren, alternativ über `bins=⟨Anzahl⟩` ihre Anzahl (Abb. 11.3).

```
> ggplot(datW, aes(x=attention)) +
+       geom_histogram(bins=15))
```

Weil die Form eines Histogramms von der willkürlichen Wahl der Intervallanzahl und der Intervallgrenzen abhängt, ist ein zusätzlich dargestellter Kerndichteschätzer oft sinnvoll. Dieser lässt sich mit `geom_density()` hinzufügen (Abb. 11.3). Die Farbwahl erläutert Abschn. 11.5.4.

```
> ggplot(datW, aes(x=attention)) +
+       geom_histogram(aes(y=..density..), bins=15) +
+       geom_density(color="darkgrey", fill="grey", alpha=0.6))
```

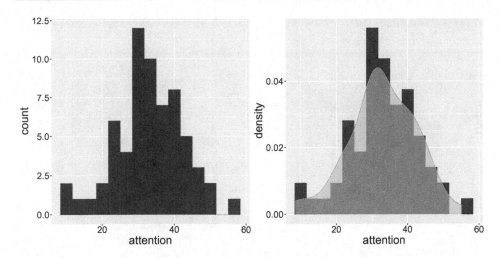

Abb. 11.3 Histogramm der absoluten Häufigkeiten mit `geom_histogram()` sowie Dichte-Histogramm und Kerndichteschätzer mit `geom_density()`

11.2.4 Boxplot

`geom_boxplot()` erzeugt einen Boxplot, wobei im vorherigen Aufruf von `ggplot()` innerhalb von `aes(x=⟨Faktor⟩, y=⟨Variable⟩, ...))` bei Bedarf für x ein Faktor zu übergeben ist, für dessen Stufen separate Boxplots angezeigt werden. Die Boxplots stellen die Kennwerte der für y genannten Variable dar – ggf. pro durch x definierter Gruppe (Abb. 11.4). Abschn. 11.5.3 zeigt, wie die hier unnötige Legende entfernt werden kann.

```
> ggplot(datW, aes(x=sex, y=DV.pre, fill=sex)) +
+       geom_boxplot()
```

Da Boxplots wichtige Eigenschaften der Verteilung von Daten wie etwa Multimodalität nicht repräsentieren können, ist es oft sinnvoll, zusätzlich die Rohdaten darzustellen. `geom_beeswarm()` aus dem Paket ggbeeswarm (Clarke und Sherrill-Mix 2017) zeigt alle einzelnen Datenpunkte, wobei die horizontale Position so versetzt gewählt wird, dass die Verteilungsform gut ersichtlich ist (Abb. 11.4). Damit Ausreißer nicht doppelt dargestellt werden, sollte man sie im Aufruf von `geom_boxplot()` mit der Option `outlier.shape=NA` ausblenden.

```
> library(ggbeeswarm)                    # für geom_beeswarm()
> ggplot(datW, aes(x=sex, y=DV.pre, fill=sex)) +
+       geom_boxplot(outlier.shape=NA) +  # boxplot: Outlier ausblenden
+       geom_beeswarm(alpha=0.5)          # mit simulierter Transparenz
```

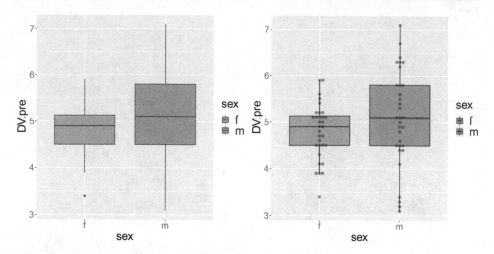

Abb. 11.4 Nach Geschlecht getrennte Boxplots mit `geom_boxplot()` sowie Rohdaten mit `geom_beeswarm()`

11.2.5 Quantil-Quantil-Diagramm

Quantil-Quantil-Diagramme (*QQ-Plots*) vergleichen eine empirische mit einer theoretisch vermuteten Verteilung mit Hilfe der jeweiligen Quantile zu denselben Wahrscheinlichkeiten. QQ-Plots werden durch `geom_qq()` erzeugt, woraufhin `geom_qq_line()` eine entsprechende Referenzlinie hinzufügt (Abb. 11.5). Im vorausgehenden Aufruf von `ggplot()` muss dafür innerhalb von `aes()` die Option `sample` die Variable definieren, deren empirische Quantile gegen die theoretischen Qantil in einem Streudiagramm aufgetragen werden. Voreinstellung für die theoretische Verteilung ist die Standardnormalverteilung.

```
> ggplot(datW, aes(sample=attention)) +
+       geom_qq() +
+       geom_qq_line(color="blue")
```

Für den Vergleich mit einer anderen theoretischen Verteilung kann deren Quantilfunktion in `geom_qq()` und `geom_qq_line()` an das Argument `distribution` übergeben werden. Zusätzliche Parameter für diese Funktion sind in Form einer Liste mit entsprechend benannten Komponenten für das Argument `dparams` zu nennen.

```
> parL <- list(df=10, ncp=0)             # Parameter für t-Verteilung
> ggplot(datW, aes(sample=attention)) +
+       geom_qq(distribution=qt, dparams=parL) +
+       geom_qq_line(color="blue", distribution=qt, dparams=parL)
```

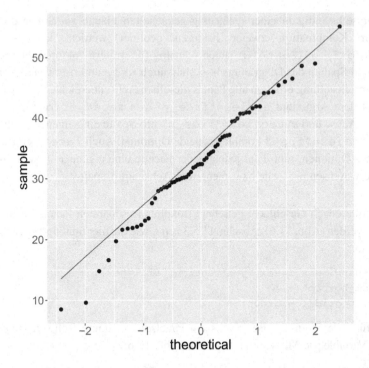

Abb. 11.5 QQ-Plot mit `geom_qq()` und `geom_qq_line()`

11.3 Bedingte Diagramme in Panels darstellen

Multivariate Daten, deren Variablen teilweise kategorial sind, lassen sich durch bedingte Diagramme visualisieren: Dafür wird die gesamte Diagrammfläche in *Facetten* (*Panels*) unterteilt und in den Facetten getrennt für jede Stufe einer kategorialen Variable derselbe Diagrammtyp dargestellt. Bei mehreren Faktoren ist dies für jede Kombination von Stufen verschiedener Faktoren möglich.

- Um die Diagrammregion in einzelne Facetten aufzuteilen, die jeweils einer Gruppe zugeordnet sind, kann eine mit `facet_grid(⟨Zeilen⟩ ~ ⟨Spalten⟩)` erstellte Schicht hinzugefügt werden. Dabei definiert die übergebene Modellformel die Aufteilung der Diagrammfläche jeweils in Zeilen vs. Spalten durch links vs. rechts der ~ genannte Faktoren. Sollen Zeilen oder Spalten nicht unterteilt werden, ist statt eines Faktors ein . zu nennen.
- `facet_wrap(~ ⟨Faktor⟩, nrow=⟨Anzahl⟩, ncol=⟨Anzahl⟩)` erstellt ebenfalls eine Facette für jede Gruppe des rechts der ~ genannten Faktors, ordnet die Facet-

ten aber selbständig in einer rechteckig gekachelten Fläche an. Sollen die Gruppen aus der Kombination zweier Faktoren gebildet werden, kann die Formel ~ ⟨Faktor1⟩ + ⟨Faktor2⟩ lauten – analog für weitere Faktoren. Die Anzahl der Zeilen und Spalten des Diagramms lässt sich durch `nrow` und `ncol` vorgeben.

- In der Voreinstellung erhalten alle Panels dieselben Achsenbereiche. Es ist jedoch möglich, mit dem Argument `scales="free_y"` von `facet_grid()` pro Zeile eine eigene y-Achse und mit `scales="free_x"` pro Spalte eine eigene x-Achse zu definieren. `scales="free"` kombiniert beide Optionen. Auch `facet_wrap()` akzeptiert diese Optionen, gibt dann jedoch jeder Facette eine eigene x- bzw. y-Achse, also mehrere y-Achsen pro Zeile bzw. mehrere x-Achsen pro Spalte.

Zunächst sollen nach Geschlecht getrennte Boxplots in separaten Panels für die Gruppen dargestellt werden (Abb. 11.6). Abschn. 11.5.3 zeigt, wie die hier unnötige Legende entfernt werden kann.

```
> ggplot(datW, aes(x=sex, y=attention, fill=sex)) +
+       geom_boxplot() +
+       facet_grid(. ~ group)
```

Nun soll für jede Studienphase jeweils ein Panel das bedingte Rohwert-Diagramm der Leistungs-Variable pro Messzeitpunkt zeigen (Abb. 11.6).

```
> library(ggbeeswarm)                        # für geom_beeswarm()
> ggplot(datL, aes(x=hour, y=DV, color=group)) +
+       geom_beeswarm() +
+       facet_wrap(~ phase, ncol=2, scales="free")
```

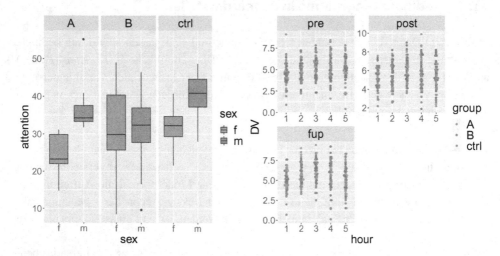

Abb. 11.6 Bedingte Diagramme in mehreren Panels mit `facet_grid()` und `facet_wrap()`

Das Paket `patchwork` (Pedersen 2020) kann verschiedene `ggplot`-Objekte zu einem gemeinsamen Diagramm kombinieren. Dabei lässt sich die Aufteilung der Diagrammfläche sehr flexibel steuern. Auch ist es möglich, Teildiagramme mit Beschriftungen wie a) oder b) zu versehen und weiteren beliebigen Text auf dem Diagramm einzutragen.

`ggpairs()` aus dem Paket `GGally` (Schloerke et al. 2021) dient dazu, eine Matrix paarweiser Streudiagramme von allen Variablen eines Datensatzes zu erstellen, kann jedoch auch sehr flexibel andere Diagrammtypen verwenden.

11.4 Diagrammelemente hinzufügen

Einer Grundschicht mit konkretem Diagramm lassen sich mit + weitere Schichten mit Diagrammelementen hinzufügen, etwa vertikale bzw. horizontale Linien oder Regressionsgeraden. Diese Elemente sind frei miteinander kombinierbar und können sich über die Argumente `data` sowie `aes()` der hinzufügenden Funktion ggf. auch auf andere Daten als die der Grundschicht beziehen.

Geometrische Grundformen:

- `geom_segment(x=⟨Vektor⟩, y=⟨Vektor⟩, xend=⟨Vektor⟩, yend=⟨Vektor⟩)` für Liniensegmente, die bei Koordinaten x, y beginnen und xend, yend enden. Über das Argument `arrow` lassen sie sich auch als Pfeile zeichnen.
- `geom_polygon()` für Polygone, wodurch man z. B. Umrisse in Karten zeichnen kann.
- `geom_rect(xmin=⟨Vektor⟩, xmax=⟨Vektor⟩, ymin=⟨Vektor⟩, ymax=⟨Vektor⟩)` für Rechtecke, deren linke untere Ecke über Koordinaten xmin, ymin und deren rechte obere Ecke über xmax, ymax definiert ist.

Besondere Diagrammelemente:

- `labs(title="⟨Text⟩", subtitle="⟨Text⟩")` für einen Diagrammtitel und -untertitel.
- `geom_vline(aes(xintercept=⟨x-Koord.⟩))` für vertikale Linien, die die *x*-Achse in `xintercept` schneiden.
- `geom_hline(aes(yintercept=⟨y-Koord.⟩))` für horizontale Linien, die die *y*-Achse in `yintercept` schneiden.
- `geom_ribbon()` für eine Fläche zwischen den im Aufruf von `aes()` definierten *y*-Koordinaten ymin=⟨untere Grenze⟩ und ymax=⟨obere Grenze⟩. Eine mögliche Anwendung ist die Darstellung eines durchgehenden Konfidenzbereichs um eine Vorhersage.
- `geom_linerange()` für vertikale Liniensegmente, die im Aufruf von `aes()` über die Argumente ymin=⟨Vektor⟩ und ymax=⟨Vektor⟩ definiert werden. Mögliche

Anwendungen sind die Darstellung von punktweisen Konfidenzintervallen oder Spike-Plots.

- geom_errorbar() für Fehlerbalken, die im Aufruf von aes() über die Argumente ymin=⟨Vektor⟩ und ymax=⟨Vektor⟩ definiert werden. Im Gegensatz zu geom_linerange() besitzen sie Querlinien am oberen und unteren Ende des dargestellten Intervalls.
- geom_smooth(method=⟨Methode⟩, se=TRUE, level=0.95) für eine automatisch berechnete Regressionslinie. Dies ist etwa die Vorhersage einer linearen Regression mit method=lm (Abschn. 7.2) oder ein lokaler Glätter mit method=loess, Voreinstellung für kleinere Datensätze. Mit se=TRUE erhält man zusätzlich den Konfidenzbereich für die Regressionslinie zum Niveau level.
- geom_function(fun=⟨Funktion⟩, args=⟨Liste⟩)) für Funktionsgraphen. Dabei ist fun die Funktion, z.B. dnorm, und args die Liste der notwendigen Funktionsargumente, z.B. list(mean=0, sd=1).
- geom_text(aes(x=⟨x-Koord.⟩, y=⟨y-Koord.⟩, label=⟨Variable⟩)) für Text, der in jeder Facette des Diagramms an den Koordinaten x und y erscheinen soll. Für label ist die Variable des Datensatzes im Aufruf von ggplot() zu nennen, die diesen Text für jede Beobachtung enthält.
- annotate("text", x=⟨x-Koord.⟩, y=⟨y-Koord.⟩, label="⟨Anmerkung⟩")) für Textanmerkungen, die in jeder Facette des Diagramms identisch sind und an den Koordinaten x und y erscheinen sollen, wobei dieser Text an das Argument label zu übergeben ist.

Zunächst wird ein Datensatz der Gruppenmittelwerte der Aufmerksamkeit zusammen mit der zugehörigen gruppenweisen Streuung erstellt (Abschn. 4.10) und um die jeweilige Zellbesetzung ergänzt, um den Standardfehler des Mittelwerts zu berechnen.

```
# Datensatz: Zellbesetzung, Gruppen-Mittelwert, -Streuung, SEM
> library(dplyr)
> groupMSDN <- datW |>
+     group_by(sex, group) |>
+     summarise(attn.M=mean(attention),
+               attn.SD=sd(attention),
+               Freq=n()) |>
+     mutate(SEMlo=attn.M - attn.SD/sqrt(Freq),
+            SEMup=attn.M + attn.SD/sqrt(Freq))
```

Das Liniendiagramm der Gruppenmittelwerte soll mit Fehlerbalken erweitert werden, die ±1 Standardfehler darstellen (Abb. 11.7).

```
> ggplot(groupMSDN,
+         aes(x=group, y=attn.M, ymin=SEMlo, ymax=SEMup,
+             color=sex, shape=sex, group=sex)) +
+     geom_point() +
+     geom_line() +
+     geom_linerange()
```

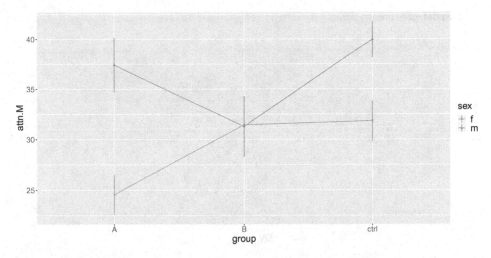

Abb. 11.7 Liniendiagramm mit `geom_line()` und Fehlerbalken mit `geom_linerange()`

Abb. 11.8 soll nach Gruppen getrennte Streudiagramme inkl. Regressionsgerade samt Konfidenzbereich, horizontale wie vertikale Referenz-Linien sowie Text-Labels kombinieren.

```
> ggplot(datW, aes(x=DV.pre, y=DV.post, colour=sex, shape=sex)) +
+     geom_hline(aes(yintercept=5), linetype=2) +
+     geom_vline(aes(xintercept=5), linetype=2) +
+     geom_point(size=3) +
+     geom_smooth(method=lm, se=TRUE, size=1.2, fullrange=TRUE) +
+     labs(title="DV.post ~ DV.pre") +
+     annotate("text", x=3.5, y=3, size=7, label="Annotation")
```

11.5 Diagramme formatieren

Das Aussehen von `ggplot2`-Diagrammen lässt sich über eine Vielzahl weiterer Argumente im Detail anpassen.

11.5.1 Elementposition kontrollieren

Bei gruppiert dargestellten Daten mit kategorialer x-Achse zeigt das Diagramm für jede Kategorie der x-Achse mehrere Elemente – z. B. Boxplots oder Säulen. Diese Elemente lassen sich jeweils relativ zueinander auf verschiedene Arten anordnen. Dazu können die folgenden Funktionsaufrufe an das Argument `position` von `geom_(Name)()` Funktionen übergeben werden:

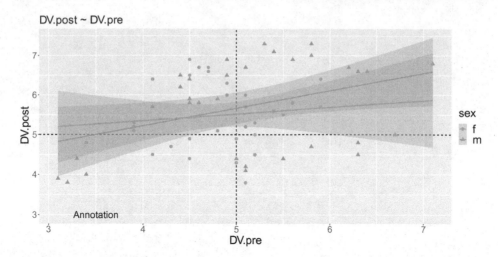

Abb. 11.8 Nach Gruppen getrennte Streudiagramme inkl. Regressionsgerade samt Konfidenzbereich mit `geom_smooth()` sowie Text-Labels mit `annotate()`

- `position_stack()` sorgt bei Säulendiagrammen dafür, dass die zu den Gruppen gehörenden Segmente aufeinander gestapelt werden (gestapeltes Säulendiagramm).
- `position_fill()` stapelt ebenfalls die Segmente aufeinander, skaliert jedoch alle Gesamtsäulen auf dieselbe Höhe. Diese Anordnung ist etwa für die Präsentation bedingter relativer Häufigkeiten geeignet, die sich pro Kategorie der x-Achse zu 1 addieren.
- `position_dodge()` ordnet Säulen oder Boxplots nebeneinander an, kann also etwa ein gruppiertes Säulendiagramm erzeugen.
- Überlappen sich bei eigentlich stetigen x- oder y-Koordinaten viele mit `geom_point()` dargestellte Datenpunkte, kann man von der präzisen Positionierung abweichen, um alle Datenpunkte sichtbar zu machen: Übergibt man an das `position` Argument `position_jitter(width=⟨Streubreite⟩, height=⟨Streubreite⟩)` sorgt dies dafür, dass x- oder y-Koordinaten mit einem kleinen zufälligen Versatz dargestellt werden. Die erzeugte halbe Streubreite legen `width` bzw. `height` fest – Voreinstellung ist 0.4. Bei sehr vielen Datenpunkten ist u. U. die Kombination mit simulierter Transparenz sinnvoll, die das Argument `alpha` von `geom_⟨Name⟩()` Funktionen kontrolliert (Abschn. 11.5.4). Alternativ kann auf einen 2D-Dichteschätzer mit `geom_hex()` ausgewichen werden.

Nach Gruppen getrennte Histogramme sollen zunächst versetzt nebeneinander dargestellt werden (Abb. 11.9).

```
> ggplot(datW, aes(x=attention, fill=sex)) +
+      geom_histogram(aes(y=..density..), bins=10) +
+                     position=position_dodge())
```

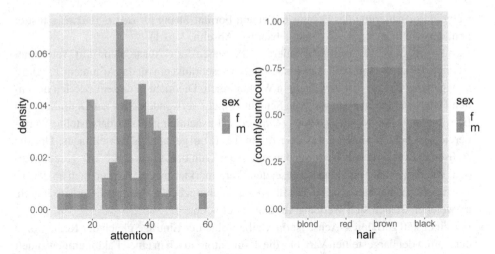

Abb. 11.9 Versetzte gruppenweise Histogramme mit `position_dodge()` und gestapeltes normiertes Säulendiagramm mit `position_fill()`

Das folgende Diagramm stellt die bedingten relativen Häufigkeiten einer kategorialen Variable für verschiedene Gruppen in einem normierten Säulendiagramm dar (Abb. 11.9). Abschn. 11.5.2 zeigt, wie die hier nicht sinnvollen Achsenbeschriftungen angepasst werden können.

```
> ggplot(datW, aes(x=hair, group=sex, fill=sex)) +
+      geom_bar(stat="count",
+               aes(y=(..count..) / sum(..count..)),
+               position=position_fill())
```

11.5.2 Achsen anpassen

Die folgenden Funktionen legen Skalierung, Wertebereich und genaue Position der Wertemarkierungen der Diagrammachsen fest, wenn sie mit + einer Grundschicht hinzugefügt werden.

- `labs(x=⟨"Text"⟩, y=⟨"Text"⟩)` für Titel der x- und y-Achse.
- `guides(x=guide_axis(angle=90))` sorgt für vertikal orientierte Wertebeschriftungen der x-Achse. Auch beliebige andere Winkel können für `angle` angegeben werden. Analog lässt sich die Ausrichtung der Wertebeschriftungen der y-Achse mit dem Argument `y` ändern.
- `scale_x_date(date_labels="⟨Format-String⟩")` bestimmt das Aussehen der x-Achse, wenn dort Werte einer Datumsvariable dargestellt sind. Insbesondere lässt

sich die Formatierung des Datums mit einem Format-String für `date_labels` festlegen, der wie in `strptime()` aufgebaut ist (Abschn. 3.13.1).

- `scale_x_continuous()` definiert das Aussehen der x-Achse, wenn dort Werte einer stetigen Variable dargestellt sind. Insbesondere beschränkt ein für das Argument `limits` angegebener Vektor den dargestellten Wertebereich. Die nicht in diesem Bereich liegenden Daten werden in allen weiteren Schichten nicht verwendet, etwa zur Definition von Boxplots oder Regressionsgeraden *(Clipping)*. Tatsächlich geht der dargestellte Wertebereich zu beiden Seiten etwas über die in `limits` genannten Werte hinaus. Um die Achsen exakt bei diesen Werten enden zu lassen, kann `expand=c(0, 0)` gesetzt werden. Die Anzahl der automatisch gesetzten Wertemarkierungen orientiert sich an der für `n.breaks` genannten Anzahl. Ein für `breaks` übergebener Vektor definiert zusätzlich, an welchen Stellen sich Wertemarkierungen befinden.

- Bei einer kategorialen x-Achse ist die Reihenfolge der Einträge gleich der Reihenfolge der Stufen der dargestellten Variable, die dafür automatisch in einen Faktor umgewandelt wird. Die Reihenfolge lässt sich deswegen durch Anpassen dieses Faktors (Abschn. 3.5.3) vor Diagrammerstellung verändern.

- `coord_cartesian(xlim=⟨Vektor⟩, ylim=⟨Vektor⟩)` definiert den sichtbaren Wertebereich über die Argumente `xlim` und `ylim`. Im Unterschied zu `scale_x_continuous()` werden die Datenpunkte dabei nicht von späteren Schichten ausgeschlossen, es wird also ohne *Clipping* gezoomt.

- `coord_fixed(ratio=⟨Zahl⟩)` definiert das Längenverhältnis einer Einheit der x-Achse zu einer Einheit der y-Achse. Gleich skalierte Achsen erhält man mit `ratio=1`.

- `coord_flip(xlim=⟨Vektor⟩, ylim=⟨Vektor⟩)` vertauscht die Rolle von x- und y-Achse. Vertikale Linien parallel zur y-Achse werden so zu horizontalen Linien parallel zur x-Achse, etc. Sollen die dargestellten Wertebereiche dabei geändert werden, muss dies innerhalb von `coord_flip()` über die Argumente `xlim` und `ylim` geschehen.

Alle `scale_x_⟨Name⟩()` Funktionen haben ein Pendant für die y-Achse, das entsprechend `scale_y_⟨Name⟩()` heißt.

Das folgende Diagramm zeigt geänderte Achsentitel, eine modifizierte Reihenfolge der x-Achsen Kategorien sowie senkrecht orientierte Wertebeschriftungen der x-Achse (Abb. 11.10).

```
> levels(datW$hair)      # aktuelle Reihenfolge der Stufen
[1] "black" "brown" "red" "blond"

# umgekehrte Reihenfolge der Stufen
> levels(datW$hair) <- rev(levels(datW$hair))
> ggplot(datW, aes(x=hair, group=sex, fill=sex)) +
+     geom_bar(stat="count",
+              aes(y=(..count..) / sum(..count..)),
+              position=position_fill()) +
```

Abb. 11.10 Angepasste Achseneigenschaften mit `scale_x_discrete()`, `labs()` und `guides()`

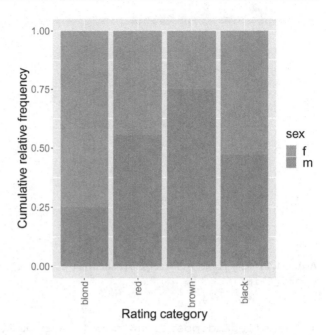

```
+        labs(x="Rating category", y="Cumulative relative frequency") +
+        guides(x=guide_axis(angle=90))
```

Das folgende Streudiagramm passt die Gitterabstände für *x*- und *y*-Achse an und verwendet senkrecht orientierte Wertebeschriftungen der *x*-Achse (Abb. 11.11).

```
> ggplot(datW, aes(x=attention, y=DV.post, color=sex, shape=group)) +
+        geom_point(size=3) +
+        scale_x_continuous(limits=c(0, 60),
+                           expand=c(0, 0),
+                           breaks=seq(0, 60, by=5)) +
+        scale_y_continuous(n.breaks=8) +
+        guides(x=guide_axis(angle=90))
```

Das folgende Diagramm vertauscht die Rolle von *x*- und *y*-Achse (Abb. 11.11).

```
> ggplot(datW, aes(x=sex, y=DV.fup, fill=sex)) +
+        geom_boxplot() +
+        coord_flip(ylim=c(140, 200))
```

11.5.3 Legende ändern

Die automatisch dargestellte Legende lässt sich in vielen Details an eigene Vorstellungen anpassen.

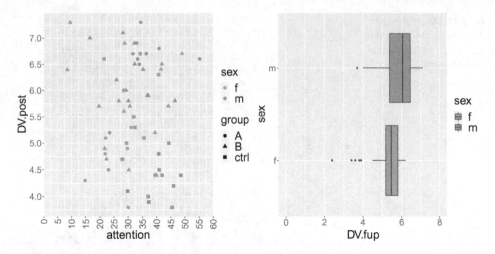

Abb. 11.11 Angepasste Achseneigenschaften mit `scale_x_continuous()`, `theme()` und `coord_flip()`

- `theme(legend.position="none")` sorgt dafür, dass das Diagramm keine Legende zeigt. Um dagegen die Legende an verschiedenen Stellen zu positionieren, kann `legend.position` auf `"left"`, `"right"`, `"bottom"`, `"top"` oder auf einen Vektor von relativen (x, y)-Koordinaten im Bereich 0–1 gesetzt werden.
- `guides(⟨Eigenschaft⟩=FALSE)` entfernt aus der Legende das zu ⟨Eigenschaft⟩ gehörende Element. So sorgt etwa `shape=FALSE` dafür, dass die Legende keine Einträge zur Art der verwendeten Datenpunktsymbole enthält.
- Formatierungsdetails der Legende steuert `theme()`, etwa Schriftart und -größe oder die Farbe der Rahmen, s. `?theme`.
- Die Reihenfolge der Legendeneinträge ist dieselbe wie die Reihenfolge der Stufen des dargestellten Faktors, der innerhalb von `aes()` mit dem zugehörigen visuellen Attribut verknüpft wurde (Abschn. 3.5.3).

Nun wird die Legende am unteren Diagrammrand positioniert und zusätzlich der Legendeneintrag entfernt, der die Zuordnung von Geschlecht zur Farbe der Datenpunktsymbole erläutert (Abb. 11.12).

```
> ggplot(datW, aes(x=DV.pre, y=DV.post, colour=sex, shape=sex)) +
+     geom_hline(aes(yintercept=5), linetype=2) +
+     geom_vline(aes(xintercept=5), linetype=2) +
+     geom_point(size=3) +
+     geom_smooth(method=lm, se=TRUE, size=1.2, fullrange=TRUE) +
+     facet_grid(~ group) +
+     labs(title="DV.post ~ DV.pre getrennt für Geschlecht+Gruppe") +
+     guides(colour=FALSE) +
```

```
+          theme(legend.position="bottom")
```

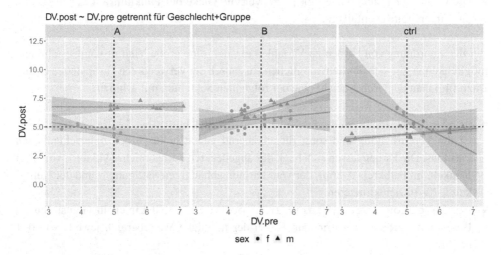

Abb. 11.12 Angepasste Position und Einträge der Legende mit guides() sowie theme()

11.5.4 Farben, Datenpunktsymbole und Linientypen

Farben, Datenpunktsymbole und Linientypen lassen sich auf zwei Wegen wählen: Entweder werden diese visuellen Attribute im Aufruf von ggplot() bzw. von geom_(Name)() innerhalb von aes() mit Variablen eines Datensatzes verknüpft, oder aber außerhalb von aes() auf einen festen Wert gesetzt.

- Für Farben existiert das Argument colour. Mögliche Werte sind Farbnamen, z. B. "green" oder "blue" – vgl. colors(). Farben können auch im Hexadezimalformat ausgedrückt werden, wobei die Intensitäten der Monitor-Grundfarben Rot, Grün und Blau in der Form "#RRGGBB" mit Werten jeweils für RR, GG und BB im Bereich von 00 bis FF angegeben werden. "#FF0000" entspräche Rot, "#00FF00" Grün.
- Zusätzlich zu colour kann alpha mit einer Zahl im Bereich von 0–1 den Grad der simulierten Transparenz festlegen. Dies kann etwa sinnvoll sein, wenn Diagrammelemente übereinander platziert werden sollen, ohne dass später gezeichnete Elemente früher gezeichnete vollständig verdecken.
- Die Datenpunktsymbole eines Punktdiagramms bestimmt shape. Dabei stehen mit den Ziffern 0 bis 25 bezeichnete Symbole zur Verfügung – von 0 bis 14 aus reinen Linien, von 15 bis 20 gefüllte Formen einer Farbe und von 21 bis 25 gefüllte Formen mit unterschiedlicher Rand- und Füllfarbe.

- Für Linientypen eines Liniendiagramms ist linetype vorgesehen. Mögliche Werte sind "solid", "dashed", "dotted", "dotdash", "longdash", "twodash".
- Die Größe der Datenpunkte gibt size vor, die Dicke der Punktumrisse stroke und die Linienbreite ebenfalls size.

Bei der Zuordnung von Farben zu Variablen existiert eine große Vielfalt von Gestaltungsmöglichkeiten, die sich aus dem möglichen Austausch der verwendeten Farbpaletten ergibt. Dazu fügt man der Grundschicht eine der folgenden Schichten mit + hinzu:

- scale_colour_hue(h=⟨Farbton⟩, c=⟨Sättigung⟩, l=⟨Helligkeit⟩) ist die Voreinstellung und sorgt für annähernd gleich helle Farben unterschiedlichen Farbtons. Die Farben lassen sich bzgl. des abgedeckten Farbbereichs (Vektor h von zwei Winkeln im Farbkreis 0–360), der vom Farbton abhängigen Sättigung c und der Helligkeit l (0–100) modifizieren.
- scale_colour_grey(start=0.2, end=0.8) stellt Linien in Graustufen im Bereich von start bis end dar, wobei der mögliche Wertebereich jeweils von 0–1 reicht.
- Das im Basisumfang von R enthaltene Paket colorspace verfügt über eine Reihe von Farbpaletten, die für unterschiedliche Zwecke optimiert sind – etwa zur Visualisierung stetiger Übergänge, zur besseren Unterscheidbarkeit unterschiedlicher Gruppen oder für Ausdrucke in Graustufen. Zu diesen Paletten wechseln Funktionen, deren Namen analog zu scale_color_continuous_sequential() oder scale_fill_discrete_qualitative() aufgebaut sind. Das Argument palette erlaubt es dabei, zwischen mehreren Varianten zu wählen.[6] Alle Funktionen nach dem Muster scale_color_⟨...⟩() legen Farben für Linien und Umrisse fest. Die Farbe gefüllter Flächen wird analog über die zugehörigen Funktionen scale_fill_⟨...⟩() definiert.

Nun soll die Größe der Datenpunktsymbole sowie der Linientyp angepasst werden (Abb. 11.13).

```
> ggplot(groupM, aes(x=group, y=DV.pre,
+                    color=sex, shape=sex, group=sex)) +
+      geom_point(size=8, stroke=2) +
+      geom_line(size=2, linetype="dashed") +
+      scale_shape_discrete(solid=FALSE)
```

Das folgende nach Gruppen getrennte Histogramm mit Kerndichteschätzer verwendet eine der colorspace Farbpaletten und setzt simulierte Transparenz für eine bessere Sichtbarkeit der einzelnen Flächen in sich überlappenden Regionen ein (Abb. 11.13).

---

[6]http://colorspace.r-forge.r-project.org/articles/ggplot2_color_scales.html zeigt Details und Beispiele.

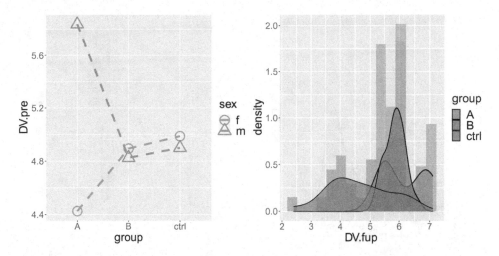

Abb. 11.13 Angepasste Datenpunktsymbole, Linientypen und Farben mit `scale_shape_discrete()` und `scale_fill_discrete_qualitative()`

```
> library(colorspace)          # für scale_fill_discrete_qualitative()
> ggplot(datW, aes(x=DV.fup, fill=group)) +
+     geom_histogram(aes(y=..density..), bins=15, alpha=0.5) +
+     geom_density(alpha=0.7) +
+     scale_fill_discrete_qualitative()
```

11.5.5 Aussehen im Detail verändern

Um Details im Aussehen von `ggplot2`-Diagrammen zu ändern, kann man auf zwei Wegen vorgehen: Eine mit + zu einer Grundschicht hinzugefügte `theme_(Name)()` Schicht verändert gleichzeitig viele Einstellungen, die den grundsätzlichen Diagrammstil bestimmen (vgl. `?theme_bw` für eine vollständige Liste):

- `theme_grey()` ist die Voreinstellung und sorgt für einen leicht grauen Hintergrund der ohne Rahmen dargestellten Zeichnungsfläche, auf der dünne weiße Gitterlinien zu sehen sind.
- `theme_bw()` setzt den Hintergrund der Zeichnungsfläche auf weiß und rahmt sie mit einer dünnen schwarzen Linie ein. Die Gitterlinien sind grau.
- `theme_minimal()` entfernt gegenüber `theme_bw()` den Rahmen um die Zeichnungsfläche und um Elemente der Legende. Linien für die Achsen fehlen ebenfalls.

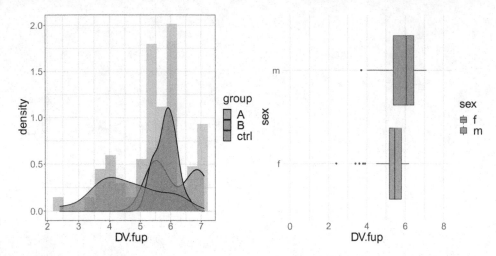

Abb. 11.14 Reduzierte Diagrammelemente mit `theme_bw()` sowie `theme_minimal()`

Eine Reihe von optischen Details wie Schriftgröße, -art und -farbe des Titels, der Achsenbeschriftungen und der Legende lassen sich zudem auch einzeln mit `theme()` verändern.
Alle Einstellmöglichkeiten erläutert `?theme`.

Die in Abb. 11.14 gezeigten Diagramme reduzieren die visuellen Elemente von Abb.
11.13 aus Abschn. 11.5.4 sowie von Abb. 11.11 aus Abschn. 11.5.2.

```
> library(colorspace)          # für scale_fill_discrete_qualitative()
> ggplot(datW, aes(x=DV.fup, fill=group)) +
+     geom_histogram(aes(y=..density..), bins=15, alpha=0.5) +
+     geom_density(alpha=0.7) +
+     scale_fill_discrete_qualitative() +
+     theme_bw())

> ggplot(datW, aes(x=sex, y=DV.fup, fill=sex)) +
+     geom_boxplot() +
+     coord_flip(ylim=c(0, 8)) +
+     theme_minimal()
```

R als Programmiersprache 12

R bietet nicht nur Mittel zur statistischen Datenanalyse, sondern ist gleichzeitig eine Programmiersprache, die dieselbe Syntax wie die bisher behandelten Auswertungen verwendet. Das Thema der Programmierung mit R soll in den folgenden Abschnitten nur soweit angedeutet werden, dass nützliche Sprachkonstrukte verwendet sowie einfache Funktionen selbst erstellt werden können. Eine ausführliche Behandlung des Themas findet sich bei Wickham (2019a) oder Gillespie und Lovelace (2017). Die Entwicklung eigener R-Pakete behandeln R Core Team (2020d) und Wickham (2015).

12.1 Kontrollstrukturen

Kontrollstrukturen ermöglichen es, die Abfolge von Befehlen gezielt zu steuern. Sie machen etwa die Ausführung von Befehlen von Bedingungen abhängig und verzweigen so den Befehlsfluss, oder wiederholen in *Schleifen* dieselben Befehle, solange bestimmte Nebenbedingungen gelten. Für Hilfe zu diesem Thema vgl. `?Control`.

12.1.1 Fallunterscheidungen

Mit `if()` können Befehle im Rahmen einer Fallunterscheidung in Abhängigkeit davon ausgeführt werden, ob eine Bedingung gilt.

```
if(⟨logischer Ausdruck⟩) {
    ⟨Befehlsblock⟩                # ausgeführt, wenn ⟨Ausdruck⟩ TRUE ist
}
```

Als Argument erwartet `if()` einen Ausdruck, der sich zu einem einzelnen Wahrheitswert `TRUE` oder `FALSE` auswerten lässt. Hierbei ist auszuschließen, dass der Ausdruck einen fehlenden Wert (`NA`) oder die leere Menge (`NULL`) ergibt. Möglich sind etwa logische

© Springer-Verlag GmbH Deutschland, ein Teil von Springer Nature 2021
D. Wollschläger, *R kompakt*,
https://doi.org/10.1007/978-3-662-63075-4_12

Vergleiche, die zur Sicherheit in isTRUE() eingeschlossen werden können. Im folgenden, durch {} eingeschlossenen Block, sind jene Befehle aufzuführen, die nur dann ausgewertet werden sollen, wenn der Ausdruck gleich TRUE ist. Finden die Befehle in einer Zeile hinter if() Platz, sind die geschweiften Klammern optional.

```
> (x <- round(rnorm(1, 100, 15)))
[1] 115
```

```
> if(x > 100) { cat("x is", x, "(greater than 100)\n") }
x is 115 (greater than 100)
```

Für den Fall, dass der Ausdruck gleich FALSE ist, kann eine Verzweigung des Befehlsflusses auch einen alternativen Block von Befehlen vorsehen, der sich durch das Schlüsselwort else eingeleitet an den auf if() folgenden Block anschließt.

```
if(⟨Ausdruck⟩) {
    ⟨Befehlsblock⟩                  # ausgeführt, wenn ⟨Ausdruck⟩ TRUE ist
} else {
    ⟨Befehlsblock⟩                  # ausgeführt, wenn ⟨Ausdruck⟩ FALSE ist
}
```

Hier ist zu beachten, dass sich das Schlüsselwort else in derselben Zeile wie die schließende Klammer } des if() Blocks befinden muss und nicht separat in der auf die Klammer folgenden Zeile stehen kann.

```
> x <- round(rnorm(1, 100, 15))
> if(x > 100) {
+     cat("x is", x, "(greater than 100)\n")
+ } else {
+     cat("x is", x, "(100 or less)\n")
+ }
x is 83 (100 or less)
```

12.1.2 Schleifen

Schleifen dienen dazu, eine Folge von Befehlen mehrfach ausführen zu lassen. Wie oft eine Befehlssequenz durchlaufen wird, kann dabei von Nebenbedingungen und damit von zuvor durchgeführten Auswertungen abhängig gemacht werden.

```
for(⟨Variable⟩ in ⟨Vektor⟩) {
    ⟨Befehlsblock⟩
}
```

Die Funktion for() besteht aus zwei Teilen: zum einen, in runde Klammern eingeschlossen, dem *Kopf* der Schleife, zum anderen, darauf folgend in {} eingeschlossen, der zu wiederholenden Befehlssequenz – dem *Rumpf.* Im Kopf der Schleife ist ⟨Variable⟩ ein

Objekt, das im Rumpf verwendet werden kann. Es nimmt nacheinander die in ⟨Vektor⟩ enthaltenen Werte an, oft ist dies eine numerische Sequenz. Für jedes Element von ⟨Vektor⟩ wird der Schleifenrumpf einmal ausgeführt, wobei der Wert von ⟨Variable⟩ wie beschrieben nach jedem Durchlauf der Schleife wechselt.

```
> ABC <- c("Alfa", "Bravo", "Charlie", "Delta")
> for(i in ABC) { print(i) }
[1] "Alfa"
[1] "Bravo"
[1] "Charlie"
[1] "Delta"
```

Während bei for() durch die Länge von ⟨Vektor⟩ festgelegt ist, wie häufig die Schleife durchlaufen wird, kann dies bei while() durch Berechnungen innerhalb der Schleife gesteuert werden.

```
while((Ausdruck)) { (Befehlsblock) }
```

Als Argument erwartet while() einen Ausdruck, der sich zu einem einzelnen Wahrheitswert TRUE oder FALSE auswerten lässt. Hierbei ist auszuschließen, dass der Ausdruck einen fehlenden Wert (NA) oder die leere Menge (NULL) ergibt. Der in { } eingefasste Schleifenrumpf wird immer wieder durchlaufen, solange der Ausdruck gleich TRUE ist. Typischerweise ändern Berechnungen im Schleifenrumpf ⟨Ausdruck⟩, so dass dieser FALSE ergibt, sobald ein angestrebtes Ziel erreicht wird. Es ist zu gewährleisten, dass dies auch irgendwann der Fall ist, andernfalls handelt es sich um eine *Endlosschleife,* die den weiteren Programmablauf blockiert und auf der Konsole mit der ESC-Taste (unter Linux Ctrl+c) abgebrochen werden müsste.

```
> x <- 37
> y <- 10
> while(x >= y) { x <- x-y } # Modulo-Berechnung (für positive Werte)
> x
[1] 7
```

Die Schlüsselwörter break und next erlauben es, die Ausführung von Schleifen innerhalb des Schleifenrumpfes zu steuern. Sie stehen i. d. R. innerhalb eines if() Blocks. Durch break wird die Ausführung der Schleife abgebrochen, noch ehe das hierfür im Schleifenkopf definierte Kriterium erreicht ist. Mit next bricht nur der aktuelle Schleifendurchlauf ab und geht zum nächsten Durchlauf über, ohne ggf. auf next folgende Befehle innerhalb des Schleifenrumpfes auszuführen. Die Schleife wird also fortgesetzt, die auf next folgenden Befehle dabei aber einmal übersprungen.

```
> for(i in 1:10) {
+     if((i %% 2) != 0) { next  }
+     if((i %% 8) == 0) { break }
+     print(i)
+ }
[1] 2
[1] 4
[1] 6
```

12.2   Eigene Funktionen erstellen

Funktionen sind eine Zusammenfassung von Befehlen auf Basis von beim Aufruf mitge-
lieferten Eingangsinformationen, den *Funktionsargumenten*. Ebenso wie etwa Matrizen als
Objekte der Klasse `matrix` können Funktionen als Objekte der Klasse `function` erstellt
werden, indem über `function()` eine Funktion definiert und das Ergebnis einem Objekt
zugewiesen wird. Selbst erstellte Funktionen haben denselben Status und dieselben Möglichkeiten wie mit R mitgelieferte Funktionen.

```
⟨Name⟩ <- function(⟨Arg1⟩=⟨Voreinst.⟩, ⟨Arg2⟩=⟨Voreinst.⟩, ...) {
    ⟨Befehlsblock⟩
}
```

Als Beispiel soll eine Funktion mit dem Namen `.First` erstellt werden, über die in der
Datei `Rprofile.site` im `etc/` Ordner des R-Programmordners individuell festgelegt
werden kann, welche Befehle zu Beginn jeder R-Sitzung automatisch auszuführen sind
(Abschn. 1.2.3).

```
> .First <- function() {
+     library(car)                      # lade automatisch Paket car
+     print("Have a nice day!")         # gib Begrüßung aus
+ }
```

Nach ihrer Definition sind eigens erstellte Funktionen auf dieselbe Weise verwendbar wie
die von R selbst oder von Zusatzpaketen zur Verfügung gestellten. Dies ist u. a. dann nützlich, wenn an Befehle wie `apply()` Funktionen übergeben werden können. Funktionen
müssen für ihre Verwendung nicht unbedingt in einem Objekt gespeichert werden, sondern
lassen sich auch direkt verwenden – man bezeichnet sie dann als *anonyme,* weil namenlose
Funktionen. Diese lassen sich direkt innerhalb eines Funktionsaufrufs definieren, wo eine
Funktion als Argument zu übergeben ist.

12.2.1 Funktionskopf und Funktionsrumpf

Zunächst ist bei einer Funktion der *Funktionskopf* innerhalb der runden Klammern ( ) zu definieren, in dem durch Komma getrennt jene *formalen* Argumente benannt werden, die eine Funktion als Eingangsinformation akzeptiert. Die hier benannten Argumente stehen innerhalb des Funktionsrumpfes als Objekte zur Verfügung.

Jedem formalen Argument kann auf ein Gleichheitszeichen folgend ein Wert zugewiesen werden, den das Argument als Voreinstellung annimmt, sofern es beim Aufruf der Funktion nicht explizit genannt wird. Fehlt ein solcher *Default*-Wert, muss beim Aufruf der Funktion zwingend ein Wert für das Argument übergeben werden. Argumente mit Voreinstellung sind beim Aufruf dagegen optional (Abschn. 1.2.6).

Auf den Funktionskopf folgt eingeschlossen in geschweifte Klammern { } der sich ggf. über mehrere Zeilen erstreckende *Funktionsrumpf* als Block von Befehlen und durch # eingeleiteten Kommentaren. Findet die vollständige Funktionsdefinition in einer Zeile Platz, sind die geschweiften Klammern optional.

Die Befehle im Funktionsrumpf haben Zugriff auf alle in einer R-Sitzung zuvor erstellten Objekte. Objekte, die innerhalb eines Funktionsrumpfes definiert werden, stehen dagegen nur innerhalb der Funktion zur Verfügung, verfallen also nach dem Aufruf der Funktion.

12.2.2 Rückgabewert

Das von einer Funktion zurückgegebene Ergebnis ist die Ausgabe des letzten Befehls im Funktionsrumpf. Empfehlenswert ist es allerdings, dass die Rückgabe eines Wertes explizit erfolgt, dazu ist dieser in `return(⟨Wert⟩)` einzuschließen. Dies beendet die Ausführung der Funktion, auch wenn im Funktionsrumpf weitere Auswertungsschritte folgen – etwa wenn sich der Befehlsfluss unter Verwendung von Kontrollstrukturen verzweigt (Abschn. 12.1.1).

Soll die Funktion keinen Wert zurückgeben, z. B. weil sie nur Grafiken erstellt, ist als letzte Zeile `return(invisible(NULL))` zu verwenden. Mit `return(invisible(⟨Wert⟩))` gibt die Funktion ⟨Wert⟩ zurück, der jedoch nach ihrem Aufruf nicht auf der Konsole sichtbar ist. Mehrere Werte lassen sich gemeinsam zurückgeben, indem sie zuvor im Funktionsrumpf in einem geeigneten Objekt zusammengefasst werden, wie einem Vektor, einer Matrix, einer Liste oder einem Datensatz.

12.2.3 Generische Funktionen

Generische Funktionen stellen eine Möglichkeit dar, mit der R objektorientiertes Programmieren unterstützt. Funktionen werden als generisch bezeichnet, wenn sie sich abhängig von der Klasse der übergebenen Argumente automatisch unterschiedlich verhalten. Es existieren dann mehrere Varianten *(Methoden)* einer Funktion, die alle unter demselben allgemeinen Namen angesprochen werden können. Die Methoden können zusätzlich unter einem eigenen, eindeutigen Namen aufgerufen werden, der nach dem Muster ⟨Funktionsname⟩.⟨Klasse⟩ aufgebaut ist, wobei sich ⟨Klasse⟩ auf die Klasse des ersten Funktionsarguments bezieht.[1] So existiert etwa für plot() die Methode plot.lm() für den Fall, dass das erste Argument ein mit lm() angepasstes lineares Modell ist. Ebenso verhält sich z. B. summary() für numerische Vektoren anders als für Faktoren.

methods("⟨Funktionsname⟩") nennt die Methoden einer Funktion, auf die auch ihre Hilfe-Seite unter Usage verweist. Analog erhält man mit methods(class= "⟨Klasse⟩") Auskunft darüber, welche Funktionen spezielle Methoden für Objekte einer bestimmten Klasse besitzen.

```
> methods("fligner.test")                    # Methoden für fligner.test
[1] fligner.test.default* fligner.test.formula*
```

Die generische Eigenschaft von Funktionen bleibt dem Anwender meist verborgen, da die richtige der unterschiedlichen Methoden automatisch in Abhängigkeit von der Klasse der übergebenen Argumente aufgerufen wird, ohne dass man dafür den passenden spezialisierten Funktionsnamen nennen müsste.

12.2.4 Funktionen analysieren

Aus welchen Befehlen sie besteht, ist bei selbst erstellten Funktionen bekannt. Bei fremden Funktionen hilft der Umstand, dass R den Quelltext auflistet, wenn der Funktionsname ohne runde Klammern als Befehl eingegeben wird. Bei sd() etwa ist erkennbar, dass var() aufgerufen und die Streuung als Wurzel der Varianz berechnet wird.

```
> sd
function (x, na.rm = FALSE)
sqrt(var(if (is.vector(x)) x else as.double(x), na.rm = na.rm))
```

Um explizit auf Objekte einer bestimmten Umgebung (etwa der eines Pakets) zuzugreifen, ist dem Objektnamen der Paketname mit zwei Doppelpunkten voranzustellen. Zusatzpakete können über *Namespaces* dafür sorgen, dass manche ihrer Objekte nur für Funktionen aus dem Paket selbst verwendbar sind, außerhalb davon jedoch nicht. Indem man den mit dem Paketnamen übereinstimmenden Namespace mit drei Doppelpunkten dem Objektnamen voranstellt, lassen sich auch solche Objekte untersuchen.

```
> base::mean       # mean() aus Paket base ...
> boot:::basic.ci # basic.ci() aus Paket boot, sonst nicht sichtbar..
```

---

[1]Es handelt sich bei der hier vorgestellten Technik um das *S3*-Paradigma – in Abgrenzung zum flexibleren, aber auch komplizierteren *S4*-Paradigma.

Ist eine Funktion im S3-Paradigma generisch (Abschn. 12.2.3), enthält sie nur den `UseMethod()` Befehl. Über `methods("⟨Funktionsname⟩")` erfährt man jedoch, welche Methoden für eine solche Funktion existieren und sich über ihren vollständigen Namen ausgeben lassen.[2] Manche Methoden sind dabei zunächst unsichtbar, was in der Ausgabe von `methods()` durch ein `*` Symbol deutlich gemacht wird. `getS3method("⟨Funktionsname⟩", "⟨Klasse⟩")` hilft, auch den Inhalt solcher Methoden anzuzeigen.[3]

```
> get("fligner.test")              # fligner.test ist generisch
function (x, ...)
UseMethod("fligner.test")
<environment: namespace:stats>


> methods("fligner.test")          # Methoden für fligner.test
[1] fligner.test.default* fligner.test.formula*
Non-visible functions are asterisked

> getS3method("fligner.test", "default") # Quelltext anzeigen ...
```

In jedem Fall ist es über den auf CRAN erhältlichen Quelltext von R und den der Zusatzpakete möglich, die Befehlsabfolge einer Funktion zu analysieren.

12.2.5 Effizienz von Auswertungen steigern

Bei komplexeren Analysen und großen Datensätzen gewinnt die Frage an Bedeutung, wie die Geschwindigkeit der Auswertungsschritte erhöht werden kann. Bevor hierfür generelle Strategien vorgestellt werden, sei an die klassische Warnung vor einer verfrühten Optimierung erinnert: Wichtiger als besonders schnelle Berechnungen ist zunächst immer ihre Richtigkeit. Zudem setzt jede Optimierung eine eingehende Diagnostik voraus: Nur wenn bekannt ist, welche Einzelschritte einer Funktion besonders viel Zeit benötigen, weiß man, wo Zeit einzusparen ist. Hier hilft die Funktion `system.time(⟨Befehl⟩)`, die ausgibt, wieviel Rechenzeit die Abarbeitung eines Befehls benötigt hat.

```
# Zeit, um (200x200)-Zufallsmatrix zu invertieren
> system.time(solve(matrix(sample(1:100, 200^2, replace=TRUE),
+                          nrow=200)))
User   System   verstrichen
0.06    0.00        0.06
```

Bei der Analyse extrem großer Datenmengen besteht gegenwärtig das Problem, dass R Datensätze zur Bearbeitung im Arbeitsspeicher vorhält, was die Größe von praktisch aus-

---

[2] Für S4-Methoden analog `showMethods("⟨Funktionsname⟩")`.
[3] Für S4-Methoden analog `showMethods("⟨Funktionsname⟩", classes="⟨Klasse⟩", includeDefs=TRUE)`.

wertbaren Datensätzen einschränkt (vgl. ?Memory). Für Ansätze, diese Einschränkung zu
umgehen vgl. den Abschnitt High-Performance and Parallel Computing der
CRAN Task Views (Eddelbuettel 2020). Er nennt auch Mittel Nutzung paralleler Rech-
nerarchitekturen sowie Möglichkeiten, Auswertungsschritte in kompilierte Sprachen wie
C++ auszulagern (Eddelbuettel 2013). Generell bieten folgende Ratschläge Potential, die
Geschwindigkeit von Analysen zu erhöhen:

- Ein großzügig dimensioniertem Hauptspeicher samt angepasster maximaler Speicher-
  nutzung (vgl. ?Memory) ist generell sinnvoll.
- Objekte schrittweise zu vergrößern, ist aufgrund der dafür notwendigen internen Kopier-
  vorgänge ineffizient. Objekte sollten deshalb bereits mit der Größe und dem Datentyp
  angelegt werden, die sie später benötigen.
- Bei großen Datensätzen ist nach Möglichkeiten zu suchen, nur mit Teilmengen der Daten
  zu arbeiten und ggf. eine Datenbank als Speicherort zu nutzen. Für Daten in Textform aus
  sehr großen Dateien arbeitet fread() aus dem Paket data.table deutlich schneller als read.table(). Generell ist die Leistungsfähigkeit beim Umgang mit großen
  Datenmengen eine Stärke des Pakets data.table.
- Objekte ohne Namensattribut (z. B. im Fall von Vektoren oder Matrizen) werden schneller
  als solche mit Namen verarbeitet. Zudem besitzen Funktionen wie lapply() oder
  sapply() das Argument USE.NAMES=FALSE, um Namensattribute unberücksichtigt
  zu lassen.
- Matrizen sind effizienter zu verarbeiten als Datensätze.
- Oft kommen intern Matrix-Operationen zum Einsatz, die bei sehr großen Datenmengen
  die Auswertungszeit entscheidend bestimmen können. Diese Rechnungen profitieren
  von für den im Computer verwendeten Prozessor optimierten Bibliotheken zur linearen
  Algebra, vgl. Abschn. 8.2 in Ripley und Murdoch (2020) sowie Abschn. A.3 in R Core
  Team (2020c).
- Schleifen sind in R als interpretierter und nicht kompilierter Sprache eher ineffizient.
  Nach Möglichkeit sollte deshalb die für R typische vektorwertige Formulierung von
  Rechnungen gewählt werden, die meist schneller ist (Ligges und Fox 2008).

Literatur

Agresti, A. (2018). *An introduction to categorical data analysis* (3. Aufl.). New York, NY: Wiley.

Allaire, J. J., Xie, Y., McPherson, J., Luraschi, J., Ushey, K., Atkins, A., ... Iannone, R. (2020). rmarkdown: Dynamic documents for R [Software]. https://rmarkdown.rstudio.com/ (R package version 2.6)

Backhaus, K., Erichson, B., Plinke, W., & Weiber, R. (2018). *Multivariate Analysemethoden* (15. Aufl.). Heidelberg: Springer Gabler.

Backhaus, K., Erichson, B., & Weiber, R. (2015). *Fortgeschrittene Multivariate Analysemethoden* (3. Aufl.). Heidelberg: Springer Gabler.

Bates, D., Maechler, M., Bolker, B., & Walker, S. (2015). Fitting linear mixed-effects models using lme4. *Journal of Statistical Software, 67* (1), 1–48. https://www.jstatsoft.org/article/view/v067i01/

Becker, R. A., Chambers, J. M., & Wilks, A. R. (1988). *The new S language: A programming environment for data analysis and graphics.* Pacific Grove, CA: Wadsworth & Brooks/Cole.

Ben-Shachar, M., Makowski, D., & Lüdecke, D. (2020). effectsize: Indices of Effect Size and Standardized Parameters [Software]. https://CRAN.R-project.org/package=effectsize (R package version 0.4.1)

Bernaards, C. A. & Jennrich, R. I. (2005). Gradient projection algorithms and software for arbitrary rotation criteria in factor analysis. *Educational and Psychological Measurement, 65* (5), 676–696.

Boker, S., Neale, M., Maes, H., Wilde, M., Spiegel, M., Brick, T., ... Fox, J. (2011). OpenMx: An open source extended structural equation modeling framework. *Psychometrika, 66* (2), 306–317. https://openmx.ssri.psu.edu/

Bortz, J., Lienert, G. A., & Boehnke, K. (2010). *Verteilungsfreie Methoden in der Biostatistik* (3. Aufl.). Heidelberg: Springer.

Bronstein, I. N. & Semendjajew, K. A. (2012). *Springer Taschenbuch der Mathematik* (3. Aufl.). Berlin: Springer.

Büning, H. & Trenkler, G. (1994). *Nichtparametrische statistische Methoden* (2. Aufl.). Berlin: Walter de Gruyter.

Bürkner, P.-C. (2020). brms: Bayesian Regression Models using Stan [Software]. https://CRAN.R-project.org/package=brms (R package version 2.14.4)

Canty, A. & Ripley, B. D. (2020). boot: Bootstrap R (S-Plus) Functions [Software]. https://CRAN.R-project.org/package=boot (R package version 1.3-25)

Chang, W. (2018). R Graphics Cookbook (2. Aufl.). Sebastopol, CA: O'Reilly. https://r-graphics.org/

Chang, W., Cheng, J., Allaire, J. J., Xie, Y., & McPherson, J. (2020). shiny: Web Application Framework for R [Software]. https://CRAN.R-project.org/package=shiny (R package version 1.5.0)

© Springer-Verlag GmbH Deutschland, ein Teil von Springer Nature 2021
D. Wollschläger, *R kompakt,*
https://doi.org/10.1007/978-3-662-63075-4

Circle Systems. (2019). Stat/Transfer [Software]. https://www.stattransfer.com/ (Version 15)

Clarke, E. & Sherrill-Mix, S. (2017). ggbeeswarm: Categorical scatter (violin point) plots [Software]. https://CRAN.R-project.org/package=ggbeeswarm (R package version 0.6.0)

De Rosario-Martinez, H. (2015). phia: Post-Hoc Interaction Analysis [Software]. https://CRAN.R-project.org/package=phia (R package version 0.2-1)

Dowle, M. & Srinivasan, A. (2020). data.table: Extension of data.frame [Software]. https://CRAN.R-project.org/package=data.table (R package version 1.13.6)

Eddelbuettel, D. (2013) *Seamless R and C++ integration with Rcpp*. New York, NY: Springer. http://www.rcpp.org/book/

Eddelbuettel, D. (2020). *CRAN Task View: High-Performance and Parallel Computing with R*. https://CRAN.R-project.org/view=HighPerformanceComputing (Version 2021-01-10)

Eid, M., Gollwitzer, M., & Schmitt, M. (2017). *1.13.6* (5. Aufl.). Weinheim: Beltz.

Everitt, B. S. & Hothorn, T. (2011). *An Introduction to Applied Multivariate Analysis with R*. New York, NY: Springer.

Fay, C. (2020). exact2x2: Exact tests and confidence intervals for 2x2 tables [Software]. https://CRAN.R-project.org/package=exact2x2 (R package version 1.6.5)

Fox, J., Nie, Z., & Byrnes, J. (2020). sem: Structural Equation Models [Software]. https://CRAN.R-project.org/package=sem (R package version 3.1-11)

Fox, J. & Weisberg, S. (2019). *An R Companion to Applied Regression* (3. Aufl.). Thousand Oaks, CA: Sage. https://socialsciences.mcmaster.ca/jfox/Books/Companion/

Friedman, J., Hastie, T., & Tibshirani, R. (2010). Regularization Paths for Generalized Linear Models via Coordinate Descent. *Journal of Statistical Software, 33* (1), 1–22. https://www.jstatsoft.org/v33/i01/

Gabry, J. & Goodrich, B. (2020). rstanarm: Bayesian applied regression modeling via Stan [Software]. https://CRAN.R-project.org/package=rstanarm (R package version 2.21.1)

Genz, A. & Bretz, F. (2009). *Computation of Multivariate Normal and t Probabilities. Lecture Notes in Statistics Vol. 195*. Heidelberg: Springer.

Genz, A., Bretz, F., Miwa, T., Mi, X., & Hothorn, T. (2020). mvtnorm: Multivariate Normal and t Distributions [Software]. https://CRAN.R-project.org/package=mvtnorm (R package version 1.1-1)

Gillespie, C. & Lovelace, R. (2017). *Efficient R programming*. Sebastopol, CA: O'Reilly. https://csgillespie.github.io/efficientR/

Gohel, D. (2020). flextable: Functions for tabular reporting [Software]. https://CRAN.R-project.org/package=flextable (R package version 0.6.1)

Goldberg, D. (1991). What Every Computer Scientist Should Know About Floating-Point Arithmetic. *ACM Computing Surveys, 23* (1), 5–48. https://www.validlab.com/goldberg/paper.pdf

Goyvaerts, J. & Levithan, S. (2012). *Regular expressions cookbook*. Sebastopol, CA: O'Reilly. https://www.regular-expressions.info/

Grolemund, G. & Wickham, H. (2011). Dates and Times Made Easy with lubridate. *Journal of Statistical Software, 40* (3), 1–25. https://www.jstatsoft.org/v40/i03/

Grothendieck, G. & Petzoldt, T. (2004). Date and Time Classes in R. *R News, 4* (1), 29–32. https://CRAN.R-project.org/doc/Rnews/

Hester, J., Csárdi, G., Wickham, H., Chang, W., Morgan, M., & Tenenbaum, D. (2020). remotes: R package installation from remote repositories, including 'GitHub' [Software]. https://CRAN.R-project.org/package=remotes (R package version 2.2.0)

Hester, J. & Wickham, H. (2020). odbc: Connect to ODBC compatible databases (using the DBI interface) [Software]. https://CRAN.R-roject.org/package=odbc (R package version 1.3.0)

Højsgaard, S., Halekoh, U., & Yan, J. (2006). The R package geepack for generalized estimating equations. *Journal of Statistical Software, 15* (2), 1–11. https://www.jstatsoft.org/v15/i02/

Honaker, J., King, G., & Blackwell, M. (2011). Amelia II: A Program for Missing Data. *Journal of Statistical Software, 45* (7), 1–47. https://www.jstatsoft.org/v45/i07/

Hornik, K. (2020).The R FAQ [Software-Handbuch]. https://cran.r-project.org/doc/FAQ/R-FAQ. html

Hothorn, T. , Bretz, F., & Westfall, P. (2008). Simultaneous Inference in General Parametric Models. *Biometrical Journal, 50* (3), 346–363.

Hothorn, T. & Everitt, B. S. (2014). A Handbook of Statistical Analysis Using R (3. Aufl.). Boca Raton, FL: Chapman & Hall/CRC.

Hothorn, T. & Everitt, B. S. (2020). HSAUR3: A Handbook of Statistical Analyses Using R (3rd Edition) [Software]. https://CRAN.R-project.org/package=HSAUR3 (R package version 1.0-10)

Hyndman, R. J. (2020). *CRAN task view: Time series analysis.* https://CRAN.R-project.org/ view=TimeSeries (Version 2020-12-20)

Hyndman, R. J. & Athanasopoulos, G. (2019). *Forecasting: Principles and practice* (3. Aufl.). Melbourne, Australia: OTexts. https://otexts.com/fpp3/

Ihaka, R. & Gentleman, R. (1996). R: A Language for Data Analysis and Graphics. *Journal of Computational and Graphical Statistics, 5* (3), 299–314.

Ligges, U. & Fox, J. (2008). R Help Desk: How can I avoid this loop or make it faster? *R News 8* (1), 46–50. https://CRAN.R-project.org/doc/Rnews/

Maechler, M. (2020). *CRAN task view: Robust statistical methods.* https://CRAN.R-project.org/ view=Robust (Version 2020-12-07)

Mair, P. (20120). *CRAN task view: Psychometric models and methods.* https://CRAN.R-project.org/ view=Psychometrics (Version 2020-11-15)

Makowski, D., Ben-Shachar, M. S., Patil, I., & Lüdecke, D. (2020). Methods and algorithms for correlation analysis in R. *Journal of Open Source Software, 5* (51), 2306. https://doi.org/10.21105/ joss.02306

Maxwell, S. E., Delaney, H. D., & Kelley, K. (2017). *Designing experiments and analyzing data: A model comparison perspective* (3. Aufl.). Mahwah, NJ: Lawrence Erlbaum.

McElreath, R. (2020). *Statistical rethinking: A Bayesian course with examples in R and Stan* (2. Aufl.). Boca Raton, FL: Chapman & Hall/CRC. https://xcelab.net/rm/statistical-rethinking/

McFarlane, J. (2020). pandoc: A universal document converter [Software]. https://pandoc.org/ (Version 2.11.3.2)

Meyer, F. & Perrier, V. (2020). esquisse: Explore and visualize your data interactively [Software]. https://CRAN.R-project.org/package=esquisse (R package version 0.3.1)

Microsoft. (2020). Microsoft R Open [Software]. https://mran.revolutionanalytics.com/open (Version 4.0.2)

Miller, A. J. (2002). *Subset selection in regression* (2. Aufl.). Boca Raton, FL: Chapman & Hall/CRC.

Müller, K., Wickham, H., James, D. A., & Falcon, S. (2021). RSQLite: SQLite interface for R [Software]. https://CRAN.R-project.org/package=RSQLite (R package version 2.2.2)

Murrell, P. (2018). *R Graphics* (3. Aufl.). Boca Raton, FL: Chapman & Hall/CRC. https://www.stat. auckland.ac.nz/~paul/RG3e/

Neth, H., Gaisbauer, F., Gradwohl, N., & Gaissmaier, W. (2019). riskyr: Rendering risk literacy more transparent [Software]. https://CRAN.R-project.org/package=riskyr (R package version 0.2.0)

O'Brien, R. G. & Kaiser, M. K. (1985). MANOVA method for analyzing repeated measures designs: An extensive primer. *Psychological Bulletin, 97*, 316–333.

Park, J. H. (2020). *CRAN task view: Bayesian inference.* https://CRAN.R-project.org/view=Bayesian (Version 2020-12-07)

Pedersen, T. L. (2020). patchwork: The composer of plots [Software]. https://CRAN.R-project.org/ package=patchwork (R package version 1.1.1)

Pinheiro, J. C. & Bates, D. M. (2000). *Mixed-Effects Models in S and S-PLUS*. New York, NY: Springer.

Pinheiro, J. C., Bates, D. M., DebRoy, S., Sarkar, D., & R Core Team. (2020). nlme: Linear and non-linear mixed effects models [Software]. https://CRAN.R-project.org/package=nlme (R package version 3.1-151)

R Core Team. (2020a). R: A language and environment for statistical computing [Software-Handbuch]. Vienna, Austria. https://www.r-project.org/

R Core Team. (2020b). R: Data import/export [Software-Handbuch]. Vienna, Austria. https://CRAN.R-project.org/doc/manuals/R-data.html

R Core Team. (2020c). R: Installation and administration [Software-Handbuch]. Vienna, Austria. https://CRAN.R-project.org/doc/manuals/R-admin.html

R Core Team. (2020d). Writing R extensions [Software-Handbuch]. Vienna, Austria. https://cran.r-project.org/doc/manuals/R-exts.html

R Special Interest Group on Databases, Wickham, H., & Müller, K. (2021). DBI: R database interface [Software]. https://CRAN.R-project.org/package=DBI (R package version 1.1.1)

Revelle, W. (2020). psych: Procedures for psychological, psychometric, and personality research [Software]. https://CRAN.R-project.org/package=psych (R package version 2.0.12)

Ripley, B. D. & Murdoch, D. (2020). *R for Windows FAQ*. https://CRAN.R-project.org/bin/windows/base/rw-FAQ.html

Ritz, C. & Streibig, J. C. (2009). *Nonlinear regression with R*. New York, NY: Springer.

Robin, X., Turck, N., Hainard, A., Tiberti, N., Lisacek, F., Sanchez, J. C., & Müller, M. (2011). pROC: an open-source package for R and S+ to analyze and compare ROC curves. *BMC Bioinformatics*, *12*, 77. https://web.expasy.org/pROC/

Rosseel, Y. (2012). lavaan: An R package for structural equation modeling. *Journal of Statistical Software*, *48* (2), 1–36. https://www.jstatsoft.org/v48/i02/

RStudio Inc. (2021). RStudio: Integrated development environment for R [Software]. Boston, MA. https://rstudio.com/ (Version 1.4.1100)

Schauberger, P. & Walker, A. (2020). openxlsx: Read, write and edit XLSX files [Software]. https://CRAN.R-project.org/package=openxlsx (R package version 4.2.3)

Schloerke, B., Cook, D., Larmarange, J., Briatte, F., Marbach, M., Thoen, E., ... Crowley, J. (2021). GGally: Extension to 'ggplot2' [Software]. https://CRAN.R-project.org/package=GGally (R package version 2.1.0)

Shumway, R. H. & Stoffer, D. S. (2016). *Time series analysis and its applications* (4. Aufl.). New York, NY: Springer. https://www.stat.pitt.edu/stoffer/tsa4/

Signorell, A. (2020). *DescTools: Tools for descriptive statistics*. https://CRAN.R-project.org/package=DescTools (R package version 0.99.39)

Spector, P. (2008). *Data manipulation with R*. New York, NY: Springer.

Templ, M. (2020). *CRAN task view: Official statistics & survey methodology*. https://CRAN.R-project.org/view=OfficialStatistics (Version 2020-12-20)

Unwin, A. (2015). *Graphical data analysis with R*. Boca Raton, FL: Chapman & Hall/CRC. http://www.gradaanwr.net/

van Buuren, S. & Groothuis-Oudshoorn, K. (2011). MICE: Multivariate imputation by chained equations in R. *Journal of Statistical Software*, *45* (3), 1–67. https://www.jstatsoft.org/v45/i03/

Venables, W. N. (2018). codingMatrices: Alternative factor coding matrices for linear model formulae [Software]. https://CRAN.R-project.org/package=codingMatrices (R package version 0.3.2)

Venables, W. N. & Ripley, B. D. (2002). *Modern applied statistics with S* (4. Aufl.). New York, NY: Springer. http://www.stats.ox.ac.uk/pub/MASS4/

Venables, W. N., Smith, D. M., Gentleman, R., Ihaka, R., Maechler, M., & R Core Team. (2020). An introduction to R [Software-Handbuch]. Vienna, Austria. https://CRAN.R-project.org/doc/manuals/R-intro.html (Version 2020-10-10)

West, B. T., Welch, K. B., & Gałecki, A. T. (2014). *Linear mixed models: A practical guide using statistical software* (2. Aufl.). Boca Raton, FL: Chapman & Hall/CRC. http://www-personal.umich.edu/~bwest/almmussp.html

Wickham, H. (2015). *R packages.* Sebastopol, CA: O'Reilly. https://r-pkgs.org/

Wickham, H. (2019a). *Advanced R* (2. Aufl.). Boca Raton, FL: Chapman & Hall/CRC. https://adv-r.hadley.nz/

Wickham, H. (2019b). stringr: Simple, consistent wrappers for common string operations [Software]. https://CRAN.R-project.org/package=stringr (R package version 1.4.0)

Wickham, H. (2020). forcats: Tools for working with categorical variables (factors) [Software]. https://CRAN.R-project.org/package=forcats (R package version 0.5.0)

Wickham, H. & Bryan, J. (2019). readxl: Read Excel files [Software]. https://CRAN.R-project.org/package=readxl (R package version 1.3.1)

Wickham, H., Francois, R., Henry, L., & Müller, K. (2021). dplyr: A grammar of data manipulation [Software]. https://CRAN.R-project.org/package=dplyr (R package version 1.0.3)

Wickham, H. & Grolemund, G. (2017). *R for data science.* Sebastopol, CA: O'Reilly. https://r4ds.had.co.nz/

Wickham, H. & Henry, L. (2020). tidyr: Easily tidy data with spread and gather functions [Software]. https://CRAN.R-project.org/package=tidyr (R package version 1.1.2)

Wickham, H. & Miller, E. (2020). haven: Import SPSS, Stata and SAS files [Software]. https://CRAN.R-project.org/package=haven (R package version 2.3.1)

Wickham, H. & Sievert, C. (2016). ggplot2: Elegant graphics for data analysis (2. Aufl.). New York, NY: Springer. https://ggplot2-book.org/

Wollschläger, D. (2020). *Grundlagen der Datenanalyse mit R: Eine anwendungsorientierte Einführung* (5. Aufl.). Berlin: Springer Spektrum.

Wood, S. N. (2017). Generalized additive models: An introduction with R (2. Aufl.). Boca Raton, FL: Chapman & Hall/CRC.

Xie, Y. (2015). *Dynamic documents with R and knitr* (2. Aufl.). Boca Raton, FL: Chapman & Hall/CRC.

Xie, Y. (2020a). knitr: A general-purpose package for dynamic report generation in R [Software]. https://CRAN.R-project.org/package=knitr (R package version 1.30)

Xie, Y. (2020b). tinytex: Helper functions to install and maintain 'TeX Live', and compile 'LaTeX' documents [Software]. https://CRAN.R-project.org/package=tinytex (R package version 0.28)

Xie, Y., Allaire, J. J., & Grolemund, G. (2018). *R markdown: The definitive guide.* Boca Raton, FL: Chapman & Hall/CRC. https://bookdown.org/yihui/rmarkdown/

Xie, Y., Dervieux, C., & Riederer, E. (2020). *R markdown cookbook.* Boca Raton, FL: Chapman & Hall/CRC. https://bookdown.org/yihui/rmarkdown-cookbook/

Yan, J. & Fine, J. P. (2004). Estimating equations for association structures. *Statistics in Medicine, 23* (6), 859–874.

Yee, T. W. (2010).The VGAM package for categorical data analysis. *Journal of Statistical Software, 32* (10), 1–34. https://www.jstatsoft.org/v32/i10/

Yee, T. W. (2015). *Vector generalized linear and additive models: With an implementation in R.* New York, NY: Springer.

Zeileis, A. (2004). Econometric computing with HC and HAC covariance matrix estimators. *Journal of Statistical Software, 11* (10), 1–17. https://www.jstatsoft.org/v11/i10/

Zeileis, A. (2005). CRAN task views. *R News, 5* (1), 39–40. https://cran.r-project.org/web/views/

Stichwortverzeichnis

© Springer-Verlag GmbH Deutschland, ein Teil von Springer Nature 2021
D. Wollschläger, *R kompakt*,
https://doi.org/10.1007/978-3-662-63075-4

R-Funktionen, Klassen und Schlüsselwörter

Zusatzpakete

© Springer-Verlag GmbH Deutschland, ein Teil von Springer Nature 2021
D. Wollschläger, *R kompakt,*
https://doi.org/10.1007/978-3-662-63075-4

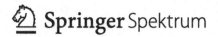
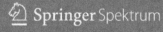

Printed in the United States
by Baker & Taylor Publisher Services